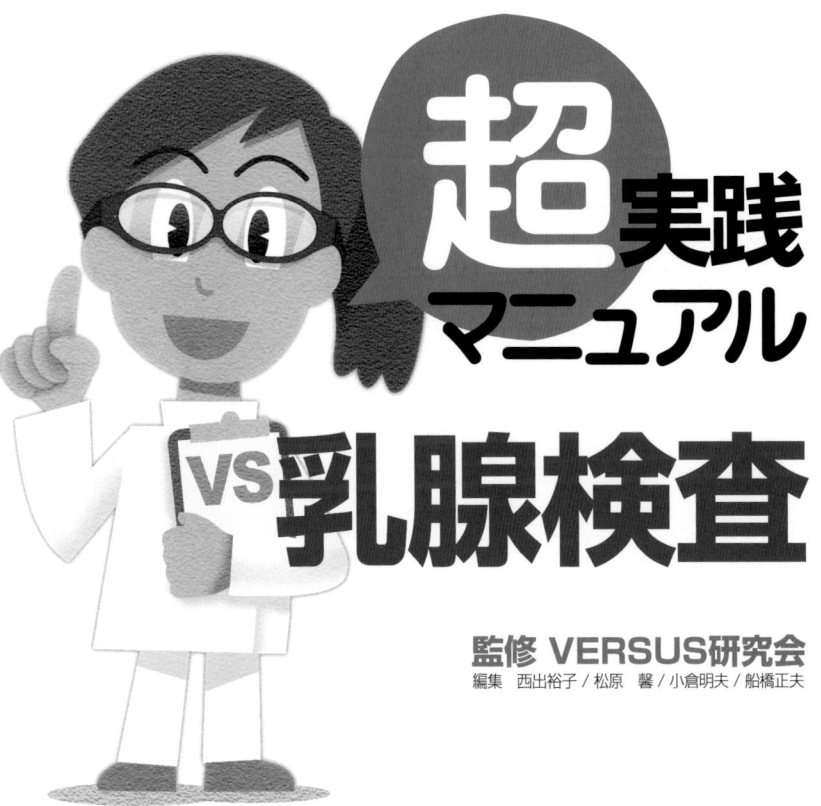

シリーズ　序

　医療に従事するすべての技術者は，大いなる使命を自覚しなければなりません。なぜならその使命とは，"科学の進歩による恩恵を，病に苦しむ患者に還元すること"にほかならないからです。

　近年の医療技術の進歩は目を見張るものがあり，その進歩に対応すべく学会をはじめとして多くの研修会や勉強会が開催され，また多種の書籍が刊行されています。しかし，それらの書籍では臨床例は提示されていても，どのような設定で得られた画像かが不明なものも多く，そのまま実践に移すことが困難な場合も多々見られます。いまこの時代に求められているのは，急速な進歩のなかで本当に役に立つ実践の書ではないでしょうか。

　医療界全体を見渡しても，社会経済の混迷を反映して，診療報酬の改定に端を発した大きな構造改革を余儀なくされており，経済を重視しつつ高度な医療が要求されはじめました。医療行為のあり方とその質が問われる時代が到来したのです。

　このような状況で，診療放射線技師の業務はより一層高い専門性を要求されると同時に，多様化への柔軟な対応も求められています。臨床の場では，24時間体制で高度な医用画像を求める声が高まっています。これらに対応するには専門的な技量を持った技師をあらゆる分野に24時間確保することが必要ですが，現実的には不可能です。また，有能な人材を偏りのないバランスの良い技師へと導くことも重要です。このため多くの医療施設では，業務のローテーション制を取り入れ，あらゆる要求に対し最低限のレベルを確保して対応しています。しかし，そのレベルに問題が生じないわけがありません。

　私たちは「最低限のレベル」をいかに上げるかが焦眉の課題であると認識し，本シリーズにおいては，理論より実践を重視しました。その力点は，個々の施設でできうる最高の検査を行うための方法論を，装置の性能までも考慮

に入れ，初学者にわかるように体系的かつ具体的に提示することに注がれています．本シリーズは出発点であり，本シリーズを礎(いしずえ)として豊な未来が構築されることを願い信じています．このシリーズが私たちの明日に架ける橋だと自負しています．

　また，このシリーズが大いなる気概を胸に秘めた新たな医療人たちの良き糧となり，多くの患者のために貢献できることを心より祈ります．

　最後に，本シリーズの出版にあたって医療科学社の方々を始めとして多くの分野の方々のご協力・ご助言・示唆をいただきました．すべての皆様に深く感謝の意を表したいと思います．

2006年3月吉日
船橋　正夫

編集者　序

　このたび，待望の『超実践マニュアル　乳腺検査』を発刊することができました。VERSUS研究会では，2005年の第3回マルチモダリティシンポジウムで"乳房のイメージング"と題して，乳房検査に関わるモダリティについて採り上げました。そのときの内容は，「シンポジウム1　乳房撮影の現状と問題点」，「シンポジウム2　手術シミュレーションにおけるCT，MRIの役割」でした。特にシンポジウム1では，「ディジタルマンモグラフィは本当に診断に有効なのだろうか」といった議論がなされていたことを思い出します。アナログ世代の私にとっても，マンモグラフィがディジタルに移行して現在の診断能が得られるのだろうか，というのはかなり大きな問題でしたが，アナログシステムで撮影したことのない，今の技師さん世代には隔世の感があるでしょうか。このシンポジウムは，私が座長を担当させていただき，またこれを機にVERSUSの世話人となった思い出深いシンポジウムでもありました。参加者も予想を大きく上回り，途中で通路に椅子を並べて対応したほどでした。

　そして昨年（2013年）の第11回マルチモダリティシンポジウムで，本書の執筆者の1人でもある松原馨先生を当番世話人として，再び乳房を取り上げました。今回のテーマは，「乳腺を診る」〜進化した乳腺画像診断を"検証"する〜，でした。シンポジウムは，前回のように2つに分けることなく，マンモグラフィ，乳腺超音波，乳腺MRI，CT，PETが同じ土俵でVERSUSを行いました。

　乳腺の画像診断は急速に進化し続けています。8年前には，乳腺の画像診断といえば中心はマンモグラフィと超音波。もちろん今でもそれに変わりはないのですが，マンモグラフィにも超音波にも新しい技術が導入され，診断方法にも変化が起きつつあります。また乳房のMRIやPETも，広がり診断や治療方針の決定において大きな役割を果たしています。

本書は，マンモグラフィ，乳腺超音波，乳腺MRIを中心に，基礎編，実践編に分けて掲載しました．それぞれのモダリティを専門に担当している技師だけでなく，1人でさまざまなモダリティに関わっている方，他のモダリティも勉強してみようと思っている方にぜひ読んでいただきたいと思います．

　他にも，乳房の基礎として解剖や乳癌取扱い規約に基づく乳腺疾患の分類，乳癌診療ガイドラインのCQ（Clinical Question）と推奨グレード，主な疾患別の画像や病理所見などを掲載しており，乳房に関する幅広い知識を得ることができると確信しています．また，第11回マルチモダリティシンポジウムで会場の方からいただいた質問とシンポジストの先生からの回答も併せて掲載させていただいています．

　乳癌が，日本人女性の癌罹患の第1位で，年々増加し続けているなか，私たち技術者はこれらのモダリティのパフォーマンスを駆使して，治療につながる情報を提供していかなければならないと痛切に感じています．そのとき，この本が傍らにあって，検査のお役にたてていただけるのであれば，こんなにうれしいことはありません．私たちの技術によって1人でも多くの方の命を救い，1人でも多くの方のQOLが向上することを願うばかりです．

　最後になりましたが，Q&Aにご協力いただいた，第11回マルチモダリティシンポジウムのシンポジストの先生方ならびに本書の校正にご協力いただいたVERSUS研究会世話人の皆様に，この場をお借りして御礼申し上げます．

2014年3月吉日
西出　裕子

目　次

シリーズ　序
編集者　序

I　乳房の解剖と乳腺疾患

1. 乳腺の構造 ……………………………… 永井　祥子… 3
2. 乳腺の上皮 ………………………………　　〃　　… 5
3. 乳腺疾患の組織像 ………………………　　〃　　… 6
4. 乳房の部位 ……………………………… 西出　裕子…16

II　基礎編

はじめに ……………………… 松原　馨・西出　裕子…19

II-1　マンモグラフィ　　　　　　　西出　裕子…29

1. マンモグラフィの現状 ……………………………29
2. マンモグラフィに求められる画像 ………………31
3. マンモグラフィシステム …………………………32
4. 品質管理 ……………………………………………42
5. 新技術の導入 ………………………………………54

II-2　乳腺超音波検査　　　　　　　　松原　馨…61

1. 乳腺超音波検査の位置付け ………………………61
2. 乳腺超音波画像の特性 ……………………………62
3. 超音波の基礎 ………………………………………66
4. 乳腺超音波装置のしくみ …………………………68
5. 乳腺超音波診断装置について ……………………71

⑥ アーチファクト ………………………………………… 72
⑦ 乳腺超音波装置の精度管理 ………………………… 75
⑧ 乳腺超音波装置の調整 ……………………………… 81

II-3　乳腺MRI　　　　　　　　梶原　万里子・小倉　明夫… 83

II-4　その他（CT, 核医学, センチネル）　船橋　正夫… 87

① X線CT検査 ……………………………………………… 87
② 核医学検査 ……………………………………………… 89
③ 原発および転移巣検索 ……………………………… 93

III　実　践　編

III-1　マンモグラフィ　　　　　　　　　　西出　裕子… 103

① 撮影技術 ………………………………………………… 105
② 撮影法 …………………………………………………… 107
③ 臨床画像評価 …………………………………………… 118
④ 画像の表示方法と観察環境 …………………………… 120
⑤ 読　影 …………………………………………………… 122
⑥ 生　検 …………………………………………………… 130

III-2　乳腺超音波検査　　　　　　　　　　　　　133

① 乳腺超音波検査の実際 ……………………松原　馨… 135
② 乳腺の超音波解剖 ……………………………　〃　…149
③ 乳腺超音波検査における表現法 ……………　〃　…150
④ 乳腺検査における超音波所見 ………………　〃　…153
⑤ 乳腺超音波検査の有効な利用法 ……………　〃　…164

|6| 乳腺超音波検査における応用検査 ……………… 169
   1. エラストグラフィ ……………… 松原　馨… 169
   2. 乳房超音波ドプラ ……………… 關　義晃… 172
   3. 乳腺造影超音波検査 ………………　〃　… 186
|7| 乳腺超音波検査の注意点 ……………… 松原　馨… 194
|8| 良い画像を描出するためのコツ ……　　〃　…198
|9| 超音波ガイド下生検 ……………… 田中　宏… 200

Ⅲ-3　乳腺MRI　　　　　梶原　万里子・小倉　明夫… 205

|1| 撮　　像 ……………………………………… 209
|2| 撮像シーケンス …………………………… 212
|3| Time Intensity Curve（TIC）評価 ……………… 214
|4| Dynamic造影の前に ……………………… 222
|5| アーチファクト …………………………… 225

Ⅳ　症　例　　　　　　　　　　　　　　　　227

西出　裕子・大田　浩司・伊藤　朋子・海崎　泰治

Ⅴ　乳腺領域の画像診断に関するQ&A　　247

本郷　隆治・内田　幸司

参考文献 …………………………………………… 294
索　引 …………………………………………… 299

執筆者一覧（執筆順）

永井　祥子　　日本医科大学武蔵小杉病院　病理部

西出　裕子　　岐阜医療科学大学　保健科学部　放射線技術学科

松原　　馨　　朝日新聞東京本社診療所　X線室

梶原万里子　　京都市立病院　放射線技術科

小倉　明夫　　群馬県立県民健康科学大学　診療放射線学部

船橋　正夫　　大阪府立急性期・総合医療センター　医療技術部放射線部門

關　　義晃　　東京慈恵会医科大学附属柏病院　放射線部

田中　　宏　　埼玉県立小児医療センター　放射線技術部

大田　浩司　　福井県立病院　外科

伊藤　朋子　　福井県立病院　外科

海崎　泰治　　福井県立病院　臨床病理科

本郷　隆治　　京都桂病院　放射線科

内田　幸司　　島根大学　医学部　放射線医学講座

I 乳房の解剖と乳腺疾患

1. 乳腺の構造
2. 乳腺の上皮
3. 乳腺疾患の組織像
4. 乳房の部位

I

乳房の解剖と乳腺疾患

1 乳腺の構造

　乳腺は，構造的には汗腺に類似した皮膚の付属器である。胎生期に表皮が皮膚組織の中に落ち込み，両側の腋窩から鼠径部に向かった線上（乳房堤：milk line）に沿って生じ，その数は動物の種類ごとに異なる。ヒトでは通常前胸部の左右一対のみが発達するが，milk line に沿って乳腺が遺残する副乳腺（accessory mammary gland）を認める場合がある。

　表層側から，表皮，真皮，浅在筋膜浅葉，皮下脂肪組織，乳腺実質，浅在筋膜深葉，乳腺後隙脂肪組織，深在筋膜（大胸筋筋膜），大胸筋となり，乳腺実質は浅在筋膜浅葉から伸びる乳腺堤靱帯（クーパー靱帯 Cooper's ligaments）で支えられている。

乳房の解剖

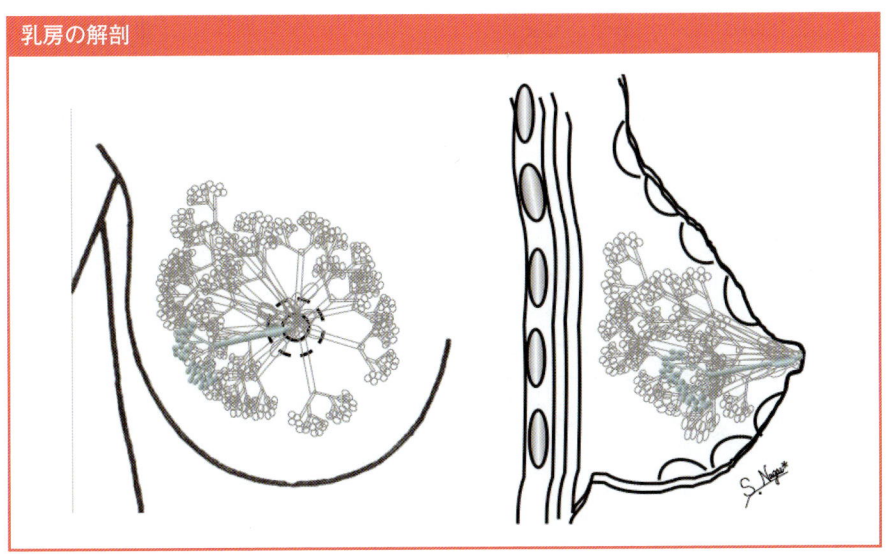

乳腺実質は，乳頭を中心に放射状に走る疎な線維性の結合織により，15〜25の腺葉 lobe に分けられる。腺葉は枝分かれして最も末梢側では小葉 lobule を形成している。さらに小葉は10〜100個の腺房（acinus・終末細乳管〈terminal ductule〉）に分岐し，最終的には盲端となる。小葉外終末乳管（extralobular terminal duct），小葉内終末乳管（intralobular terminal duct），腺房（acinus）を小葉単位・TDLU（terminal duct-lobular unit）と呼ぶ。乳汁分泌機能の最小単位であり，多くの乳癌の発生母地ともいわれている。

　各腺葉からは乳頭に向かって主乳管（major lactififerous duct）が1本伸び，乳汁分泌を調整するための乳管洞（lactiferous sinus）と呼ばれる拡張部を経て，乳頭部には十数本の導管が開口している。

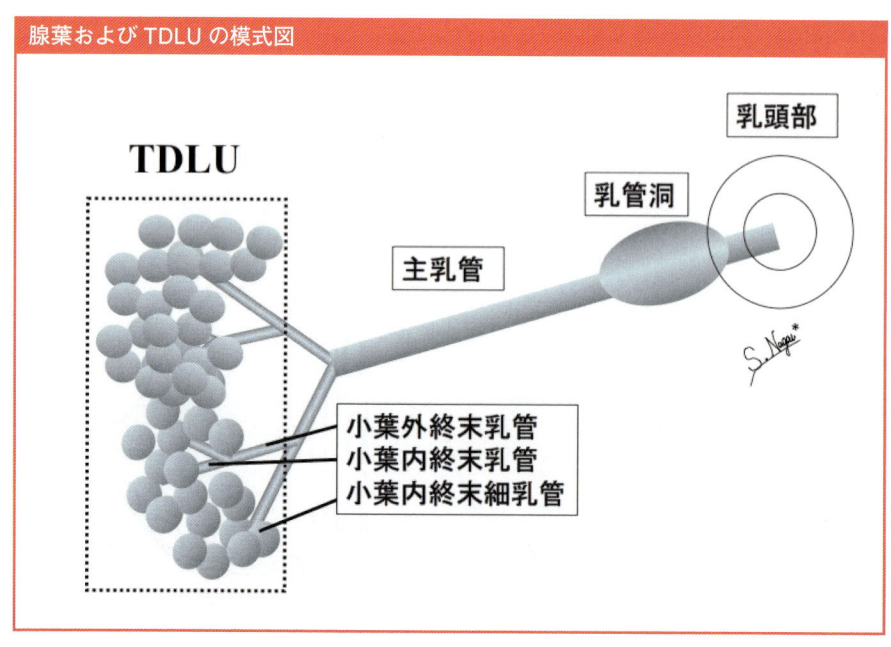

腺葉およびTDLUの模式図

2 乳腺の上皮

　乳腺は，小葉を形成する末梢乳管から乳頭開口部に近い乳管洞まで，乳管腔を取り巻く乳管上皮細胞（腺上皮細胞）(duct epitherial cell) と，その外側の筋上皮細胞 (myoepithelial cell) の2種類の細胞から構成されており，その周囲の間質とは基底膜で境されている。筋上皮の細胞質には筋原線維が多く，免疫組織化学的には平滑筋線維アクチン (alpha-smooth muscle actin) が陽性で，収縮により乳汁分泌を促す働きがある。「二相性がある」とは，乳管上皮細胞と基底膜側の筋上皮細胞の2種類の細胞が2層構造を保っている場合をさす。乳腺では，二相性の有無が組織の良・悪性，非浸潤癌・浸潤癌を判定するうえで有力な指標となる。

　主乳管や乳管洞では，小葉間乳管と比較して，乳管上皮細胞が大型となり，筋上皮細胞が密に認められる。特に乳管洞は太く，授乳期以外では横断面で蛇腹状を呈する。乳管上皮細胞は皮膚開口部付近で線上皮から扁平上皮に移行し，乳頭部は周辺の皮膚に続く重層扁平上皮で覆われている。

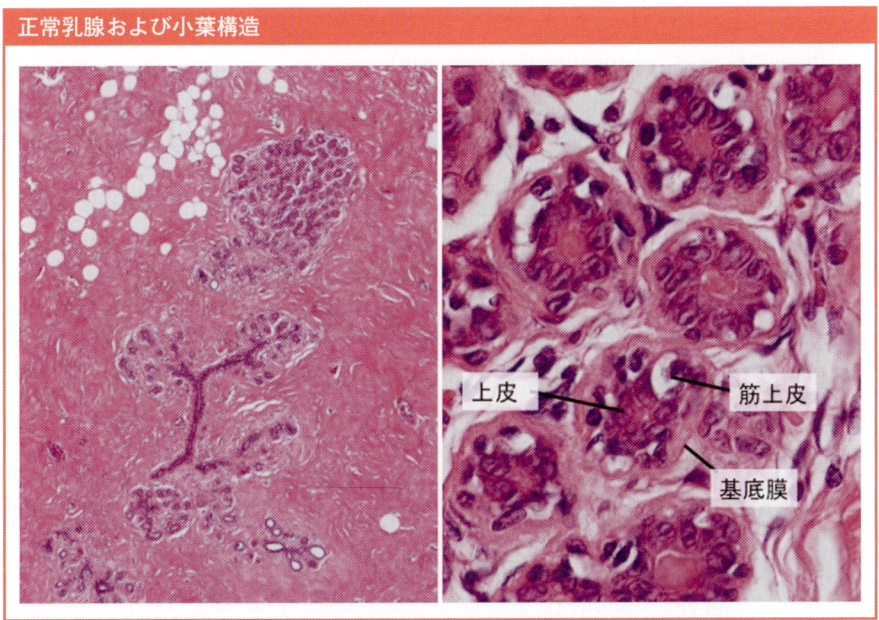

正常乳腺および小葉構造

③ 乳腺疾患の組織像

　乳癌のほとんどは乳管上皮由来の腺癌で，その組織像は多彩である。現在，我が国では乳癌取扱い規約第17版（2012）に従って，乳癌の組織分類がなされることが多く，その概要は乳癌を 1.非浸潤癌，2.浸潤癌，3.Paget 病に大別する。非浸潤癌はさらに非浸潤性乳管癌と非浸潤性小葉癌に，浸潤癌は浸潤性乳管癌とその他の項目を含めて13種類の特殊型に分けられる。また浸潤性乳管癌はさらに乳頭腺管癌，充実腺管癌，硬癌の3つに分けられる。

Ⅰ．上皮性腫瘍（epithelial tumors）

A．良性（benign）

1．乳管内乳頭腫（intraductal papilloma）
　良性上皮性腫瘍のうち，最も頻度が高いのが乳管内乳頭腫である。乳管内乳頭腫は，上皮成分が乳管内に乳頭状・樹枝状に増殖する病変で，血管を伴う比較的広い間質を芯に，乳管上皮細胞と筋上皮細胞が二相性を保ち増生する。血性乳頭分泌を主訴とすることが多い。

2．乳管腺腫（ductal adenoma）
　乳管腺腫は，管状腺管の密な増殖が被膜様の硝子化した間質に囲まれ，充実性結節を形成する。しばしば病変中心部の間質に線維化・瘢痕化がみられ，石灰が沈着する。乳管上皮細胞が筋上皮細胞との二層性を保ちながら増生するが，ときに乳管上皮細胞に核異型の強いアポクリン化生を伴うため，穿刺吸引細胞診や針生検でアポクリン癌と間違われることもある。同義語として硬化性乳管内乳頭腫（sclerotic intraductal papilloma）がある。

B．悪性・癌腫（malignant・carcinoma）

　悪性上皮性腫瘍がすなわち乳癌で，乳管・小葉の上皮細胞に由来する。大きく非浸潤癌，浸潤癌，Paget 病に分けられる。

1．非浸潤癌（noninvasive carcinoma）
　非浸潤癌は癌細胞が乳管あるいは小葉内に留まっており，間質への浸潤がみられないものをいう。非浸潤癌は乳管癌と小葉癌に分けられる。

a．非浸潤性乳管癌（noninvasive ductal carcinoma. ductal carcinoma in situ）
　非浸潤性乳管癌は，乳管内で乳頭状，低乳頭状，乳頭管状，篩状，充実性，面疱状などの組織形態を呈し，それらが単一あるいは2つ以上の組み合わせでみられるが，近年提案されている非浸潤性乳管癌の分類においては核異型と壊死が重視される。乳管・小葉は，癌細胞が進展，充満すると

非浸潤性乳管癌

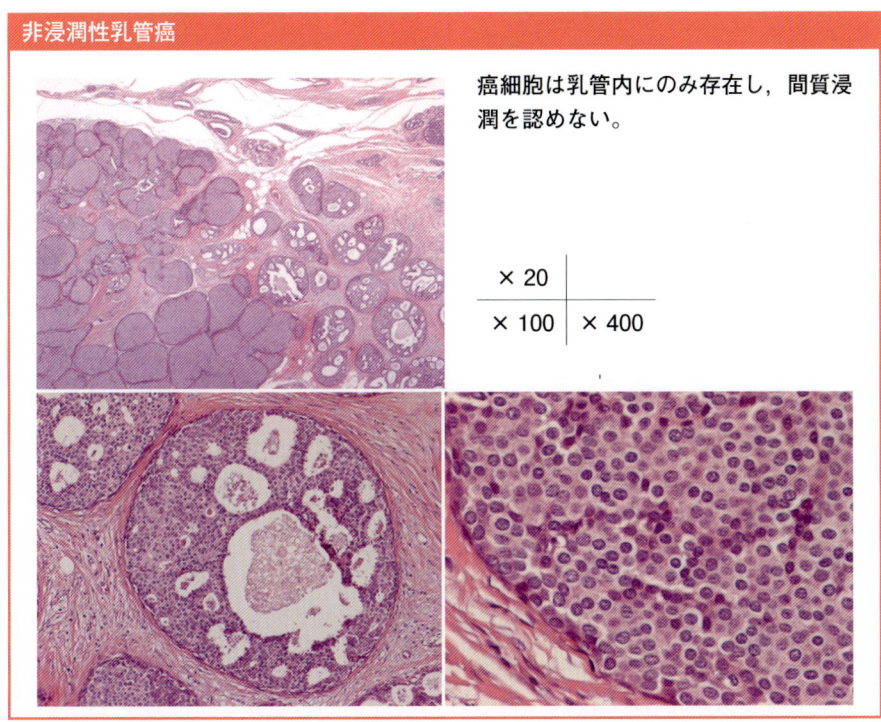

癌細胞は乳管内にのみ存在し，間質浸潤を認めない。

× 20
× 100 ｜ × 400

大きさを増し，融合する。また乳管内癌巣には石灰が沈着することがある。乳管内癌巣に存在する石灰化は，分泌物が濃縮して生じた分泌型石灰化と，癌細胞の壊死組織から析出した壊死型石灰化に分類される。面疱型ではマンモグラフィ上，しばしば微細線状・分枝状石灰化として認められるため，病変をとらえることが可能である。

b．非浸潤性小葉癌 (lobular carcinoma in situ)

非浸潤性小葉癌は，結合性の著しく低下した腫瘍細胞が充実性に小葉や乳管内で増生する非浸潤癌で，腺腔形成がみられず，接着性が弱い比較的単調な細胞が特徴である。稀に，癌巣内に壊死型石灰化がみられる。

2．浸潤癌 (invasive ductal carcinoma)

癌細胞が間質に浸潤しているものをいう。浸潤性乳管癌とさまざまな特殊な像を示す癌を総括した特殊型に分類される。

a．浸潤性乳管癌 (invasive carcinoma)

浸潤性乳管癌は全乳癌の70〜80％を占める。癌巣の大きさ，形態，腫瘍辺縁部での進展様式により乳頭腺管癌，充実腺管癌，硬癌の3型に分けられる。1つの癌に2種類以上の組織型が混在してみられる場合には，より広い面積を占める組織型に分類する。いずれが広いか判断が難しい場合には，分化の悪い組織型に分類する。分化度は低いほうから硬癌，充実腺管癌，乳頭腺管癌の順である。

浸潤性乳管癌を構造異型の違いにより3型に分類する考え方は日本独自のもので，日本乳癌学会の「乳腺腫瘍の組織学的分類」における最大の特徴であり，この分類は，各組織型で波及度，リンパ節転移率，予後が異なり，臨床上非常に有用である。乳頭腺管癌は脂肪織浸潤，リンパ管侵襲などの波及率やリンパ節転移率が低く，比較的予後良好であり，硬癌は波及率やリンパ節転移率が高く予後不良である。充実腺管癌は両者の中間である。また，この組織分類は腫瘍周辺部における進展様式を指標のひとつとしているため，画像上にはそれぞれの病理学的特徴がよく反映され，画像

所見との対比が可能である。

WHO分類ではInvasive carcinoma of special type（NST）にこれらの多くが含まれる。

a 1．乳頭腺管癌（papillotubular carcinoma）

乳頭腺管癌は浸潤癌巣が乳頭状増殖および腺腔形成を示す癌，あるいは乳管内成分優位の浸潤癌である。乳管内成分が癌巣の大部分を占めるもので，浸潤癌巣の形態は問わない。このうち多くは腫瘍内に多数の乳管内癌巣がみられ，ところどころに小さい間質浸潤を認めるような癌である。一方，浸潤を伴う囊胞内癌も，囊胞内成分が乳管内癌巣であるため，乳頭腺管癌に分類される。以上のように，乳頭腺管癌には3つの異なる組織像を示す腫瘍が含まれており，画像所見も異なる。

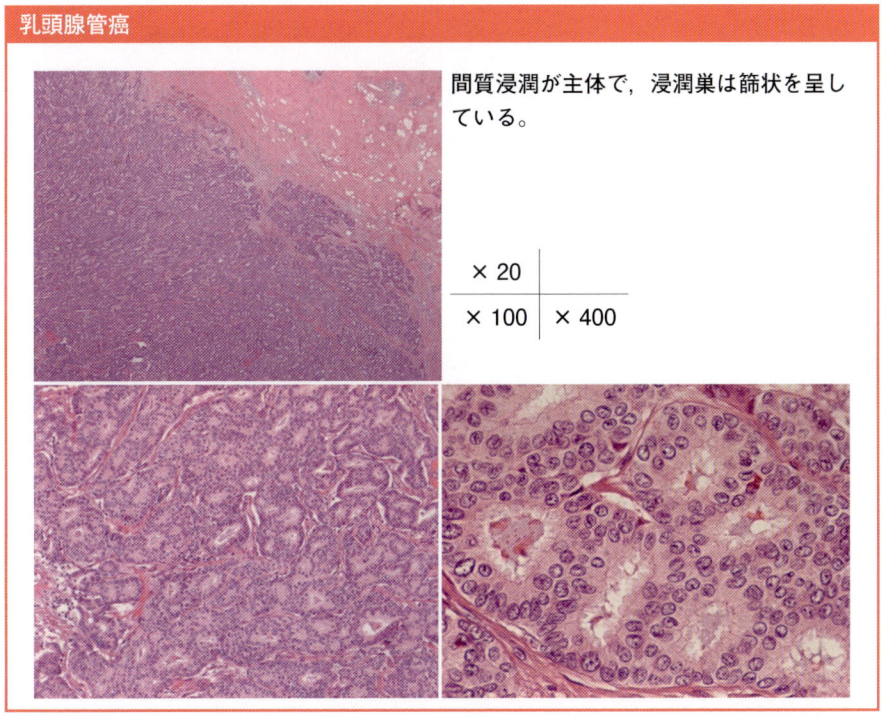

乳頭腺管癌

間質浸潤が主体で，浸潤巣は篩状を呈している。

×20
×100 | ×400

a 2．充実腺管癌（solid-tubular carcinoma）

　充実性の比較的大きな浸潤癌巣が，周囲組織に対して圧排性ないし膨張性に発育し，癌巣のほぼ全周において周辺組織に対して比較的明瞭な境界を示す。異型の強い癌細胞から成る場合には，浸潤巣の中心部に壊死を伴うことがあり，中心壊死（central necrosis）と呼ばれる。

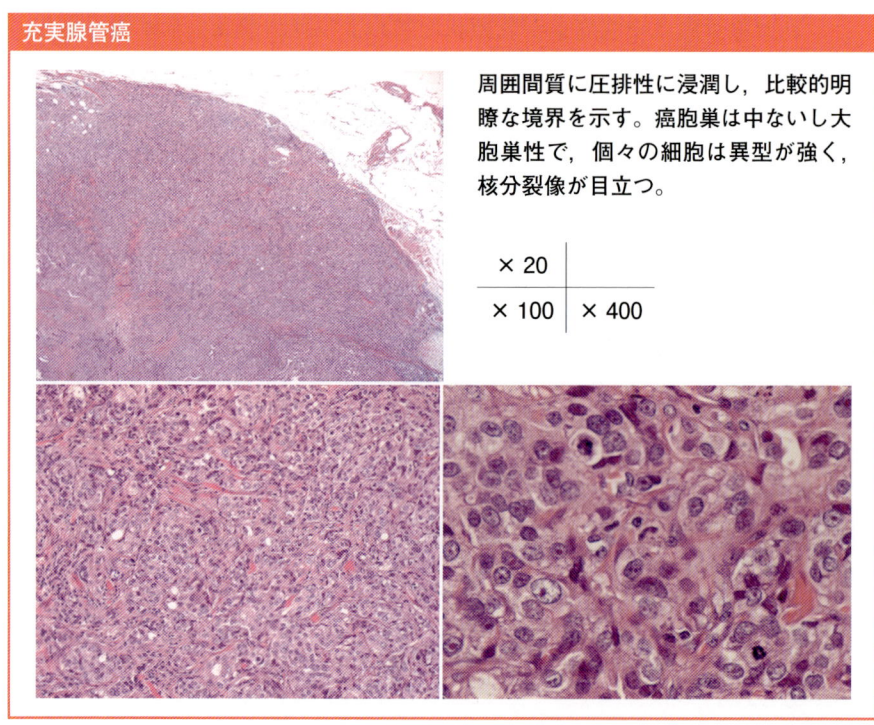

充実腺管癌

周囲間質に圧排性に浸潤し，比較的明瞭な境界を示す。癌胞巣は中ないし大胞巣性で，個々の細胞は異型が強く，核分裂像が目立つ。

×20	
×100	×400

a 3．硬癌（scirrhous carcinoma）

　癌細胞が個々バラバラに，あるいは小塊状ないし索状となって間質に浸潤し，多少なりとも，間質結合織の増殖を伴うものをいう。硬癌はその成り立ちから２つに分けることができる。１つは狭義の硬癌で乳管内癌巣部分がきわめて少なく，間質浸潤の高度なもの，もう１つは乳頭腺管癌ないし充実腺管癌由来で，微慢性の間質浸潤が面積的に優位を占めるものである。

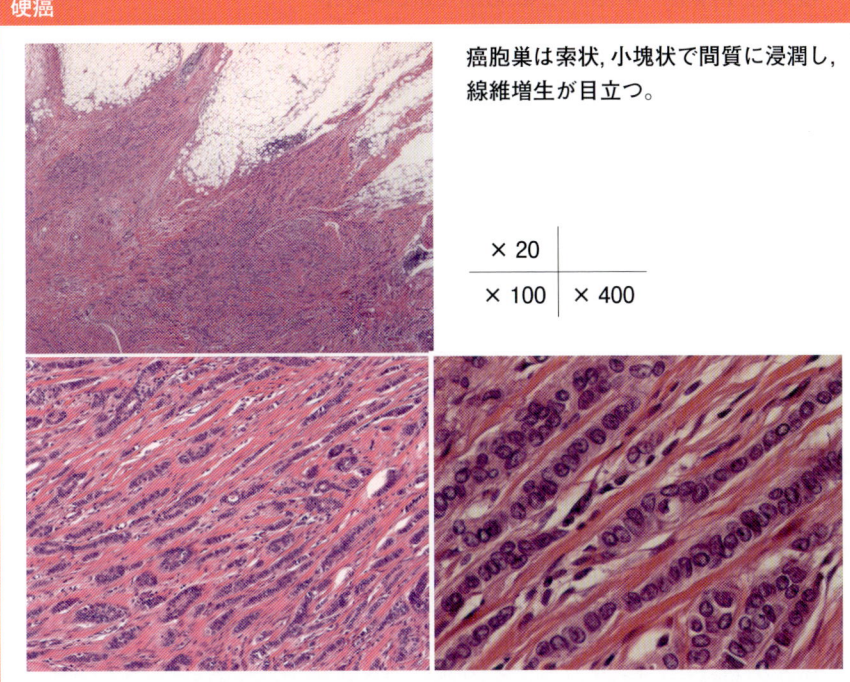

硬癌

癌胞巣は索状,小塊状で間質に浸潤し,線維増生が目立つ。

×20
×100 ×400

b．特殊型（special type）

　特殊型は，比較的まれで特異な組織形態を示す浸潤癌である。それぞれ組織形態が癌巣の大部分を占める場合にのみ特殊型とし，一部にのみ特殊な組織形態がみられる場合は通常，浸潤性乳管癌として分類し，その旨を付記する。

　個々の細胞所見の違いは画像診断ではとらえにくいが，明らかに構造上の違いがあるものは認識可能である。

粘液癌（mucinous carcinoma）

　乳管内癌巣に比較して浸潤癌巣が優位で，その大部分が粘液湖内に癌巣が浮遊する粘液結節の形態をとるものをいう。粘液癌は，純粋型（pure type）と混合型（mix type）に分類される。前者では浸潤巣がすべて粘液結節であり，後者では硬癌，充実腺管癌，浸潤性微小乳頭癌などの他の組織像を呈する浸潤癌巣を一部に伴う。

浸潤性小葉癌（invasive lobular carcinoma）

　小型で異型の乏しい癌細胞が，索状，あるいは孤立散在性，稀に充実性胞巣を形成して間質に浸潤する。腺腔形成はほとんど認めない。癌細胞同士の接着性がきわめて弱いことが特徴である。線維組織の増生をあまり伴わない場合には，画像で病変を指摘しづらいことがある。

浸潤性微小乳頭癌（invasive micropapillary carcinoma）

　10〜20個程度の癌細胞が血管茎を伴わない小乳頭状様の胞巣を形成し，網目状の間質に境されて存在する。間質と癌巣の間に間隙がみられ，あたかも癌巣が浮いているようにみえる。リンパ管侵襲を高頻度に伴うのが特徴で，リンパ節転移が高率にみられ予後不良である。

3．Paget病（Pagets disease）

　Paget病は，癌細胞が主乳管を経由して乳頭・乳管の表皮内に進展し，乳頭皮膚のびらんを形成する疾患である。乳腺内の癌巣は乳管内病巣が主体で，間質浸潤は存在しても軽微である。間質浸潤が著しい場合は，主体となっている構造の組織型に分類し，表皮内進展の存在を付記する。

Ⅱ　結合織性および上皮性混合腫瘍

A．線維腺腫（fibroadenoma）

　孤立性または多発性に乳腺内に発生する境界明瞭な良性腫瘍である。線維成分は粘液状で未熟な線維芽細胞をもつものから，緻密な結合組織を伴うものまであり，硝子化やまれに石灰化，骨化などを伴う。線維腺腫には以下の4型に分類される。

1) 管内型
2) 管周囲型
3) 類臓器型
4) 乳腺症型

若い女性に発生する線維腺腫のなかには著しく大きな腫瘤を形成するものがあり、巨大線維腺腫（giant fibroadenoma）・若年性線維腺腫（juvenile fibroadenoma）といわれる。

B．葉状腫瘍（phyllodes tumor）

線維腺腫と類縁のものであるが、線維性間質の活発な増生により細胞成分に富み、多形性を示すことも多い。上皮成分は悪性像を示さないが、増殖した間質がしばしば葉状構造をとる。腫瘍は比較的大きいものが多く、間質の腫瘍組織がときに軟骨、骨、脂肪、平滑筋あるいは横紋筋への分化を示すことがある。腫瘍を良性（benign）、境界病変（border）、および悪性（malignant）のいずれかに区別する。悪性の判定は間質の細胞密度、細胞異型、核分裂像の数、周囲への浸潤形態、壊死・出血などから判断する。

Ⅲ　非上皮性腫瘍

A．間質肉腫（stromal sarcoma）

乳腺に特有な軟部肉腫で、悪性葉状腫瘍の上皮成分がないものを指す。紡錘型細胞からなり、線維肉腫様の形態を示すことが多いが、悪性葉状腫瘍と同様に軟骨肉腫、骨肉腫、脂肪肉腫、平滑筋肉腫、または横紋筋肉腫などの部分像をとる。

B．軟部腫瘍（soft tissue tumors）

良性では、良性腫瘍のほかに軟部組織の腫瘍様病変を含む。線維腫（fibroma），肥大性瘢痕およびケロイド（hypertorophic scar and keloid），結節性筋膜炎（nodular fasciitis），線維腫症（fibromatosis），皮膚線維症（dermatofibroma），脂肪腫および血管脂肪腫（lipoma and angiolipoma），平滑筋腫（leiomyoma），血管腫（hemangioma），神経線維腫および神経鞘腫（neurofibroma and neurolemmoma），顆粒細胞腫（granular cell tumor）

がある。悪性では血管肉腫（angiosarcoma），その他の軟部肉腫（other sarcomas of soft tissue）に分類される。

C．リンパ腫および造血器腫瘍（lymphoma and hematopoietic tumors）

悪性リンパ腫（malignant lymphoma），形質細胞腫（plasmacytoma），髄外性白血病（extramedullary leukemia）などがみられる。

Ⅳ　分類不能腫瘍（unclassified tumors）

検体採取量不足や挫滅などにより十分な観察ができないもの。

Ⅴ　乳腺症（mastopathy）

乳腺症は単一の病変よりなる疾患ではなく増殖性変化，化生，退行性変化などが共存する一つの病変群であり，変化は乳腺上皮と間質の両成分に起こる。その構成成分は，乳管過形成（ductal hyperplasia），小葉過形成（lobular hyperplasia），腺症（adenosis），線維症（fibrosis），囊胞（cyst），アポクリン化生（apocrine metaplaia），線維腺腫性過形成（fibroadenomatous hyperplasia）などがある。

Ⅵ　腫瘍様病変（tumor-like lesions）

A．乳管拡張症（duct ectasia）

一般に乳腺炎（mastitis）と呼ばれる乳管周囲炎（priductal mastitis）は本型に含まれる。また腫瘍形成性のものに黄色肉芽腫（xanthogranuloma）がある。

B．炎症性偽腫瘍（inflammatory pseudotumor）

　最も多いのは外傷性脂肪壊死（traumaticfat necrosis）である。豊胸術のため注入した異物に対する肉芽腫はパラフィン腫（parafinoma），シリコン肉芽腫（silicone granuloma）などと呼ばれる。

C．過誤腫（hamartoma）

　乳房の組織構成成分と同一，もしくは一部が欠損した組織からなり，境界明瞭な腫瘤を作る。代表的なものは腺脂肪腫（adenolipoma）である。

D．乳腺線維症（fibrous disease）

　間質の増生と小葉・乳管の萎縮を特徴とした非腫瘍性良性病変である。間質には太い膠原線維が錯綜してみられるが，線維芽細胞は目立たない。小葉内や乳管の周囲には，異型の無いリンパ球浸潤を伴うことが多い。臨床的には浸潤癌を疑う所見を呈することがある。同様の病態がⅠ型糖尿病患者にみられることがあり，糖尿病性乳腺症（diabetic mastopathy）と呼ばれることもある。

E．女性化乳房症（gynecomastia）

　男性乳腺の肥大で，浮腫状の間質に囲まれた乳管様構造がみられる。

F．副乳（accessory mammary gland）

　乳房以外の胸壁，腋窩などに乳腺組織の皮下腫瘤を作る。

G．その他（others）

4 乳房の部位

乳房の部位の表記

患側
　　右　：Rt（right）
　　左　：Lt（left）
　　両側：B（bilateral）

乳房の領域
　　A　：乳房内側上部　　　（Inner Upper）
　　B　：内側下部　　　　　（Inner Lower）
　　C　：外側上部　　　　　（Outer Upper）
　　C'：外側上部～腋窩　　（Axilla）
　　D　：外側下部　　　　　（Outer Lower）
　　E　：乳　頭　　　　　　（Areola）
　　E'：乳　輪　下　　　　（Subareola）

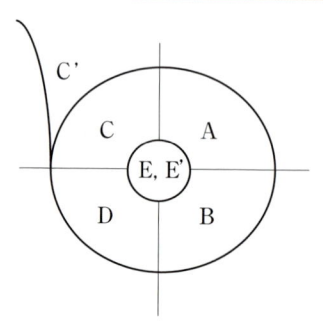

II 基礎編

II-1　マンモグラフィ

II-2　乳腺超音波検査

II-3　MRI

II-4　その他の検査

はじめに

　国立がん研究センターがん対策情報センターのデータによると，日本人女性の部位別がん罹患数および死亡数において，乳がんが罹患数で第1位，死亡数で第5位となっている。また罹患数は年々増加し，推計罹患数は2008年で約60,000人，死亡数も年々増加していたが，2012年にわずかではあるが減少し，約12,000人である。

　また年齢階級別の部位別がん罹患率では，乳がんは罹患率が40歳代から急激に増加し，60歳代まで高くなっており，他のがんと大きく異なっている。年齢階級別がん死亡の部位内訳においても，乳がんが40歳代から60歳代前半までの第1位を占めている。

日本人女性のがんの罹患数と死亡数の多い部位					
	1位	2位	3位	4位	5位
罹患数	乳房 (19.00%)	大腸 (15.10%)	胃 (12.40%)	肺 (9.50%)	子宮（全体） (6.60%)
死亡数	大腸 (14.90%)	肺 (13.80%)	胃 (11.60%)	膵臓 (9.90%)	乳房 (8.60%)

罹患数は2008年，死亡数は2012年のデータによる（がんの統計 '13）

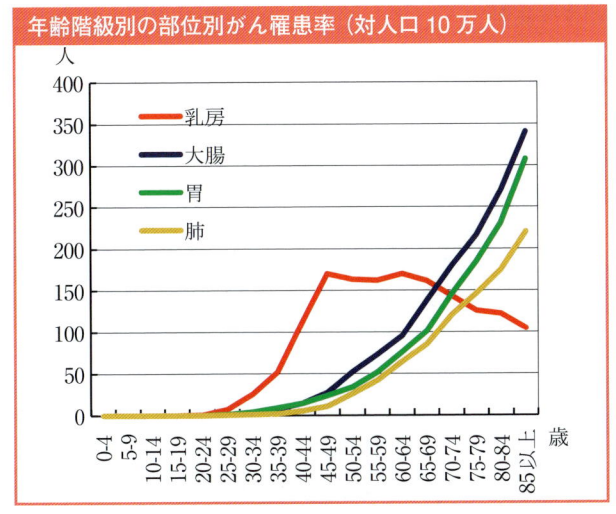

年齢階級別の部位別がん罹患率（対人口10万人）

検査の流れ

　乳腺疾患の診断は，大きく存在診断と良悪性の鑑別診断に分けられる。視触診，スクリーニングのマンモグラフィは主に存在診断を目的に行われ，マンモグラフィのスポット撮影，細胞診や生検は良悪性の鑑別診断を目的に行われる。一方，乳房超音波検査は装置の性能が著しく向上したため，現状では存在診断と良悪性の鑑別および intervention など幅広く用いられている。CT，MRI 検査は癌の診断後に，主に広がり診断に用いられることが多いが，家族歴を有するハイリスク例に対し，今後 MRI がスクリーニングを目的に活用される可能性がある。

　病院において一般的に行われている検査の流れを示す。

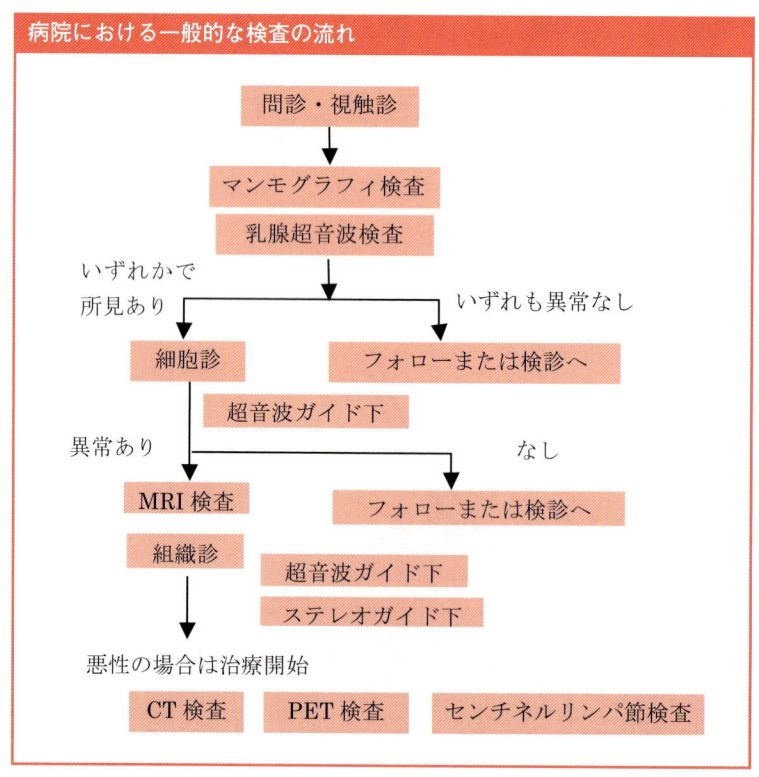

Question

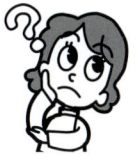

細胞診と組織診はどう違うのですか？

Answer

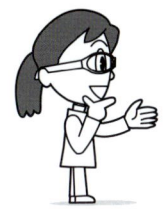

　一般的に穿刺吸引細胞診（fine needle aspiration cytology: FNAC）は20〜23Gの注射針を使用し，針生検（core needle biopsy: CNB）は14〜18Gのコアニードルを用いています。また吸引補助式針生検（vacuum assisted biopsy: VAB）では多くの場合，11G等の太針が用いられます。それによって，簡便性からはFNA，CNB，VABの順となります。一方，正診率はその逆に，VAB，CNB，FNAとなって，それぞれ77％，93％，99％と報告されています。最近では，CNB，特にVABは診断に加え，癌に対する免疫染色を目的に多く行われています。

Question

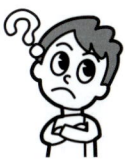

マンモグラフィ検査と超音波検査はどちらを先に行ったらよいのでしょうか？

Answer

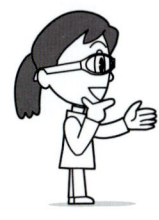

　視触診を先行して，皮膚所見のある病変，例えば皮膚潰瘍やびらん，出血のある症例はマンモグラフィは不向きです。また，腫瘍が極端に大きい場合もマンモグラフィによる出血などの合併症が懸念されるため，

超音波を優先すべきです。その他,乳頭分泌症例では,マンモグラフィにより分泌が促され,その後の分泌細胞診や超音波検査に支障をきたす可能性があるため,超音波を優先すべきです。それ以外ではマンモグラフィを優先し,全体像や関心領域を定めたうえで超音波を行うことで,効率よく検査が進められると考えられます。

Question

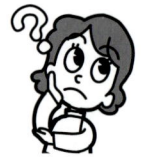

J-START って何ですか？

Answer

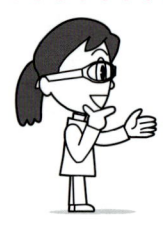

現在,日本における女性のがん罹患者数の第1位が乳がんで,30歳代から60歳代ではがんによる死亡で乳がんの死亡率の第1位となっています。特に,日本人の乳がんの年齢階層別罹患率をみると45～49歳が罹患率のトップと,世界でも特異な傾向です。世界の傾向としては60歳代以上で罹患者数が急増し,その検診手段としては国際的基準であるマンモグラフィが有効とされ,施行されて死亡者数の減少効果が得られています。しかしながら,日本人の罹患率トップの45～49歳や50歳代では乳腺密度が高く,マンモグラフィのみの検診では精度を担保するには限界があると考えられました。

そこで,超音波検査が高濃度乳房での乳がん検出精度が高いことから,乳がん検診に導入する試みが始まりました。しかし,機器の仕様や検査および読影技術

は標準化されていないため，超音波検査を用いた検診の制度および有効性も検証されてい真線でした．そこで，2007年，乳がん死亡率減少を目標として，標準化された超音波検査とマンモグラフィの併用検診群とマンモグラフィ検診群との間で，乳がん死亡率減少効果を検証する比較試験を開始しました．

　これがJ-STARTで，正式名称は「乳がん検診における超音波検査の有効性を検証するための比較試験」です．J-STARTはJapan Strattegic Anti-cancer Randmized Trialの略称です．

　試験の方法としては，
　　①対象を40～49歳の女性とする，
　　②比較試験として(マンモグラフィ＋超音波検査)群と(マンモグラフィ)群各6万人に分ける，
　　③同施設内での被検者のランダム振り分けおよび施設間ごとのランダム振り分け，
　　④被検者は1年おきに同じ施設で同じ検査を受ける．
　アウトカムとしては，
　　①検診精度(感度・特異度)，累積進行がん罹患率から乳がん死亡率の減少を証明する，
　　②超音波検査による乳がん検診の標準化と普及を図る，
　ことにあります．

　このトライアルの結果分析が報告された後には，40歳代の乳がん検診はマンモグラフィのみではなく超音波検査が義務付けられる可能性が大きいため，スタッフの養成などの準備を進めるべきと思われます．

日本乳癌学会　乳癌診療ガイドライン　2013年版

　乳癌診療ガイドラインは，平成13～14年度の厚生労働省の班研究により，わが国で初めて作成された乳がんにおける包括的なガイドラインである。その後の改訂は日本乳癌学会に引き継がれ，2004年に薬物療法ガイドラインを刊行以降，外科療法，放射線療法，検診・診断，予防・疫学の5分野のガイドラインを3年ごとに発刊している。また2011年以降は，医療技術や薬物療法の目覚ましい進歩を受け，2年ごとに改訂が行われている。

　乳癌診療ガイドラインは，エビデンスに基づいた標準治療を提示するためのガイドラインであり，診療でEBM（Evidence Based Medicine）を実践できる支援ツールとしての役割を持つ。

推奨グレード	
A	十分な科学的根拠があり，積極的に実践するよう推奨する
B	科学的根拠があり，実践するよう推奨する
C1	十分な科学的根拠はないが，細心の注意のもと行うことを考慮してもよい
C2	科学的根拠は十分とはいえず，実践することは基本的には勧められない
D	患者に不利益が及ぶ可能性があるという科学的根拠があるので，実践しないよう推奨する

　併存症を有するなど例外的なことがない限り現場で実施いただきたい場合はAまたはB（推奨の強さの程度によりA，Bに区分）とし，現時点では実施の可否を判断するだけのエビデンスが不十分なためガイドラインとしての立場はニュートラルで，担当医に判断をゆだねる場合はC1，例外的な事項がなければ現場では実施を勧めない場合はC2またはD（推奨しない強さの程度によりC2，Dに区分）とした。

　以下，乳がんの診断に関連するCQ（Clinical Question）について抜粋したものを掲載する。詳細についてはぜひ乳癌診療ガイドラインを参照されることをお勧めする。

・検　　診

CQ1：視触診単独による乳がん検診は勧められるか
推奨グレード　D　視触診単独による乳がん検診は勧められない

CQ2：50歳以上に対してマンモグラフィ検診は勧められるか
推奨グレード　A　50歳以上の女性に対して行われるマンモグラフィによる乳癌検診は強く勧められる。

CQ3：40歳代に対してマンモグラフィ検診は勧められるか
推奨グレード　B　40歳代女性に対して行われるマンモグラフィによる乳癌検診は勧められる。

CQ4：マンモグラフィを併用した超音波による乳癌検診は勧められるか
推奨グレード　C1　超音波による乳癌検診を勧められる十分な根拠は現時点ではまだない。

CQ5：乳癌検診においてデジタルマンモグラフィはスクリーンフィルムマンモグラフィと同等に勧められるか
推奨グレード　A　乳癌検診においてデジタルマンモグラフィはスクリーンフィルムマンモグラフィと同等に強く勧められる。

CQ6：拡散強調画像を含めた非造影MRIによる乳癌検診は勧められるか
推奨グレード　C2　拡散強調画像を含めた非造影MRIによる乳癌検診の有用性については，科学的根拠は十分とはいえず，その実践は基本的に勧められない。

CQ7：FDG-PETは乳癌検診に勧められるか
推奨グレード　D　FDG-PETは乳癌検診に勧められない。

- 画像診断-マンモグラフィ

    CQ1：若年者に対する診療マンモグラフィは勧められるか

    推奨グレード　C1　若年者に対する診療マンモグラフィは，いまだ十分な科学的根拠はないが，細心の注意のもと行うことを考慮してもよい。

- 画像診断-超音波

    CQ2：乳房腫瘤性病変における良悪性の鑑別に超音波検査は勧められるか

    推奨グレード　B　乳房腫瘤性病変の良悪性の鑑別に超音波検査を行うことは勧められる。

    CQ3：診療において超音波検査は乳癌検出手段として勧められるか

    推奨グレード　B　マンモグラフィ，触診で異常を検出できない患者に対して，超音波検査は勧められる。

    CQ4：乳癌の臨床的腫瘤径評価に超音波検査を行うことは勧められるか

    推奨グレード　B　乳癌の臨床的腫瘤径の評価に，触診やマンモグラフィ，MRIに比較して超音波検査は勧められる。

    CQ5：超音波検査におけるフローイメージングは腫瘤の良悪性の鑑別に勧められるか

    推奨グレード　C1　超音波検査におけるフローイメージングは腫瘤の良悪性の鑑別に，いまだ十分な科学的根拠はないが，細心の注意のもと行うことを考慮してもよい。

    CQ6：超音波検査におけるエラストグラフィは腫瘤の良悪性の鑑別に勧められるか

    推奨グレード　C1　超音波検査におけるエラストグラフィは腫瘤の良悪性の鑑別に，いまだ十分な科学的根拠はないが，細心の注意のもと行うことを考慮してもよい。

- 画像診断－ CT，MRI

    CQ7：CT，MRI は乳房内病変の診療方針決定に勧められるか
    推奨グレード　B　MRI は乳房内病変の診療方針決定に勧められる。
    推奨グレード　D　CT は乳房内病変の診療方針決定に勧められない。

    CQ8：CT，MRI は乳癌の広がりを診断するのに勧められるか
    推奨グレード　B　MRI は乳癌の広がり診断において勧められる。
    推奨グレード　C1　CT は乳房温存療法における術前広がり診断において，MRI を行うことができない場合には，従来の臨床所見，マンモグラフィ，超音波と比較し，有効な場合がある。

    CQ9：MRI はマンモグラフィと超音波検査で検出できない多発乳癌の検出に勧められるか
    推奨グレード　B　MRI はマンモグラフィと超音波検査で検出できない多発乳癌の検出に勧められる。

- 画像診断－術前ステージング

    CQ10：術前検査として骨シンチグラフィ，肝臓超音波検査，FDG-PET は勧められるか
    推奨グレード　C2　遠隔転移を疑わせる症状や所見のない Stage Ⅰ，Ⅱの初発乳癌患者に，術前検査(staging)として骨シンチグラフィ，肝臓超音波検査，FDG-PET は勧められない。
    推奨グレード　C1　遠隔転移を疑わせる症状や所見のある Stage Ⅰ，Ⅱの初発乳癌患者，および Stage Ⅲ の初発乳癌患者に対して，十分な科学的根拠はないが，細心の注意のもと術前検査(staging)として骨シンチグラフィ，肝臓超音波検査，FDG-PET を行うことを考慮してもよい。

- 画像診断－腋窩リンパ節

    CQ11：腋窩リンパ節の評価に画像診断は勧められるか

    推奨グレード　C1　超音波検査は腋窩リンパ節の評価に，いまだ十分な科学的根拠はないが，細心の注意のもと行うことを考慮してもよい。

    推奨グレード　C2　CTやPETを腋窩リンパ節の評価の目的のみで使用することについては科学的根拠は十分とはいえず，実践することは基本的には勧められない。

- 画像診断－術前化学療法

    CQ12：術前化学療法の効果判定において画像診断は視触診に比較して有用か

    推奨グレード　B

- 画像診断－遠隔転移

    CQ13：FDG-PETは，少なくとも何らかの再発が疑われる患者の乳癌術後の再発および転移の検出に勧められるか

    推奨グレード　B　FDG-PETは有所見の患者の乳癌術後の局所再発および転移の検出に勧められる。

「科学的根拠に基づく乳癌診療ガイドライン　②疫学・診断編　2013年版」より抜粋。

Ⅱ-1 マンモグラフィ

1 マンモグラフィの現状

　マンモグラフィは，視触診，乳腺超音波とともに乳腺疾患の存在診断および良悪性の鑑別に用いられており，乳がんの画像診断において中核をなす検査である。病変の存在診断のみならず，描出された病変の特徴から良悪性の鑑別診断も行われ，必須の画像診断法となっている。

　マンモグラフィは病院における検査だけでなく乳がん検診にも用いられており，2000年から50歳以上の女性を対象に，2004年からは対象年齢が40歳代にひき下げられ，現在2年に1回の視触診を併用したマンモグラフィ検診が実施されている。

乳がん検診システム		
年　齢	40〜49歳	50歳以上
方　法	MMG＋視触診	MMG＋視触診
撮影方向	MLO＋CC	MLO
間　隔	2年	2年

がん予防重点健康教育及びがん検診実施のための指針．
老老発．第0427001号（2004.4.27）．

　以下に，がん検診受診率を示す。年々高くなってはいるものの，国が「がん対策推進基本計画」で定めた受診率50%にはさらなる受診勧告が必要で

がん検診受診率				
がん検診	2004年	2007年	2010年 (過去1年)	2010年 (過去2年)
乳がん（40歳以上）	19.8%	20.3%	24.3%	31.4%
子宮がん（20歳以上）	20.8%	21.3%	24.3%	32.0%

（国民生活基礎調査）

ある。

　マンモグラフィの乳がん検診への導入にあたり，精度管理を行う第3者機関として1997年に，乳がん検診関連6学会により構成されたマンモグラフィ検診精度管理中央委員会（精中委，現NPO法人日本乳がん検診精度管理中央機構：精中機構）が発足した。精中委は，教育・研修委員会，施設画像評価委員会，マンモグラムレビュー委員会の3つの委員会で組織されている。教育・研修委員会では，読影部門および技術部門講習会の開催および検診マンモグラフィ読影医師および撮影診療放射線技師・医師の認定を行っており，2013年3月末現在，読影，撮影技術ともに約17,000名が受講し，認定率はそれぞれ約77％，73％であった。施設画像評価は，画像評価を開始した2001年からの約12年間で延べ約4,300台（装置）が評価を受け，約96％が認定を受けている。また約3年毎の更新制であるため，現在の認定台数は約1,600台（装置）である。

　施設画像評価に申請されたシステムの内訳を下図に示すが，年々ディジタルシステムの占める割合が多くなり，2012年度のデータではアナログが約7％で，ほとんどがディジタルシステムに移行していることが分かる。特にDRシステムの増加に伴い，画像の出力方法もフィルムからモニタへと移行している。また近年新しい技術が導入されていることから，診断システムが変化してきている。

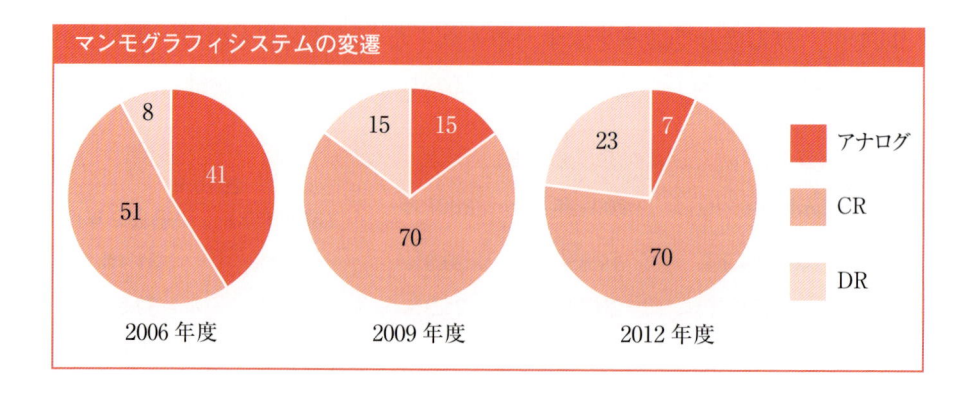

マンモグラフィシステムの変遷

2006年度: アナログ 41, CR 51, DR 8
2009年度: アナログ 15, CR 70, DR 15
2012年度: アナログ 7, CR 70, DR 23

2 マンモグラフィに求められる画像

　マンモグラフィへの要求は，できるだけ少ない線量で高品質の画像を得ることである。そのためには，マンモグラフィ専用の撮影装置，受像システム，撮影技術が必要とされる。

　乳房は乳腺組織間や腫瘤の線吸収係数に大きな差がないことから，内部構造や病変を識別できる濃度差として表示するために，低エネルギーのX線で撮影し，得られた吸収差を高コントラストのシステムで表示している。また良悪性の鑑別につながる腫瘤の辺縁や微細な石灰化の形態を明瞭に描出するため，高分解能のシステムが要求される。さらに被ばく線量を少なくするためには高感度であることが望ましい。

　マンモグラフィは1967年に初めてMoターゲット/Moフィルタを搭載した専用装置が登場したが，グリッドはなく受像システムもノンスクリーンで，現在と比較すると画質は悪く被ばく線量も多かった。その後，装置の改良による高解像度化，スクリーン/フィルムシステムの高感度・高コントラスト化が図られ，マンモグラフィシステムが確立された。1999年にはFFDM（フルフィールドディジタルマンモグラフィ）が実用化され，現在のディジタルマンモグラフィに至っている。

3　マンモグラフィシステム

　マンモグラフィシステムは，長年スクリーン／フィルムを用いたアナログマンモグラフィシステムが主流であったが，現在ではディジタルマンモグラフィシステムに移行してきている．受像システムは異なるが，それ以外の装置の構成は同じである．

1．マンモグラフィ装置

　マンモグラフィ装置は，マンモグラフィに求められる性能を満たすものでなければならない．日本医学放射線学会で定められた仕様基準を次頁に示す．

1）装置の構成

　装置は，X線管装置とそれに対向して設置された受像部を含む撮影台，高電圧発生装置から構成される．

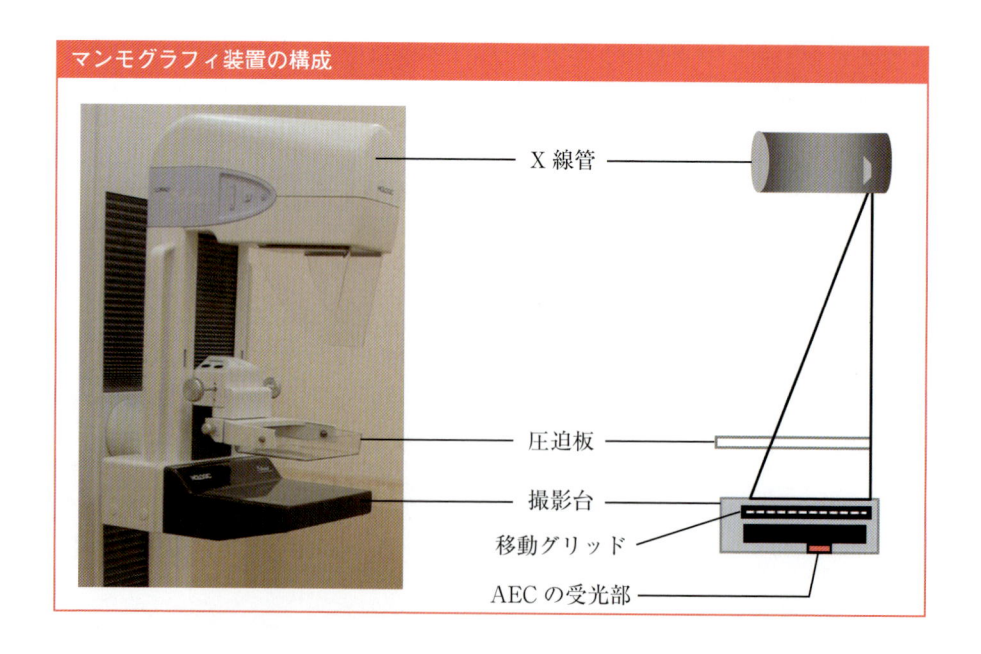

マンモグラフィ装置の構成

- X線管
- 圧迫板
- 撮影台
- 移動グリッド
- AECの受光部

乳がん検診に用いるマンモグラフィ装置の仕様基準

1. インバータ式X線高電圧装置を備えること
2. 自動露出制御（AEC）を備えること
3. 移動グリッドを備えること
4. 管電圧の表示精度：±5% 以内（24～32kV）
5. X線出力の再現性・直線性
   (a) 再現性：変動係数 0.05 以下
   (b) 直線性：$|\overline{X_1} - \overline{X_2}| \leq 0.1(\overline{X_1} + \overline{X_2})$
   ただし，$\overline{X_1}$ と $\overline{X_2}$ は隣り合った mAs 値で得られる mGy/mAs の値とする
6. 焦点サイズ
   公称 0.3mm のとき，0.45×0.65mm 以内
7. 線質（半価層，HVL）
   (a) 圧迫板を取り外したときの HVL
      （測定管電圧 /100）≦ HVL(mmAl)
   (b) 圧迫板透過後の HVL（スクリーン／フィルム・システムの場合）
      モリブデン(Mo) ターゲット／モリブデン(Mo) フィルタの時
      （測定管電圧 /100）+ 0.03 ≦ HVL(mmAl) <（測定管電圧 /100）+ 0.12
8. 乳房圧迫の表示
   (a) 厚さの表示精度：±5mm 以内
   (b) 圧迫圧の表示精度：±20N 以内
9. AEC の精度（スクリーン／フィルム・システムの場合）
   (a) 基準濃度：施設が定めた管理基準値　管理幅：±0.15 以内
      （ファントム厚 20，40，60mm およびこれらの厚さに対して 100mAs 以下のX線照射が行える管電圧の選択範囲とする）
   (b) 再現性：変動係数 0.05 以下

2) X線管装置

　乳房組織に適したX線スペクトルを得るため，X線管の焦点はMo（モリブデン）ターゲット/Mo（モリブデン）フィルタが通常用いられているが，乳房厚や乳腺密度によりRh（ロジウム）フィルタを選択したり，二重陽極の場合は他のターゲットを選択するなど，画質と被ばくを考慮して選択される。特にディジタル検出器を搭載したシステムでは，受像器の特性を考えて，従来とは異なる組み合わせが選択できるようになっている。

　Moは特性X線（Kα = 17.5keV，Kβ = 19.6keV）を発生し，20keVに吸収端をもつMoフィルタを付加することによって，低いエネルギーと吸収端以上の高いエネルギー成分を取り除き，特性X線を選択的に取り出している。

　焦点サイズは，小焦点0.1mm/大焦点0.3mmが多く，密着撮影では大焦点，拡大撮影では小焦点が用いられる。焦点を傾斜させて得られるヒール効果により，乳頭側より胸壁側のほうがX線強度分布が大きくなっている。

　X線の射出口は軟X線の吸収を抑えるため，Be（ベリリウム）窓となっている。

3) 撮影台

　撮影台は，X線管装置と乳房支持台までの距離が固定され，Cアーム様で上下，回転が可能である。またその間に圧迫板が設置され，電動で圧迫および解除する機構となっている。圧迫板は取り外し可能である。

　乳房支持台はカセッテホルダと一体となっており，支持台の天板の下に移動グリッドが設置されている。またその下にAEC受光部があり，カセッテを透過したX線で線量をコントロールする。受光部の位置は，目的とする乳腺の位置に合わせることができるように乳頭方向に移動可能である。一部の装置では直交する方向にも移動させることが可能である。

　DRシステムでは，カセッテホルダ部がX線検出器となり撮影装置に組み込まれた形となっている。

　拡大撮影では，専用の撮影台を装置にセットしその上に乳房を乗せて圧迫し，焦点と受像器間の距離は変えずに行う。

主なターゲットと付加フィルタの組み合わせ

ターゲット	付加フィルタ
Mo（モリブデン）	Mo
	Rh
Rh（ロジウム）	Rh
W（タングステン）	Rh
	Ag（銀）

ターゲットの吸収端と特性X線のエネルギー

ターゲット	K-吸収端 (keV)	X線スペクトル分布上	
		Kα (keV)	Kβ (keV)
Mo	20.00	17.444	19.608
Rh	23.22	20.169	22.724

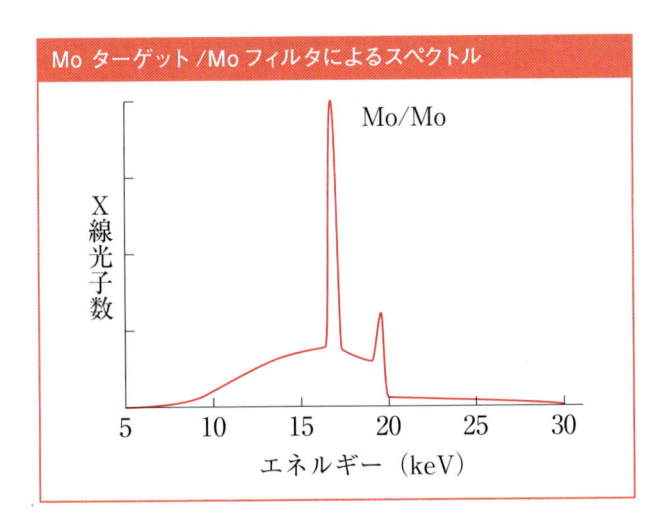

Moターゲット/Moフィルタによるスペクトル

2. 受像システム

1) アナログシステム

　マンモグラフィは，スクリーン/フィルムシステムを基本として画像評価や精度管理，読影方法が確立されてきた。乳房の特性を考慮して，高コントラスト・高感度のマンモグラフィ専用のシステムが用いられている。

　増感紙は，マンモグラフィに使用される軟 X 線領域の吸収にあった希土類系の蛍光体が用いられている。また解像度を高めるために，一般撮影系が両面であるのに対しマンモグラフィは片面増感紙（バックスクリーン）となっている。フィルムは，一般撮影用に比べ平均階調度や最高濃度が高く，わずかな吸収差を大きな濃度差として描出することが可能であるが，線量のわずかな変化が濃度に大きく影響する。そのため AEC による撮影が必須である。また片面乳剤で乳剤層が厚くなっているため，現像時間は 90 秒以上が推奨されている。

　使用するスクリーン/フィルムと自動現像機の組み合わせにより濃度やコントラストが規定されるため，毎日の自動現像機の管理が重要である。後述する品質管理では，毎朝行う管理として，センシトメトリ法による自動現像機の管理と AEC を使用した画像評価用ファントムの撮影および評価を始業点検として実施することを推奨している。

2) ディジタルシステム

　ディジタルマンモグラフィは，アナログシステムと比較し，X 線の検出，表示，保存機能が分離されており，さらに画像形成において画像処理が行われる。

　マンモグラフィは，他のモダリティと比較しディジタル化が遅れていたが，様々なメリットがあることから今日ではほとんどの施設でディジタルマンモグラフィシステムが用いられている。特にモニタ診断によって，画像をディジタルデータとして扱えることから，画像情報を有効に活用できるようになり，院内あるいは他の機関とのネットワークにも活用されている。

ディジタルシステムの利点として，出力画像の濃度やコントラストが線量に依存しないことを上げたが，画質は変化する。特に線量不足の画像では粒状性が悪くなり，微細な石灰化が埋もれてしまう危険性もある。逆に過剰な線量でも適正な濃度で出力されることから，線量がその乳房にとって適切かどうかを十分に監視する必要がある。

　またモニタ診断では，ウィンドウ幅やウィンドウレベルの調整によりフィルム出力と比較して十分に情報を引き出せるメリットはあるものの，逆に診断しやすい画像が分からなくなる場合もある。

　ディジタルシステムは，CR（Computed Radiography）システムとDR（Digital Radiography）システムに分けられる。現在わが国で使用されている主な装置におけるピクセルピッチやbit数，データ量を表に示した。マンモグラフィでは，高解像度・高コントラストが求められているため，一般撮影系と比較するとピクセルピッチがかなり小さくなっており，その分画像のデータ量は大きい。

ディジタルシステムの利点

撮影技術上の利点
・広いダイナミックレンジ（撮影条件に対する広いラチチュード）
・画像のリアルタイム表示
・線量に関わらず適切な濃度，コントラストが得られる

運用上の利点
・画像のディジタル保管，検索が可能（省スペース化）
・ディジタル保管により画像の劣化がない
・画像の通信が可能（遠隔診断による読影の効率化）

診断上の利点（モニタ診断）
・過去画像との比較読影が容易
・ウィンドウレベル（ブライトネス），ウィンドウ幅（コントラスト），拡大率などの調整が可能
・新しい撮像方法や診断支援ツール（CAD）などの導入が容易

⑴ CR システム

　CR システムは，これまでアナログシステムで用いられてきた受光システムを CR に変更するもので，装置を変更することなくシステムを容易にディジタルに移行できる。ただマンモグラフィに求められる要求にこたえるため，カセッテ，輝尽性蛍光体，読み取り装置など一般撮影用とは異なるシステムが用いられている。

　マンモグラフィは高解像度が求められることから，読み取り密度を一般撮影用より小さくし，ピクセルサイズはどのメーカも $50\mu m$ 以下である。また蛍光体層を CsBr を用いた柱状結晶構造とし，光の拡散による解像度の低下を抑えている。X 線の利用効率を上げるために，蛍光体の支持体を透明にして背面にも集光のための光検出器を備えた，両面集光読み取り方式を採用しているメーカもある。

　撮影方法は，輝尽性蛍光体を入れたカセッテを撮影装置のカセッテホルダに挿入し，AEC を用いて撮影する。したがってディジタルではあっても，AEC の受光部を目的とする乳腺部に確実に合わせなければ，適切な線量が得られない。また画像確認用モニタをコンソールの近くに置き，撮影毎に読み取りを行うことにより，アナログシステムのように画像の確認に時間を要することはない。ただし，画像確認用モニタでは画質や細かい石灰化を評価することはできないため，画質評価には高解像度モニタの設置が必要である。

⑵ DR システム

　DR システムは，撮影装置のカセッテホルダ部分が X 線検出器となった撮影装置一体型のシステムで，撮影から X 線の検出，データの掃き出しが短時間で行える。検出器には Scanning Slot 方式と FPD（Flat Panel Detector）方式がある。

　FPD 方式は，直接変換方式と間接変換方式に分かれる。直接変換方式は，検出材料に a-Se（アモルファスセレン）を用い，X 線のエネルギーを直接電気信号に変換する。一方間接変換方式は，CsI（ヨウ化セシウム）などのシンチレータで一旦光信号に変換しその光信号をフォトダイオードによる光電変換方式が $100\mu m$，直接変換方式が $50 \sim 85\mu m$ のピクセルピッチとなって

システム別のピクセルピッチ（ピクセルサイズ）とデータ量（例）

装置名	方式	ピクセルピッチ・ピクセルサイズ（μm）	濃度分解能（bit）	データ量/1画像（MB）
Senographe DS	間接変換FPD	100	14	9
SEPIO NUANCE DT, MGU-1000D（MAMMOREX Pe・ru・ru DIGITAL）	直接変換FPD	85	14	11
LORAD Selenia, MAMMOMAT Inspiration		70	14	16/26
AMULET Innovality		50	14	53
REGIUS190（PCM）	CR	25	12	134
REGIUS190		43.75	12	44
CR850/950		48.5	12	37.2
FCR PROFECT CS		50	10	32

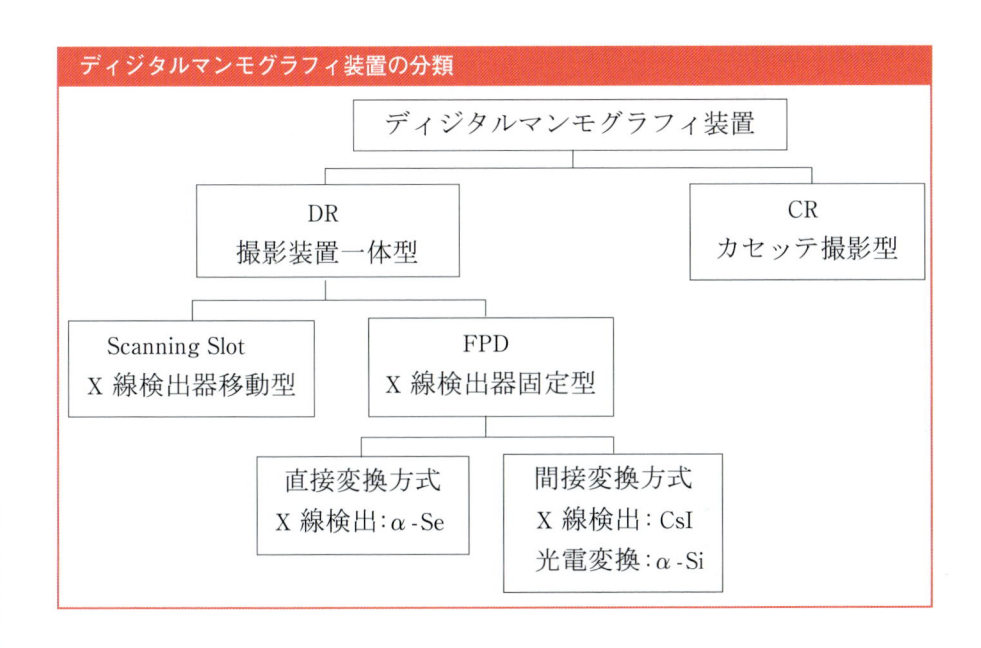

ディジタルマンモグラフィ装置の分類

```
              ディジタルマンモグラフィ装置
                       │
          ┌────────────┴────────────┐
         DR                         CR
    撮影装置一体型              カセッテ撮影型
         │
    ┌────┴────┐
Scanning Slot   FPD
X線検出器移動型  X線検出器固定型
                 │
            ┌────┴────┐
        直接変換方式   間接変換方式
       X線検出：α-Se  X線検出：CsI
                      光電変換：α-Si
```

II 1 マンモグラフィ

いる。

　DRシステムは検出器が装置一体型のため，カセッテの出し入れが不要であり，撮影された画像はコンソールに設置された画像確認用モニタに短時間で表示されるため，スループットがよい。また線量の決定方法であるが，検出器を線量のセンサとして用いることが可能なため，アナログやCRシステムのようにAECの位置を合わせる必要はない。装置により線量決定方法は異なるものの，多くの装置で検出器に到達する線量から吸収の高い（乳腺密度の高い）部位を自動で認識し線量をコントロールしている。

3. 画像形成

　乳房を透過したX線は，検出装置でディジタル信号に変換され，その後画像処理されフィルムまたはモニタで濃度あるいは輝度として表示される。ディジタル信号に変換される際，標本化と量子化が行われる。

　標本化とは，画像を画素（pixel）に分割する操作で，ピクセルピッチ（ピクセルサイズ）に依存し，空間分解能に影響を与える。量子化は，得られた信号の強度を連続データから離散的なデータに変換する操作で，濃度分解能に影響する。したがって，ピクセルサイズを小さくbit数を大きくしていけば，理論的にはより小さな形状やわずかな吸収差を描出できることになる。

　その後画像処理が行われるわけであるが，画像処理は大きく前処理（pre-processing）と後処理（post-processing）に分かれる。前処理は検出器の画素単位での補正というディジタル装置特有の改善を行うもので，一般に画像処理とは後処理のことを指す。

　ディジタルマンモグラフィに用いられる主な画像処理には，
　①階調処理
　②DR（ダイナミックレンジ）圧縮処理
　③空間周波数処理
がある。

階調処理は，画像の濃度・コントラストを調節するもので，ディジタルの入出力特性は一般に線形であり，それを診断に適した画像にするために，スクリーン／フィルムの特性曲線に似た非線形曲線（LUT：Look-up table）に変換する．基本的には自由に階調を選べるわけであるが，読影に適した画像としてマンモグラムでは，乳腺内のコントラストの高い階調が使用されている．

　DR圧縮処理は，画像の関心領域の表示を変化させず，見えにくい濃度域を見やすくする処理である．アナログシステムでは高濃度で見えにくくなる皮膚面（スキンライン）や乳頭が明瞭に描出されるのはこの処理による．

　周波数処理は，画像の鮮鋭度と粒状性のバランスを適切にする処理で，特定の周波数帯域に強調を行う．マンモグラムでは，腫瘤の辺縁や石灰化を強調する処理が行われることが多い．

　メーカによって，マルチ周波数処理，Hybrid処理，Premium Viewなどと呼ばれる複雑な処理により，バランスの良い画像が作られている．またPEM処理という点状陰影に対する強調処理もある．

　どの画像処理にも言えることであるが，過度の強調により実際の画像とはかけ離れたものにならないような注意が必要である．

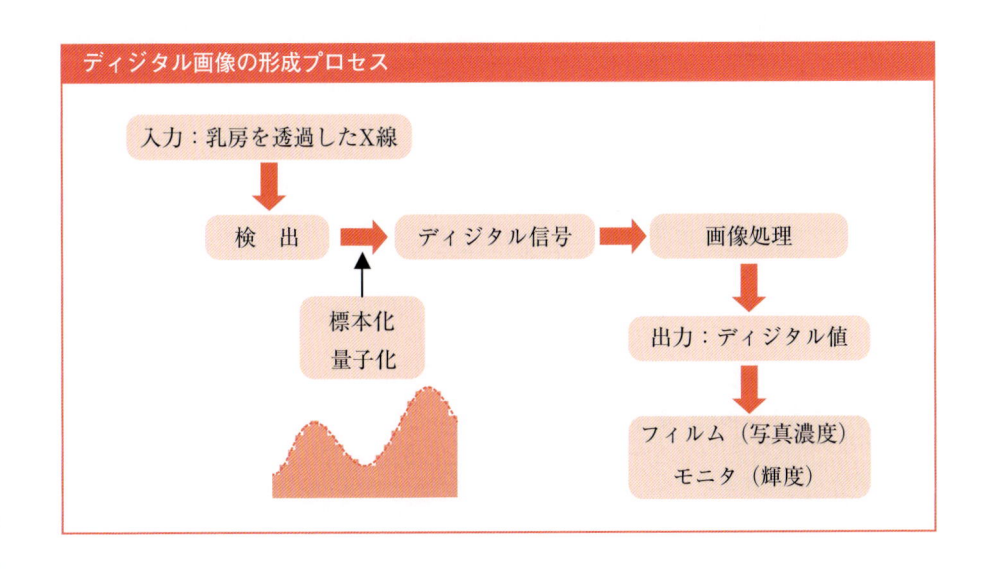

ディジタル画像の形成プロセス

入力：乳房を透過したX線 → 検出 → ディジタル信号 → 画像処理 → 出力：ディジタル値 → フィルム（写真濃度）／モニタ（輝度）

標本化・量子化

4 品質管理

　安全性の確保と画質の維持に品質管理は不可欠である。撮影装置およびシステムを更新した際には必ず受入試験を実施し，性能を確認（確保）したうえで管理基準値・管理幅を決定し，その後は性能維持のために品質管理試験を計画的に実施する必要がある。

　品質管理は，日常管理と定期的な管理に分けられる。施設が実施すべき項目と期間を下の表に示すが，施設ごとに最適なプログラムを構築し，いつ誰が実施しても同じ方法で行えるように，品質管理マニュアルを作成しておくことが望ましい。また品質管理の結果は必ず記録し，変動が許容範囲を超える場合は適切に対応する必要がある。

施設が行う日常的な品質管理項目				
項　目	各種システムに対する適用・非適用の区分（適用○，非適用：－）			実施頻度（最小限）
	DR	CR	S/F	
1　X線装置の機能確認と清掃	○	○	○	毎日
2　CRカセッテとCR受像器の清掃	－	○	－	毎日
3　画像表示システムの確認と清掃	○	○	－	毎日
4　イメージャの確認と清掃	○	○	－	毎日
5　シャウカステンの清掃	○	○	○	－
6　暗室の清掃および整理整頓	－	－	○	毎日
7　フィルムカセッテとスクリーンの清掃	－	－	○	毎日
8　フィルム自動現像機の管理	－	－	○	毎日
9　明室フィルム交換機の清掃（マガジン装着部などの開口部）	－	－	○	毎日
10　システムの作動確認	○	○	○	毎日

施設が行う定期的な品質管理項目			各種システムに対する適用・非適用の区分（適用○，非適用：－）			実施頻度（最小限）
	項　　　目		DR	CR	S/F	
1	明室フィルム交換機（機器の内部）		－	－	○	1か月ごと
2	X線装置の乳房圧迫器の確認		○	○	○	6か月ごと
3	画像表示システム（＊）		○	○	－	6か月ごと
4	イメージャの管理	自動濃度補正の確認	○	○	－	製造業者が指定する間隔
		外部濃度計による階調確認	○	○	－	6か月ごと（設置場所の変更時を含む）
5	シャウカステンの管理		○	○	○	6か月ごと
6	暗室内でのカブリ		－	－	○	6か月ごと
7	スクリーンとフィルムの密着性		－	－	○	6か月ごと
8	X線装置の管理					
8.1	X線装置の機能確認		○	○	○	1年ごと
8.2	X線照射野と受像器面との整合性（胸壁端付近の画像欠損確認を含む）		○	○	○	1年ごと
8.3	管電圧の表示精度		○	○	○	1年ごと
8.4	焦点の性能		－	－	○	1年ごと
8.5	X線出力		○	○	○	1年ごと
8.6	半価層	乳房圧迫板なし	○	○	○	1年ごと
		乳房圧迫板あり	－	－	○	1年ごと
8.7	AECの性能	再現性	○	○	○	1年ごと
		フィルム濃度	－	－	○	1年ごと
		CNR	○	○	－	1年ごと
		平均乳腺線量（AGD）	○	○	○	1年ごと
8.8	画像歪み		○	○	－	1年ごと
8.9	加算的ラグ効果		○	○	－	1年ごと
8.10	乗算的ラグ効果		○	○	－	1年ごと
8.11	ダイナミックレンジ		○	○	－	1年ごと
8.12	空間分解能		○	○	－	1年ごと
9	システムの評価					
9.1	アーチファクトの評価		○	○	○	1年ごと
9.2	受像系の感度バラツキ		－	○	○	1年ごと

1．日常管理

　日常の管理は，毎日の始業点検として行う。装置，受像器，表示装置の清掃を行った後，システムの作動確認としてファントム画像評価を行い，判定する。アナログシステムの場合は，暗室の清掃や自動現像機の管理も行う。
　ここではファントム画像評価について説明する。

ファントム画像評価

　AEC（Auto Exposure Control）を用いてファントムを撮影し，得られた画像が適切かどうかを判定する。これによりX線の発生から画像表示までのシステムの作動確認を行う。

①使用するファントム
　a）画像評価用乳房ファントム：RMI製156型，NA製18-220型，
　　　　　　　　　　　　　　　CIRS製15型または同等品
　　　　　　　　　　　　　　　（これらはACR推奨品）

　b）マンモステップファントム：京都科学製AGH-D210型または同等品

画像評価用乳房ファントムの構成

- 乳腺50％，脂肪50％，厚さ42mmの乳房と等価
- ベースがPMMA（polymethyl methacrylate）で，大きさ，厚みの異なる試料（模擬繊維，模擬石灰化，模擬腫瘤）の入ったワックスブロックが埋め込まれている
- ワックス内の試料の材料
　模擬繊維試料：直径 1.56，1.12，0.89，0.75，0.54，0.40mm（ナイロン繊維）
　模擬石灰化試料：直径 0.54，0.40，0.32，0.24，0.16mm（酸化アルミニウム）
　模擬腫瘤試料：厚さ 2.00，1.00，0.75，0.50，0.25mm（プラスチック円板）

②撮影方法

　ファントムを所定の位置に配置し，圧迫板をぎりぎりまで下げ，AEC モードまたは自動モードで撮影する。得られた画像をフィルムに出力し，濃度測定および視覚評価を行う。

③視覚評価

　フィルムをシャウカステンにかけ，ファントム内蔵試料の描出を判定する。評価方法は以下に示す ACR の評価基準に従う。

④濃度測定

　フィルム中心部，アクリル円板，円板の周辺部の濃度，ベース濃度を測定する。アクリル円板と円板の周辺部の濃度差をコントラストとして評価する。
　ただし，
- 濃度測定はファントム内の試料陰影像がない部分とし，前回の試験と同じ位置とする。
- X 線管の管軸方向（陽極〜陰極方向）は X 線管のヒール効果でフィルム濃度が変化するので，円板部とその周辺の濃度測定は X 線管の管軸に直角の方向で行う。
- ファントム中央付近の濃度とアクリル円板周辺の濃度は同じとしてよい。

マンモステップファントムの構成

- 10 段の各段に模擬石灰化と模擬腫瘤が付加してある
- ブロックのベース材料：SZ-50(ウレタン樹脂)，$\rho = 1.061 \mathrm{g/cm^3}$
- ブロックの添加物：リン酸カルシウム，$\rho = 0.0243 \mathrm{g/cm^3} \times (N-1)$.
　　　　　　　　ここで，N は段番号.
- 各ブロックに付加した試料の材料：
　　模擬石灰化試料：直径 0.20mm(酸化アルミニウム)
　　模擬腫瘤試料：厚さ 0.50mm，直径 7mm(PMMA)

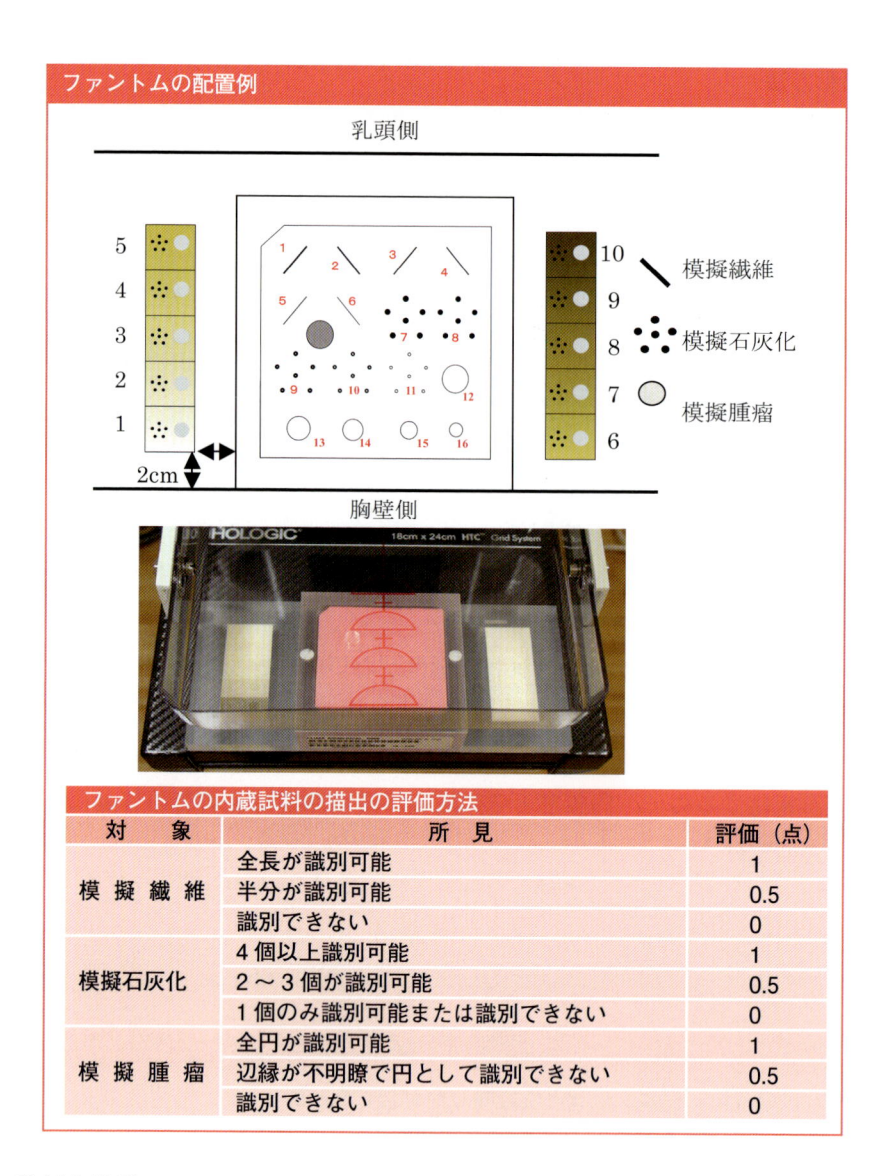

ファントムの配置例

模擬繊維
模擬石灰化
模擬腫瘤

ファントムの内蔵試料の描出の評価方法

対象	所見	評価（点）
模擬繊維	全長が識別可能	1
	半分が識別可能	0.5
	識別できない	0
模擬石灰化	4個以上識別可能	1
	2〜3個が識別可能	0.5
	1個のみ識別可能または識別できない	0
模擬腫瘤	全円が識別可能	1
	辺縁が不明瞭で円として識別できない	0.5
	識別できない	0

⑤判定基準

ACR推奨ファントム

	繊維	石灰化	腫瘤	中心濃度	コントラスト
アナログ	4以上	3以上	3以上	1.50±0.15	0.4以上
ディジタル	5以上	4以上	4以上	1.50±0.1	0.4以上

> **ステップファントム**
> ・10段が識別可能
> ・順次濃度は上昇または下降していること
> ・石灰化が4段以上観察されること
> ・腫瘤が5段以上観察されること
> 　ただし石灰化と腫瘤の評価方法はACR推奨ファントムに準ずる

2. 定期的な管理

　定期的な管理には，受像システムに依らない，発生系に起因する管電圧の表示精度や半価層，X線の出力，AECの性能としての再現性や平均乳腺線量（AGD: Average glandular dose）の測定の他，表示システムであるモニタおよびシャウカステンの管理，イメージャの管理に加え，ディジタルシステムにおけるCNR（Contrast to Noise Ratio），ラグ，ダイナミックレンジ，空間分解能の測定があり，画質と線量に関する品質管理が求められている。

　デジタルマンモグラフィ精度管理マニュアルでは，2007年に制定されたIEC（International Electro technical Commission）規格やヨーロッパのガイドラインであるEUREF（European Reference Organisation for Quality Assured Breast Screening and Diagnostic Services）を参考に決められており，ここではAGDおよびCNRの測定方法について説明する。

1）AGDの測定

・準備するもの
　①低エネルギー（少なくとも10keV〜40keV）で校正されているX線測定用線量計
　②PMMA（受像器全面を覆う大きさ）厚さ10mm，6枚
　③臨床に使用しているスクリーン付カセッテと未現像フィルム．
　　※CRシステムの場合はカセッテとCR受像器

・測定方法
　①厚さ40mmのPMMAを支持台の上に配置し，圧迫板をPMMAに接す

るように配置し，臨床で使用するAECモードで撮影を行い，ターゲット／付加フィルタ，管電圧，mAs値を記録する。

②PMMAを取り除き，線量計検出器の実効入射面を支持台の左右中央，胸壁からの距離を60mm，高さを40mmとする。

③撮影条件を上記の条件とし，圧迫板を検出器表面まで近付けてX線を照射し，線量計の指示値を記録する。

④40mmを20mmおよび60mmに変えて同じように測定する。

⑤測定した入射空気カーマと半価層から次式によりAGDを算出する。

・判　　定

①PMMA厚40mmにおいて3mGy以下（グリッド有の場合）とする。

②PMMA厚20mm，60mmにおいては，測定値を記録すること。

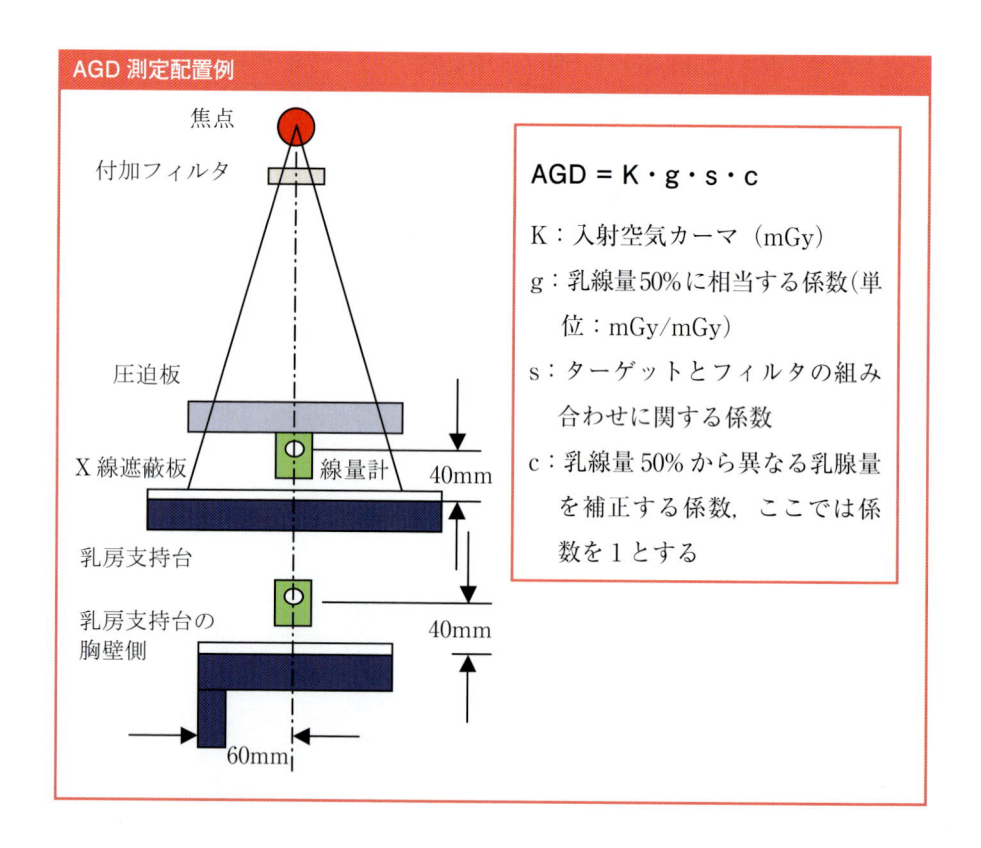

AGD測定配置例

$$AGD = K \cdot g \cdot s \cdot c$$

K：入射空気カーマ（mGy）

g：乳線量50％に相当する係数（単位：mGy/mGy）

s：ターゲットとフィルタの組み合わせに関する係数

c：乳線量50％から異なる乳腺量を補正する係数，ここでは係数を1とする

2）CNR（Contrast to Noise Ratio）の測定

　画像が一定のコントラストを持つとき，どの程度のノイズが存在するか表す。したがって，コントラストが小さくてもノイズが大きくてもCNRは小さい値を示す。

・準備するもの

①PMMA，厚さ10mm，6枚（受像器全面を覆う大きさ）

②アルミニウム板，アルミニウム純度：99.9％以上，厚さ0.2mm±0.01mm，1枚

・測定方法

①AGDと同じ方法で40mmの撮影条件を求める。

②PMMAの上に向かって右側にアルミニウム板を配置し，乳房圧迫板をPMMAに接するように配置し，上記の条件で撮影する。

③収集した画像にROIを設定し，その画素値の平均値と標準偏差を求める。

④PMMAの厚さ20，60mmについても同様に行う。

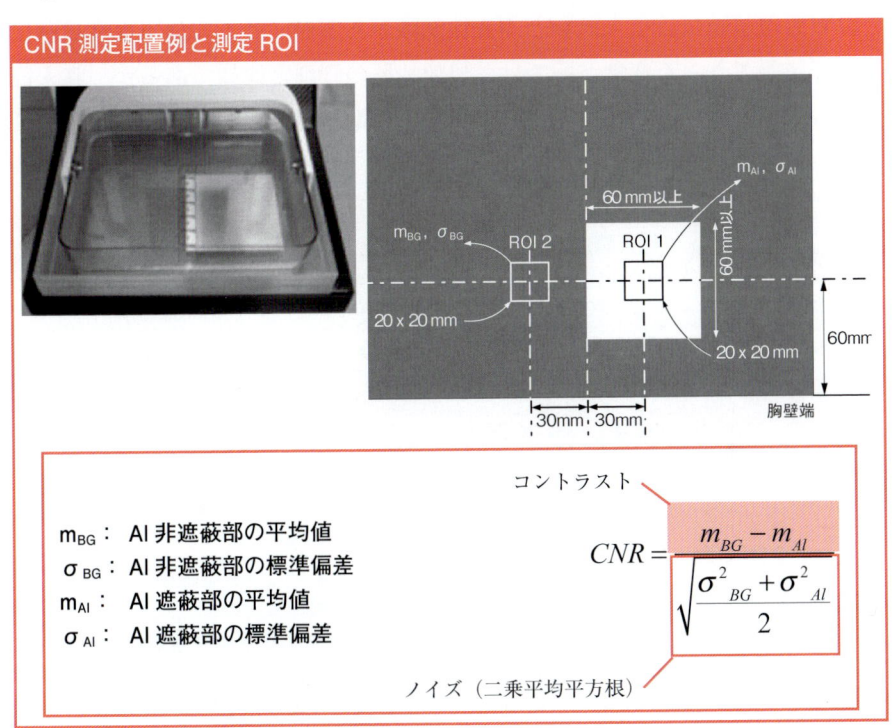

CNR測定配置例と測定ROI

m_{BG}：Al非遮蔽部の平均値
σ_{BG}：Al非遮蔽部の標準偏差
m_{Al}：Al遮蔽部の平均値
σ_{Al}：Al遮蔽部の標準偏差

$$CNR = \frac{m_{BG} - m_{Al}}{\sqrt{\dfrac{\sigma^2_{BG} + \sigma^2_{Al}}{2}}}$$

コントラスト
ノイズ（二乗平均平方根）

3. モニタの管理

　モニタの管理は，㈳日本医療画像システム工業会が作成した「医用画像表示用モニタの画質管理に関するガイドライン JESRA X-0093*A -2010」に基づいて行う。このガイドラインは，医療機関でモノクロ画像を表示するカラーおよびモノクロ医用モニタに適用されるが，カラーモニタでモノクロ画像を表示する場合にもこのガイドラインが適用される。また，このガイドラインを用いて医用モニタを管理する場合は，表示システムの特性が DICOM PS 3.14 で規定している GSDF 特性である必要がある。

　このガイドラインでは，院内に品質保証委員会を設置し，モニタ品質管理者を置くことを推奨しており，不変性試験はモニタ品質管理者の責任で実施することとされている。少なくとも責任の所在は明らかにしておいたほうがよいと考えられる。

　品質管理試験には受入試験と不変性試験があるが，ここでは不変性試験について説明する。不変性試験では，他の装置の管理と同様であるが，購入後早い段階で初期値を測定して不変性試験の基準値を求め，それに基づいて管理を行っていく必要がある。

医用モニタの管理グレード			
管理グレード	最大輝度 Lmax（cd/m^2）	輝度比 Lmax/Lmin	コントラスト応答 K δ （%）
1	≧ 170	≧ 250	≦ ±15
2	≧ 100	≧ 100	≦ ±30

使用日ごとに使用前に確認する項目と判定基準				
判定方法	分類	テストパターン測定器	判定基準	
			グレード 1	グレード 2
目視	全体評価	JIRA TG18-QC [JIRA SMPTE] 判定用臨床画像または基準臨床画像	16（11）段階のパッチの輝度差が明瞭に判別できること。5%95% パッチが見えること。判定用臨床画像または基準臨床画像の判定箇所が問題なく見えること。	
	代替全体評価	JIRA CHEST-QC	16 段階のパッチの輝度差が明瞭に判別できること。5%95% パッチが見えること。胸部画像の判定箇所が問題なく見えること。	

			判定基準		確認項目	
判定方法	分類	テストパターン測定器	グレード1	グレード2	計算式	単位
目視	全体評価	JIRA TG18-QC [JIRA SMPTE]	16（11）段階のパッチの輝度差が明瞭に判別できること。5%95%パッチが見えること			
		判定用臨床画像または基準臨床画像	判定用臨床画像または基準臨床画像の判定箇所が問題なく見えること			
	グレースケール 幾何学的歪み：CRTのみ	JIRA TG18-QC [JIRA SMPTE] JIRA TG18-QC [JIRA SMPTE]	滑らかな単調連続表示であること。??できて直線性が保たれていること。X/Yのアスペクト比が適切なこと			
	解像度：CRTのみ	JIRA TG18-QC [JIRA SMPTE]	0≦Cx≦4ナイキストラインが見えること		Cx スコア	
	アーチファクト	IRA TG18-UNL80 [JIRA TG18-UN80, 全白]	アーチファクトが確認できないこと		フリッカー	
		JIRA TG18-QC [JIRA SMPTE]			クロストーク ビデオアーチファクト	
					カラーアーチファクト：CRTのみ	
	輝度均一性	JIRA TG18-UNL80 [JIRA TG18-UN80，全白]	著しい非一様性がないこと			
測定	コントラスト応答		≦ ±15	≦ ±30	18ポイントのKδ	%
	最大輝度	JIRA TG18-LN または JIRA BN 輝度計	≧ 170	≧ 100	Lmax	cd/m^2
			輝度偏差≦ ±10		$\{(L_{max_n} - L_{max_0}) / L_{max_0}\} * 100$	%
			マルチ医用モニタ間≦10		$\{(L_{max_1} - L_{max_2}) / L_{max_2}\} * 100$	%
	輝度比		≧ 250	≧ 100	Lmax/Lmin	

CRT医用モニタは3か月ごとに，液晶医用モニタは6か月または1年ごとに確認する項目と判定基準

不変性試験には，使用日ごとに実施する全体評価試験と定期的に行う試験があり，不変性試験の目視試験は実際の読影照明下で行い，測定は読影環境によるバラツキを防ぎ結果の再現性を保つため，周囲光を含まない状態で実施する。

1) 事前準備
・モニタ画面の清掃

　試験を行う前にまずモニタ画面を清掃する。モニタ画面が埃や指紋その他で汚れていない状態で最適な観察条件が確保されていることが必要である。繊維屑の出ない清潔な柔らかい布，またはメーカから推奨された清掃用具を使って，試験を行う画面上の埃，指紋その他の汚れを拭き取る。このとき，アルコールの使用は厳禁である。

・テストパターンと判定用臨床画像または基準臨床画像

　次頁に示す3種類の標準テストパターンと医用モニタの用途に応じた判定用臨床画像を準備する。判定用臨床画像が準備できない場合には，基準臨床画像を準備する。使用日ごとの代替全体評価試験には，JIRA CHEST-QCパターンを準備する。標準テストパターンが準備できない場合は，JIRA SMPTEパターンなどの代替テストパターンで代替してもよい。各パターンは画面全体に適正なアスペクト比で表示されなければならない。

2) 使用日ごとに実施する全体評価試験（目視評価）

　テストパターンを表示して目視評価を行い，輝度差が明瞭に判別できるか，視認できるかを判定基準とする。

3) 定期的に行う試験

　定期間隔で行う不変性試験は，基準値作成の時とできるだけ同じ環境下で行う。試験間隔は少なくともCRT医用モニタは3か月ごと，液晶医用モニタは6か月ごととする。ただし輝度安定化回路を装備している液晶医用モニタの試験間隔は1年とすることができる。

標準テストパターン

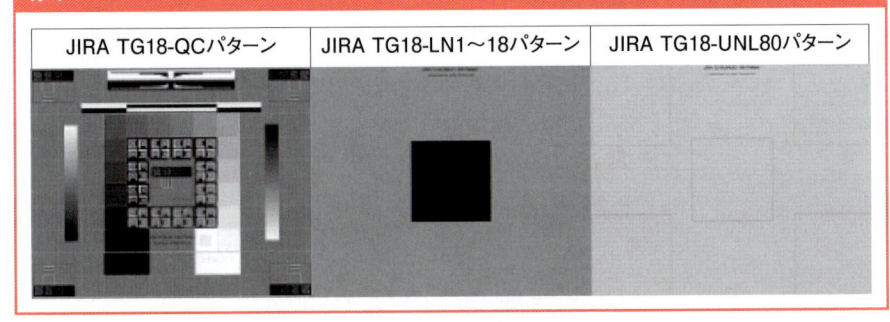

JIRA TG18-QCパターン	JIRA TG18-LN1〜18パターン	JIRA TG18-UNL80パターン

基準臨床画像

矢印の結節が識別できなくなれば，モニタ輝度の劣化もしくは観察環境が不適切であることを臨床現場で視覚的かつ容易に知ることができる

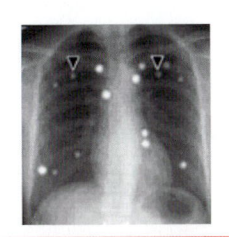

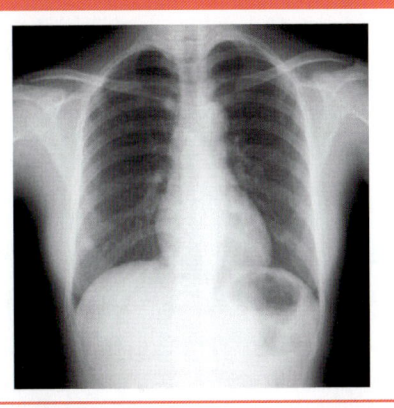

JIRA TG18-QC テストパターンの評価ポイント

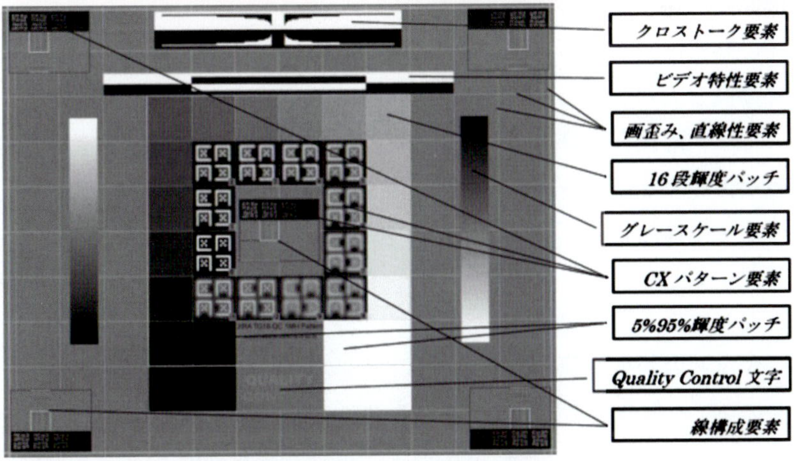

- クロストーク要素
- ビデオ特性要素
- 画歪み，直線性要素
- 16段輝度パッチ
- グレースケール要素
- CXパターン要素
- 5%95%輝度パッチ
- Quality Control 文字
- 線構成要素

5 新技術の導入

　マンモグラフィは重積像であるため，乳腺との重なりにより病変の検出や特徴をとらえることが容易でない場合がある。その問題を解決するため，新しい撮像法や検査法が開発され徐々に広まっている。

1）トモシンセシス（DBT：Digital Breast Tomosynthesis）

　Tomosynthesis は，X線管を移動させて多方向から撮影することにより得られた画像を再構成して断層像を得る技術で，すでに骨撮影では評価が得られている。Tomosynthesis とは Tomography と Synthesis からの造語である。乳房撮影では，現在4社から DBT が撮像できる装置が市販されているが，メーカによりX線管の移動角度，曝射回数，撮影時間，検出器の移動の有無，再構成の方法などが異なるため，得られる画像も異なる。

　撮像方法であるが，まず乳房を従来通り圧迫固定して通常の撮影を行い（2D画像），続けてX線管を移動させ，多方向からの静止画像を撮像する。得られた画像を再構成し 0.5mm または 1mm 厚の断層像を作成する。乳房の厚さにもよるが，データ量が 2D 画像の数十倍にもなるため，導入には注意が必要である。データ量を少なくするために，乳房が撮影されていない領域を削除して保管することも行われている。

　画像の観察は，専用のワークステーションを用いて1画像ずつ，または連続的に動画を表示して行う。1症例あたりの読影時間が長くなるが，メーカによっては，画像を加算して厚みを持った画像を作成することにより観察する枚数を少なくしている。画像評価では，微細な石灰化病変や管軸に平行な方向の病変を描出しにくいという報告もあるが，目的とする断面のみの画像を取りだすことが可能であることから，病変の特徴を明瞭に描出する，乳腺との重なりによる読みすぎ（False Positive），見落とし（False Negative）をなくすなどの効果が期待されている。

　従来の 2D のみの撮影に比べ，撮影時間の延長や被ばく線量の増加は避けられないが，ターゲットに W を用いて，被ばく線量の低下を図っている。

また得られた投影像から擬似2D画像（2D-like）を作成することにより，従来の2D画像を撮影せずに被ばく線量を減らすことも検討されている。

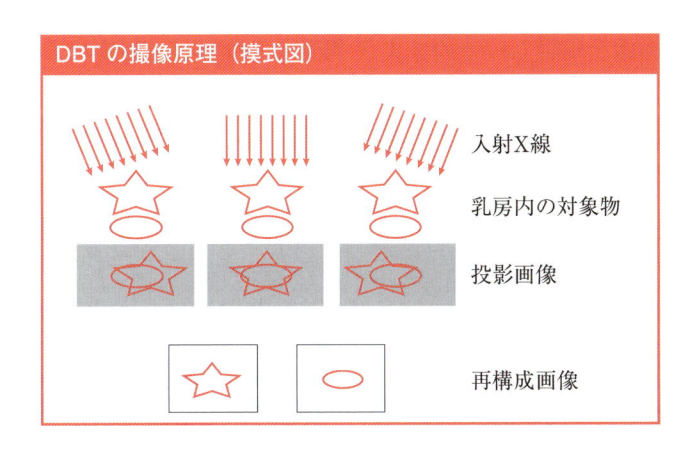

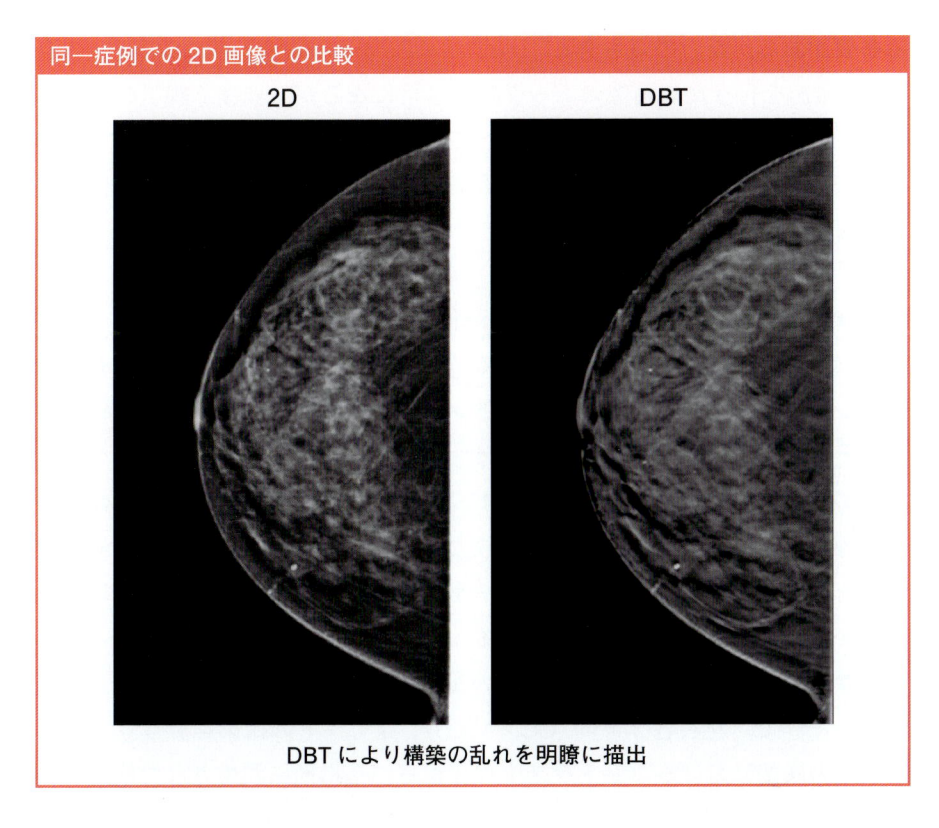

DBTの撮像原理（摸式図）

入射X線
乳房内の対象物
投影画像
再構成画像

同一症例での2D画像との比較

2D　　　　　DBT

DBTにより構築の乱れを明瞭に描出

2) 3Dマンモグラフィ

　従来のステレオ撮影の原理を用いて，画像を立体視することにより，奥行き方向の情報を得る撮像法である．市販されている装置では，乳房を圧迫した状態で撮影して2D画像を取得し，そのままX線管を4度傾けて撮影することにより角度の異なる2枚の画像を取得する．

　得られたステレオ画像は，2枚の高解像度モニタとハーフミラー (Half-silvered Mirror)，偏光メガネを用いて観察する．上下に設置した5Mpixelのモニタに2枚の画像をそれぞれ表示し，ハーフミラーにより光学的に合成することで，1台のモニタに表示されているかのように観察できる．

　この表示システムを使用することにより，マンモグラフィにおける高解像度の要求に答えることが可能であり，専用のワークステーションを用いることで，2D画像と3D画像の切り替えや視点の切り替え，表示倍率の変更が容易に行える．ただ，モニタが2つ必要でコストが高い，偏光メガネをかける必要がある，などの点もある．

　2回撮影を行うため画像のデータ量は2倍になるが，被ばく線量に関しては，4度の撮影線量を0度の半分にして被ばく低減を図っているほか，撮影後すぐに観察できる，多くの画像を見る必要がなく読影時間は2D画像と同程度である，という報告がある．

3) Contrast Enhanced Spectral Mammography (CESM)

　これまでのマンモグラフィにおける造影検査は，造影前後の画像をサブトラクションする手法で，1回の造影で1方向のみの情報しか得られないということもあり，広く用いられることはなかった．

　このCESMは，造影剤注入後，同一方向に対し異なる2つのエネルギーのX線で続けて曝射し，得られた2枚の画像を差分することにより血流動態情報を得るもので，マルチエネルギーを用いること，画像処理技術を用いることがこれまでの造影手法とは異なる．

　実際には，造影剤注入後，ヨードのk吸収端である33kVを挟んだ2つのエネルギーで，左右各2方向 (CC, MLO)，4セットの撮影を行う．それぞれ2枚の画像におけるコントラストの差から，造影剤に濃染された病変が描

3Dマンモグラフィの撮像法

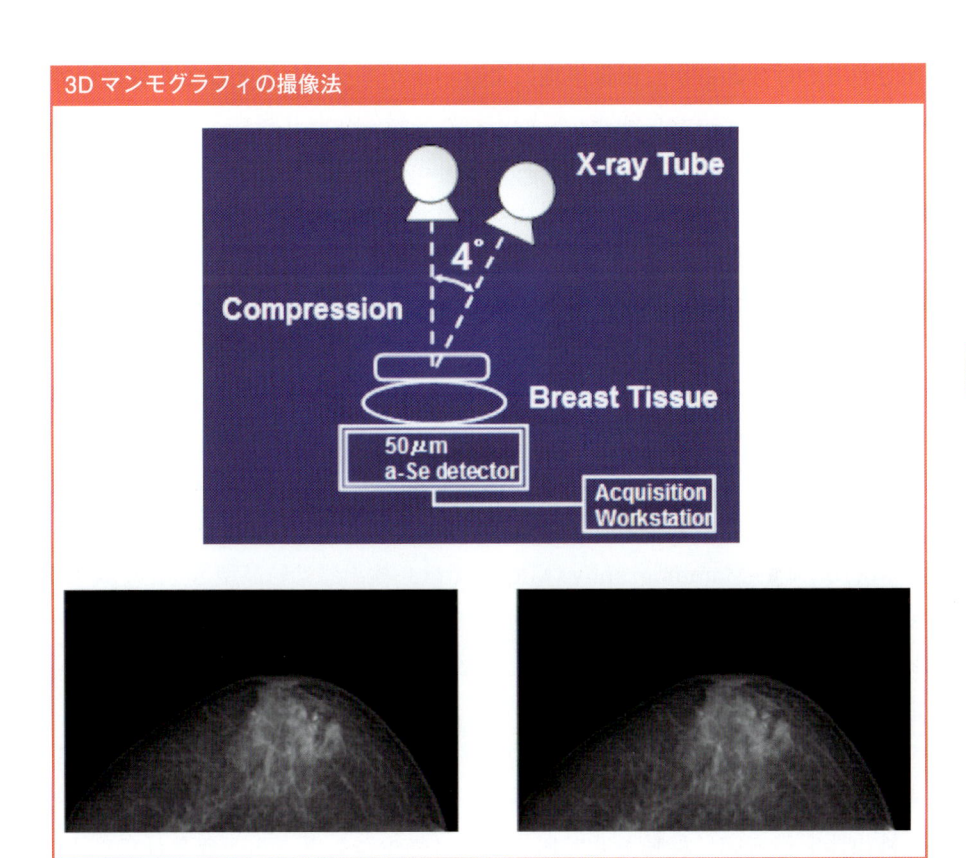

3D画像のイメージ図

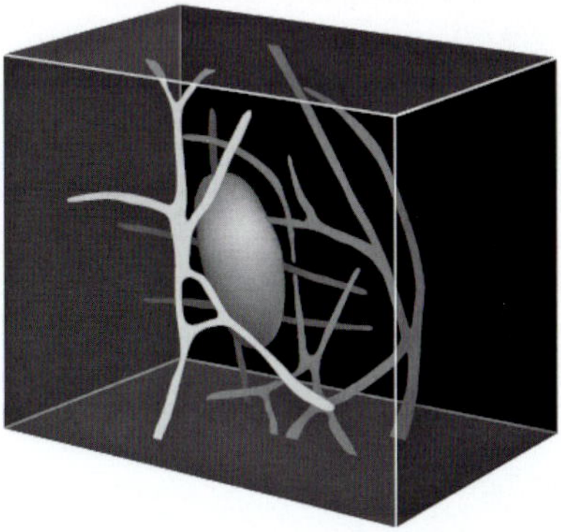

ハーフミラーによる観察

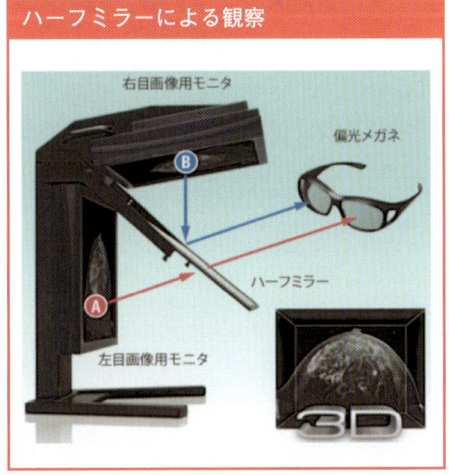

Ⅱ 1 マンモグラフィ

出されるわけであるが，画像処理によりバックグラウンドとなる乳腺密度の信号を抑え，造影信号を強調している。乳腺信号を取り除くことから，乳腺密度に依存しない感度が得られる。

　乳腺密度の高い乳房における病変の検出率の向上が期待されているが，造影パターンの分類や偽陽性，偽陰性症例の解析など今後の課題もある。また通常のマンモグラフィと同じ装置，同じ体位で簡便に行える，その場で生検への対応が可能となる等の利便性がある。

4）フォトンカウンティング（Photon Counting）

　Photon Counting 技術は，検出器に入射する X 線の photon 数をカウントし，ピクセルごとの差を画素値に変換して画像化する技術である。市販されている Micro Dose Mammography（MRM）では，検出器に結晶型 Si（シリコン）を用い，photon が Si の空乏層で正孔と電子に分離される際に発生するパルス信号をカウントする。信号は閾値を超えたもののみをカウントするため，電気的なノイズは除去される。

　本装置のもう 1 つの特徴として，マルチスリットスキャニング方式がある。検出器に用いられている Si が 50μ m で一列に配列されているため，X 線管と検出器を横方向に移動させて撮像するスキャニング方式が取られている。また散乱線除去には，従来のグリッドに変えて乳房の上下にスリットを配置し，下にあるスリットが検出器と同時に移動する。

　ターゲット／フィルタの材質は W/Al で，32kV 前後の管電圧が多く用いられているようである。

　これらの技術により，大幅な被ばく線量の低減と散乱線の除去が図られている。

CESM に用いる X 線スペクトル

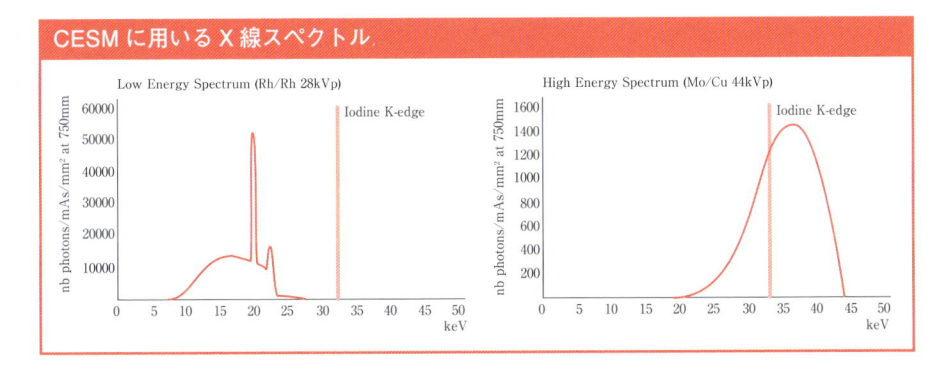

Low Energy Spectrum (Rh/Rh 28kVp)

High Energy Spectrum (Mo/Cu 44kVp)

CESM の臨床例

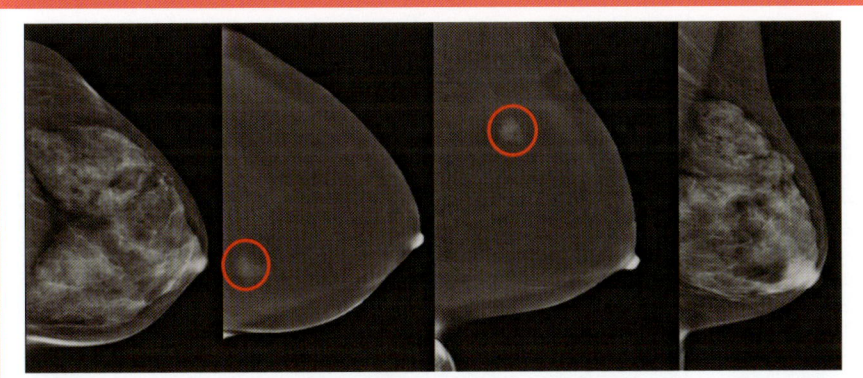

左乳房に 1cm 大のしこりがある。通常の MMG では乳腺密度が高く，腫瘍の指摘は困難である。CESM により腫瘍が描出された。

フォトンカウンティング技術の模式図

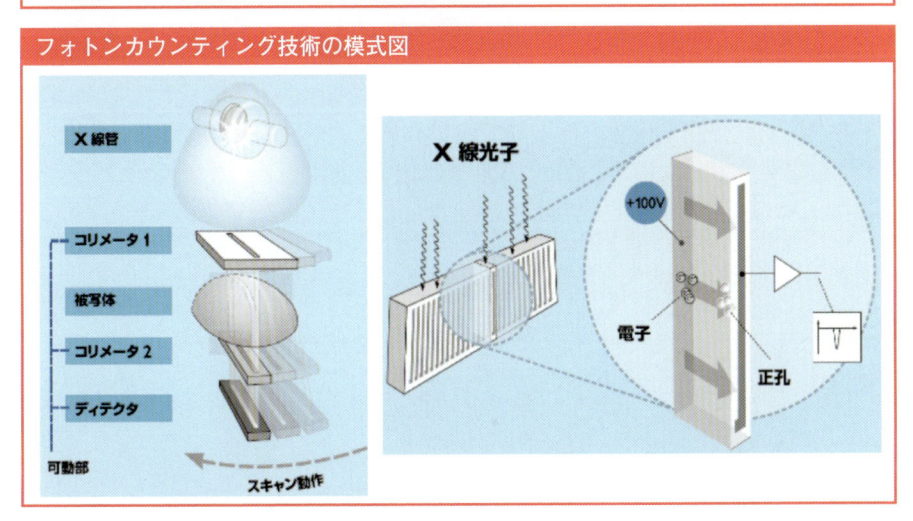

Ⅱ-2 乳腺超音波検査

1 乳腺超音波検査の位置付け

　乳腺診療における超音波検査の位置付けは，本来マンモグラフィとともに乳腺疾患を診断するモダリティの両輪とも言える存在であり，異常の発見を目的としたスクリーニングの場面から鑑別診断を目的とした質的診断あるいは治療方針決定を目的とした進展度診断の場面まで，さらには治療後の経過観察の場面でも不可欠な検査であった。近年ではカラードプラによる血流パターン分析や組織弾性エラストグラフィ，造影超音波検査等の良悪判定に関わる診断補助的ツールの進歩，超音波ガイド下細胞診・針生検・吸引式組織生検など生検システムの充実，さらに病変切除やラジオ波焼灼療法（Radiofrequency Ablation/RFA）などの治療手技として確立されている。また，検診領域では，術者のskill dependenceによる影響を防ぐことと術者の教育・熟成の遅れをカバーする目的で乳房全体を自動走査する装置も導入されている。

　しかしながら，乳がん検診における検査方法の有効性に関するエビデンスが確認されているのは，世界的にもマンモグラフィのみであり，乳腺超音波検診の有効性については未だ証明されていない。現状では，各自治体単位，各施設単位において乳腺超音波検診が実施されているが，その有効性については後述のJ-START（乳がん検診における超音波検査の有効性を検証するための比較試験）の結果を待つ必要がある。

　乳腺疾患に対する画像診断のモダリティとしては多くの選択肢があり，ステージにより，施設により組み合わせにはバリエーションがある。さらに，最近では，早い段階で細胞診・針生検を導入する施設が増え，画像診断にこだわることなく早期に確定診断をつけ，その後の治療のために画像診断を駆

使する傾向にある．ここで，各ステージで使用されているモダリティを整理する（治療方法も含めて）．

1st stage： 異常の発見（screening）
　　　　　　→ マンモグラフィ, US,（視触診）
2nd stage： 質的診断（鑑別診断）
　　　　　　→ マンモグラフィ, US, MDCT, MR マンモグラフィ
　　　　　　細胞診，針生検
3rd stage： 進展度診断（治療法決定のため）
　　　　　　→ マンモグラフィ, US, MDCT, MR マンモグラフィ
　　　　　　（乳管内内視鏡，乳管造影）
　　　　　　細胞診，針生検，ステレオガイド下生検，
　　　　　　US ガイド下生検
4th stage： 治療（術前療法も含む）
　　　　　　→ ステレオガイド下生検, US ガイド下 RFA 焼灼術，
　　　　　　US ガイド下生検
　　　　　　外科的療法（手術），放射線療法，内分泌療法（ホルモン療法），
　　　　　　化学療法（抗がん剤療法），分子標的治療
5th stage： 治療効果判定（薬物療法等）
　　　　　　→ マンモグラフィ, US, MDCT, MR- マンモグラフィ
6th stage： 経過観察
　　　　　　→ マンモグラフィ, US

2　乳腺超音波画像の特性

　超音波画像は超音波という"波"を利用することに起因した物理特性（反射・散乱・屈折・透過・吸収・回折・干渉など）による画像の特徴（アーチファクトなど），生体作用（温熱効果・空洞現象・マイクロストリーミング・機械的振動など）を持ち，乳腺超音波画像においてもこの特性には変わりない．また個々の超音波装置間のグレードによる性能の差異は著しく，検査に大きく影響する．

音波の物理特性

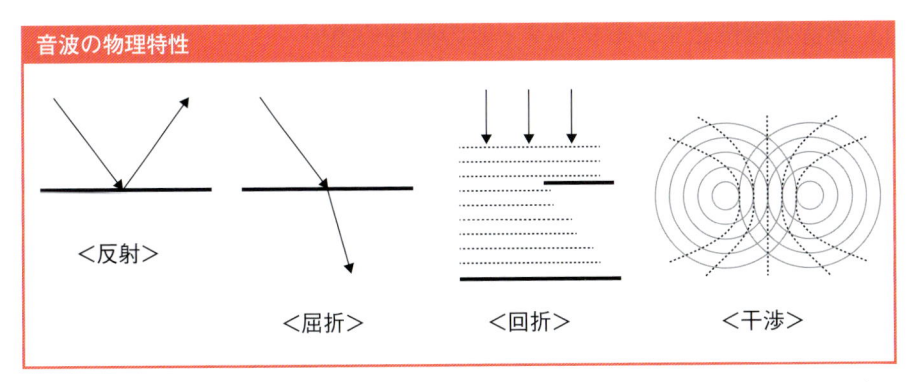

<反射>　　<屈折>　　<回折>　　<干渉>

　マンモグラフィがX線透過像であるのに対し，超音波画像は音響インピーダンスの差を反映した反射像であるため，超音波画像特有のさまざまな特性・アーチファクトなどが存在する。また，超音波装置の持つ特性や特徴に起因する長所・短所を備えているので，これらを把握していないと正しい検査が行えないばかりでなく，判断を誤まる危険性があり，乳腺超音波検査に臨む上ではこれらの正しい知識の理解は必要不可欠である。

　超音波画像のもつ特性・特徴をマンモグラフィと対比することで明らかにする。

超音波の反射

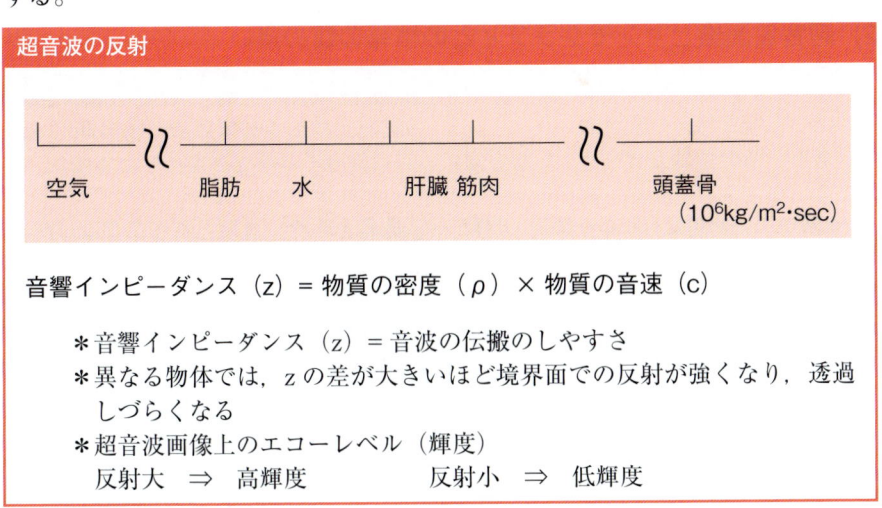

空気　　脂肪　水　　肝臓 筋肉　　　　頭蓋骨
　　　　　　　　　　　　　　　　　　　(10^6 kg/m^2・sec)

音響インピーダンス（z）＝ 物質の密度（ρ）× 物質の音速（c）

　＊音響インピーダンス（z）＝ 音波の伝搬のしやすさ
　＊異なる物体では，zの差が大きいほど境界面での反射が強くなり，透過しづらくなる
　＊超音波画像上のエコーレベル（輝度）
　　反射大　⇒　高輝度　　　　反射小　⇒　低輝度

1）超音波画像とマンモグラフィとの原理の違い

超音波画像	マンモグラフィ
○音の反射波を画像化（反射像）	○エックス線吸収の差を画像化（透過像）
○エコーレベル（輝度）は反射強度を反映 　（GAIN, STC, DynamicRange も影響） 　　　　　　　↓	○濃度（黒化度）はエックス線吸収の度合い 　（現像処理、ディジタル処理も影響） 　　　　　　　↓
○反射の基は 　物質間の音響インピーダンスZの差の大小 　　　（Z＝ρc） 　　　　ρ：物質固有の密度 　　　　c：物質固有の音速	○透過度の基は 　X線減弱係数の差
※皮　　膚：1605（m/s）（37℃） 　脂肪組織：1412 　乳腺組織：1541 　腫　　瘤：1560	※皮　　膚：0.80（/cm）（20keV） 　脂肪組織：0.45 　乳腺組織：0.80 　腫　　瘤：0.85 　石 灰 化：12.5

2）超音波画像とマンモグラフィとの情報の質の違い

超音波画像	マンモグラフィ
○スライス幅を持った断層像 　（ある一部の情報だけを持った部分像） 　　　　　　　↓	○乳房全体を1枚に収めた圧縮像 　（ほぼ全ての情報を含んだ全体像） 　　　　　　　↓
○断層像のため重なりがなく鮮明・明瞭 　　　　　　　↓	○腫瘤と乳腺，乳腺と乳腺の重なりが問題 　　　　　　　↓
○全体を観察するため見逃しない走査が必要 　　　　　　　↓	○乳腺全体が伸展したポジショニングが必要
○端から端まで隈なく観察することが重要	

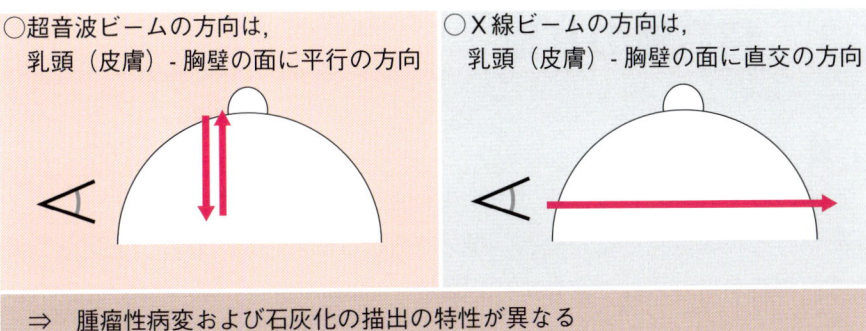

○超音波ビームの方向は，乳頭（皮膚）-胸壁の面に平行の方向

○X線ビームの方向は，乳頭（皮膚）-胸壁の面に直交の方向

⇒ 腫瘤性病変および石灰化の描出の特性が異なる

　上述のとおり，乳腺超音波画像とマンモグラフィでは根本的に画像の成り立ちが異なるため，マンモグラフィで描出されている病変が乳腺超音波画像では認識できないことも，乳腺超音波画像で描出できている病変がマンモグラフィでは写らないことも十分考えられることを認識すべきである。

3) 超音波画像とマンモグラフィとの判断・読影のタイミングの違い

超音波画像	マンモグラフィ
○リアルタイム性を持った画像 ↓ ○リアルタイム動画像での観察が可 ○適時，任意の角度・方向からの観察が可 ○乳管など連続的な観察が可 ↓ ○動画像で観察しているときがすべて 　⇒　この時点での判断が重要 　　　　　　　　　（カテゴリー分類） ↓ ○応用走査：ダイナミックテスト （Compressibility・Mobility） ↓ ○カテゴリー分類の修正 　　　　良悪，組織型の判定	○静止画像 ↓ ○撮影後の現像・処理が必要（ディジタル処理により短縮） ↓ ○処理後の画像読影が重要 　⇒　この時点での判断が重要 　　　　　　　　　（カテゴリー分類） ↓ ○応用撮影：拡大・スポット・拡大スポット ↓ ○カテゴリー分類の修正 　　　　良悪，組織型の判定

3 超音波の基礎

1) 周波数

　通常のヒトの可聴音域は約 16 ～ 20,000Hz とされており，一般的にこれより高い周波数域の音を超音波という．実際には診断領域に応じ，適切な周波数の超音波が用いられて検査が行われる．

> 腹部用：3.0 ～ 5.0MHz
> 心臓用：2.0 ～ 5.0MHz
> 体表臓器用：7.5 ～ 18MHz（～ 40MHz）

2) 伝搬

　超音波の伝わり方は通常の音とは異なり，気体中では伝わり難く，また大きな石灰化などでは強い反射のため伝わり難く後方の情報は得られない．超音波が最もよく伝わるのは液体や軟部組織で，乳腺・甲状腺・脂肪織・リンパ節など軟部組織は検査の対象として最適である．

3) 音速

　超音波が物質中を伝搬する場合，その物質固有の音速で伝わる．

> 血液：1,570m/sec　　　　　　皮　膚：1,605m/sec（37℃）新鮮標本
> 筋肉：1,568m/sec（24℃）　　乳　腺：1,541m/sec（37℃）新鮮標本
> 脂肪：1,476m/sec（24℃）　　乳　癌：1,560m/sec（37℃）新鮮標本
> 水　：1,482m/sec（20℃）　　線維腺種：1,560m/sec（37℃）新鮮標本
> 軟部組織（平均）：1,540 m/sec　脂　肪：1,412m/sec（37℃）新鮮標本
> シリコンゴム：1,000 m/sec（音響レンズ）

　診断用超音波装置では，生体内の音速を国内メーカで 1,530m/sec 一定，海外メーカで 1,540m/sec 一定として設計されているため，音速の異なる様々な組織の混在する実際の人体の画像は歪んだものとなっている．また，ビームの進む方向（距離方向）の計測系では音速の差分だけ誤差を生じることになる．さらに，音速は温度の影響を大きく受ける．

4）反　　射

　超音波は，密度・音速の異なる物質の境界で反射が起こり，その反射・透過の強度や割合は2つの物質の音響インピーダンスZに依存する。

　　　$Z = \rho \times c$　（ρ：物質の密度，c：物質固有の音速）

　反射は，媒質の境界での音響インピーダンスの差が大きいほど大きい。
　　例：乳腺実質には乳管，小葉，脂肪織・結合織・血管・リンパ管を
　　　　含む間質が存在し，それぞれの音響インピーダンスが異なるた
　　　　めに強い反射が起こる結果，高エコー域として描出される。
　また，反射係数Rは，

　　　$R = (Z_2 - Z_1) / (Z_2 + Z_1)$

で表され，$R = \pm 1$は全反射，$R = 0$はすべて透過を意味する。

5）減　　衰

　超音波は物質内を通過する間に吸収・散乱・反射などにより減衰が起こる。通常の周波数では減衰はほぼ距離と周波数に依存し，[dB/cm・MHz] で表わされる。また，ヒトの場合では軟部組織の減弱係数は約1 [dB/cm・MHz] である。

6）音　　場

　超音波が伝搬してゆく領域を音場という。通常，平面振動子から発生した超音波ビームはある距離までは近似的に平面波として拡がらずに進み，ある距離より先では球面波となり拡がって伝わる。これを近距離音場と遠距離音場という。

7）その他

　超音波では屈折・散乱・干渉の性質もあり，前記の反射と相まって様々な現象やアーチファクトの原因となる。

4 乳腺超音波装置のしくみ

1）装置の構造

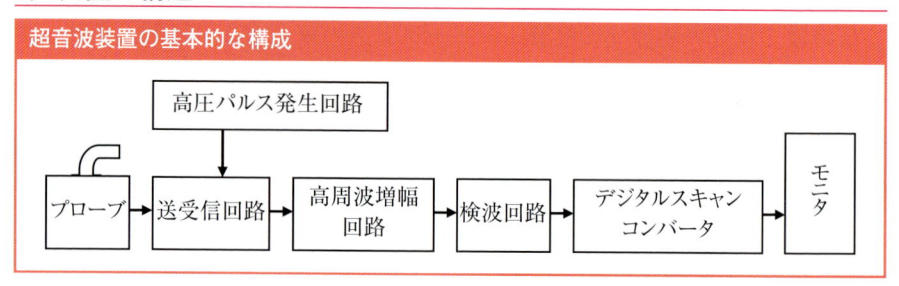

超音波装置の基本的な構成

プローブ → 送受信回路 → 高周波増幅回路 → 検波回路 → デジタルスキャンコンバータ → モニタ

高圧パルス発生回路 → 送受信回路

2）超音波の発生

　超音波の発生には，電圧を加えると歪みを生じて振動を起こし，逆に振動が加わると電圧を発生する圧電効果という性質をもつ圧電素子が利用される。すなわち，1つの素子が超音波の送信と受信の両方の役割を果たす。その圧電素子としてはセラミック系のPZT（ジルコン酸チタン酸鉛）や高分子圧電膜材系のPVDF（ポリフッ化ビニリデン）などが使われている。また上記の圧電素子は振動子と呼ばれ，発生する超音波の振動数（周波数）は素子の厚さにより固有で，周波数と厚みは反比例の関係があり薄くなるほど周波数が高くなる。

3）プローブ（探触子）

　一般的なプローブの構成は，多数の振動子・電極のほか，分解能を向上するため後方の超音波成分を吸収するバッキング材や，干渉による反射波の振幅を最小にし生体とのマッチングをとるための整合層，超音波ビームのスライス幅方向の拡がりを抑える音響レンズ（シリコンゴム）などから成る。

4）電子フォーカス

　通常のプローブには 96 〜 226 個程の振動子が 1 列に並んでおり，各々から同時に超音波が発生されるのではなく，8 個程のグループごとに駆動しさらにその中の内側になるにつれて遅延回路を用い遅く駆動されるようにしてビームが収束するようになっている。このようにして送信側でビームに電子フォーカスをかける機構を送信多段フォーカスといい，逆に受信側で遅延回路を用いる電子フォーカスをダイナミックフォーカスという。

5）音響レンズ

　前述の音場より振動子から発生したビームはある距離までは拡がらず遠方で拡がる性質がある。スライス幅方向のビーム収束の機構として音響レンズがあり，その素材としてはシリコン（音速：約 1,000m/sec）などが用いられている。ビーム収束のメカニズムは，発生したビームのうち音響レンズの薄い周辺部を通過したビームが先に生体に入射し約 1,500m/sec 前後で進むが，音響レンズの厚い中心部を通過するビームは 1,000m/sec で進んで生体に入射する。その結果の波面は凹面上に形成され，最終的にビームはある領域で狭く絞られる。

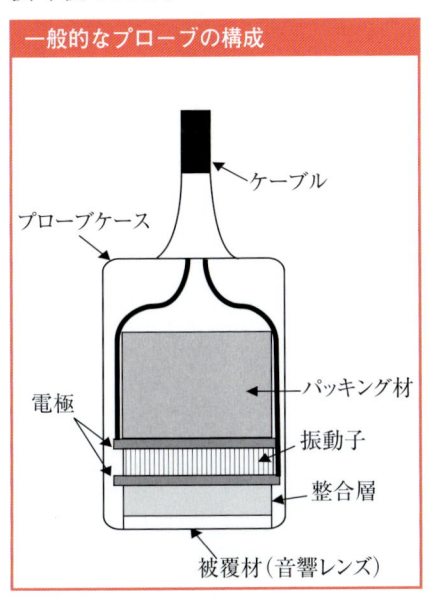

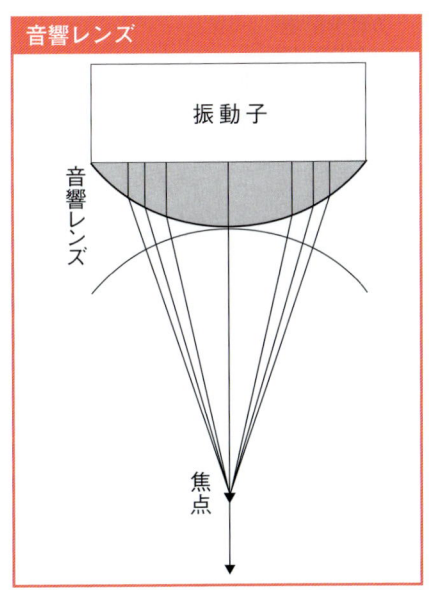

6) 分解能

　近接した2点の反射源を別々の点として識別できる最小の距離を分解能という。ビームの方向に沿った2点を識別する分解能を距離分解能といい，パルス幅によって決定される。すなわち，波数が同じ場合には波長の短いほう，周波数の高いほうが距離分解能はより小さい。また，ビームの方向に垂直に接した2点を識別する分解能を方位分解能といい，ビーム幅により決定される。

　一般の体表臓器用プローブ(10〜12 MHz)では

- 距離分解能：0.3〜0.2 mm 程度
- 方位分解能：0.7〜0.2 mm 程度

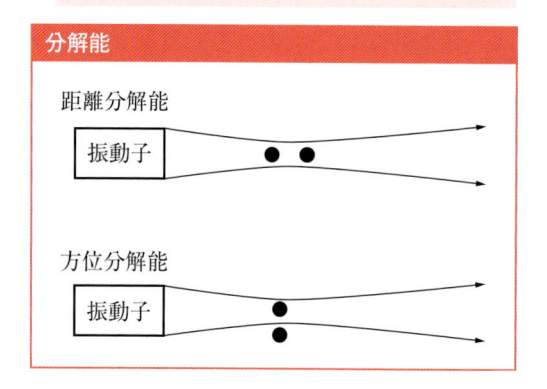

分解能

距離分解能

振動子

方位分解能

振動子

5　乳腺超音波診断装置について

　乳線超音波検査に使用する装置は，JABTS（日本乳癌甲状腺超音波医学会）により，以下の条件を満たすことが望ましいとされている。

1. 装置本体
    ①リアルタイム断層装置を用いる。
    ②体表臓器用探触子（プローブ）の性能が十分に発揮できること。

2. 探触子（プローブ）
    ①探触子は，超音波機器メーカが表在用として指定する下記の方式の物を使用する。
    ・電子リニア方式
    ・メカニカルアニュラアレイ方式
    ②使用周波数は約 10MHz とする（アニュラアレイなどの場合は 7.5MHz も可）が，探触子の種類や乳房の形状，大きさにより周波数を変更してもよい。
    ③Bモード断層法
    ・表示幅は 35mm 以上とする。
    ・フレームレートは 8frame/ 秒以上とする。
    ・表示深度は体表から 50mm の深さまで到達し，描出が可能なもの。

3. モニタ
    ①検者に負担なく良好な画像が観察できるものとする。
    ②モニタは適度な大きさのものを使用する。
    　付記：読影に供するモニタは画像を良好かつ忠実に描出できるものとする。

6 アーチファクト

　超音波の性質や装置の特性により超音波画像の中にはアーチファクトによる虚像が多く混在しており，その機序をよく理解して実像と見誤らないことが大切である。

1）サイドローブによるアーチファクト

　振動子から発生する超音波には中心軸上の音圧レベルの高いメインローブ（主極）と中心軸から外れた音圧レベルの低いサイドローブ（副極）がある。通常は，サイドローブが画像に影響を与えることはほとんどないが，サイドローブが反射面に直角に当たり，反射強度がメインローブのものと比べて無視できない特殊な状況下では，実像の中にサイドローブによる虚像が重なって表示される。これをサイドローブによるアーチファクトといい，これを解消するためにはビームの入射角度や入射位置を変えて走査する。

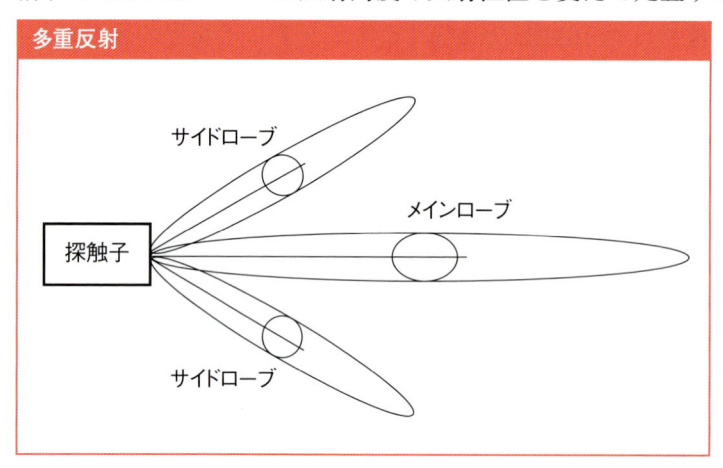

多重反射

2）グレーティングローブによるアーチファクト

　配列形探触子で，隣り合う振動子間で1波長（または整数波長）ずれて干渉することにより生じる不要の極大。

3）多重反射

　超音波の性質により，音響インピーダンスの異なる境界面で反射がおこる。プローブの表面から出た超音波は皮膚・脂肪層・筋層・腹膜などの間で複数の反射が起こり，反射した波が再び別の境界面で反射を繰り返した後に受信されると，画像上にはプローブから反射面までの距離を整数倍した位置に虚像が現れる。これを多重反射といい，体表に近い部分の観察には注意を要する。

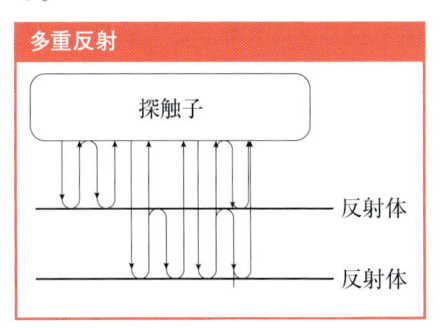

多重反射

探触子 — 反射体 — 反射体

4）スライス幅によるアーチファクト

　超音波画像はある幅のスライス厚を圧縮して画像表示したもので，スライス厚内にある全てのものがあたかも同一面上に存在しているように表示される。たとえば，スライス幅が厚い場合，その中に小さな病変があっても周囲の乳腺組織に埋もれて圧縮像には描出されないことがある。これをスライス幅によるアーチファクトという。これを解決するには，音響カプラを用い音響レンズによるフォーカシング域を調整するか，もしくはスライス幅方向の素子多列化プローブを使用するとよい。

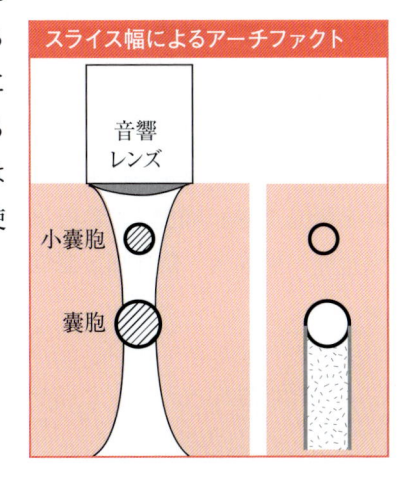

スライス幅によるアーチファクト

音響レンズ／小嚢胞／嚢胞

5) 屈折によるアーチファクト

(1) 外側陰影
　超音波が球体もしくは球体に類似した形状の組織に入射すると，入射角度が大きくなる両側方部分では反射・屈折が強く起こり，外側陰影といわれる音響陰影が現れる。

(2) レンズ効果
　超音波は光と同様に屈折の性質を持ち，音速の異なったpass-wayを通過したビームが実際には存在しない位置に像を結ぶ。これをレンズ効果という。

6) 鏡面現象（ミラーイメージ）
　超音波にも光と同様に反射の性質があり，鏡のこちら側にあるものが向こう側にあるように見える現象が超音波画像上にも現れる。これを鏡面現象（ミラーイメージ）という。

7) 音響陰影
　超音波が組織の中を通過する過程で，強い反射体や吸収体があると，その後方は無エコー域または低エコー域となる。これを音響陰影といい，線維成分の豊富な硬癌・陳旧性の線維腺腫・粗大な石灰化や肋骨・胸骨・鎖骨の後方に見られ，この部分の情報は欠落しているので注意を要する。

8) 後方エコー増強
　超音波が組織の中を通過する場合，音速の速い均一な液体部分を通るビームと他の組織を通るビームとでは減衰の度合が異なり，また液体中では反射・散乱も殆ど起こらないので音速の速い液体部分の後方の輝度は高くなる。これを後方エコー増強（音響増強効果）といい，嚢胞・幼若な線維腺腫や充実腺管癌・粘液癌・髄様癌・悪性リンパ腫の後方には輝度の増強がよく見られる。

7 乳腺超音波装置の精度管理

1）装置管理の基本的な考え方

　超音波診断装置の日々の始業点検・終業点検が行われていない場合には，システムダウン等の直接的な不利益を被検者にもたらす恐れが生じるため日常点検の実施は重要である。さらに，日々の始業点検・終業点検が実施されていても，マニュアルがない状況下では日毎あるいは担当者個々の差異により点検項目が変動する場合があり，恒常的な装置管理が行えない恐れも生じるためマニュアル作成およびマニュアル遵守による点検は必須と考える。

　また，超音波診断装置は上述のような特殊性を持つため多少の性能劣化に対しては把握し難い面があるからこそ，計画的に期間を定めて定期的な性能把握を心掛ける必要がある。もし，それを怠った場合には病変の見逃し等被検者の不利益となる可能性もあり，リスクマネジメントの面からも定期点検の重要性が伺える。

　基本的には，装置はユーザが被検者に対して日々使用するもので，ユーザ側で実施可能な項目に関しては我々自身が積極的に装置管理を行うべきであり，ME機器の1つとしての超音波診断装置の安全管理は，医療に携わる我々に課せられた命題の1つと考える。

2）受け入れ試験

　超音波装置は出荷時に各メーカの工場内で調整がなされてはいるが，最終調整は設置時に現場で行われる。その際，ユーザとして，個々の構成装置（探触子・装置本体・観察用モニタ・記録装置など）について，単体，接続後，設置後に一定の項目に関し確認，点検を行う。

3）基本性能試験

　精度管理用ファントム等を用い，観察モニタ距離表示精度試験を行い使用装置のモニタ表示上，深度方向の距離表示が精度正しく表示されているかを

確認し，もし正しく表示されていない場合にはメーカの対応を求める必要がある。

また，精度管理用ファントムを用い距離方向・方位方向分解能測定試験を行い，使用装置と各プローブの組み合わせの分解能に関する基本性能を把握しておく。

4）探触子劣化試験用コントロールデータ作成

超音波診断装置を日常使用する場合には被検者や部位に応じて gain・STC を調整しているため，探触子では微妙な経年劣化の把握が難しいため，装置導入時に何らかの形で初期時の画像データをコントロール用として DICOM 等のディジタルデータで保存しておく必要がある。

簡易法としては，各深度の STC 調整ノブをすべて高 gain 側に設定し，ダイナミックレンジ，フォーカスポイント，エコーエンハンスメント等は通常通りの設定とし，各パラメータを記録しながら gain 設定を装置の最高値から段階的に 10db ずつ下げて，その時々の画像をディジタルデータで記録する。

ファントム法としては，AIUM 推奨の RMI 製 QA 用ファントムや JABTS 推奨の精度管理ファントムを用い，初期時の画像データをディジタルデータで保存しておく。その際のパラメータ（gain, STC, dynamic range, focus, echo enhancement など）設定値を記録し，gain のステップは，60db・70db・80db などと数種類設定しておくとよい。

探触子劣化試験用コントロールデータは簡易法・ファントム法ともに，使用する可能性のあるプローブについて全て作成することが望ましい。

5）始業点検

通常，毎日の始業時に各部分について目視点検と動作確認を行う。

始業点検

探触子
- 音響レンズ部分にキズ・亀裂・欠損等の異常，接着部分のハガレの有無
- 振動子のケース部分にキズ・亀裂・欠損等の異常の有無
- 振動子のケースとケーブルとの接合部分に亀裂・欠損等の異常の有無
- ケーブルに不正なねじれ，表面にキズ・亀裂・破れ等の異常の有無
- ケーブルのコネクタとの接合部分に亀裂・欠損等の異常の有無
- 本体に接続したすべての探触子のパネル操作による切り替え動作確認

装置本体
- 電源ケーブルに不正なねじれ，表面にキズ・亀裂・破れ等の異常の有無
- 電源プラグのアース付き 3P コンセントへの接続確認
- 装置本体を支えるキャスターのロックの動作確認
    - ※ 検査中に装置が動くと被検者に危険が及んだり装置の破損の可能性があるため
- パネル部分やノブ等にキズ・亀裂・歪曲・欠損等の異常の有無
- 電源投入後，装置からの異常音・異臭・煙・異常発熱等の有無
    - ※ 上記現象が出現した場合には故障もしくは誤動作の危険性があるため
- 本体ハードディスクの空き容量の確認

観察モニタ
- 観察モニタの外部ケースにキズ・亀裂・凹み・欠損等の異常の有無
- 観察モニタ画面のガラス（液晶）部分にキズ・亀裂・欠損等の異常の有無
- 観察モニタ画面のガラス（液晶）部分にホコリ・指紋跡・ゲル等の付着の有無
    - ※ 観察モニタ前面に汚れが付着していると，画像がボケて誤診の危険性があるため

記録装置
- 白黒サーマルプリンタ・カラープリンタで出力した画像上でのモニタ情報の表示確認
- 白黒サーマルプリンタ・カラープリンタや外部のレーザーイメージャで出力した画像の適正条件（brightness, contrast）の合致確認
- 画像，動画像の HD・DVDR 等への録画の動作確認
- 画像，動画像の PACS への保存確認

6）終業試験

通常，毎日の終業時に確認・点検を行う。

終業試験

探触子

- 音響レンズ部分にキズ・亀裂・欠損等の異常，接着部分のハガレの有無
- 振動子のケース部分にキズ・亀裂・欠損等の異常の有無
- 振動子のケースとケーブルとの接合部分に亀裂・欠損等の異常の有無
- ケーブルに不正なねじれ，表面にキズ・亀裂・破れ等の異常の有無
- ケーブルのコネクタとの接合部分に亀裂・欠損等の異常の有無
- 振動子のケース部分や音響レンズ部分，ケーブルへのゲルの付着の有無
  ※ 付着したゲルを拭き取らないと探触子に悪影響を及ぼす可能性があるため

装置本体

- パネル部分やノブ等にキズ・亀裂・歪曲・欠損等の異常やゲルの付着の有無

観察モニタ

- 観察モニタ画面のガラス（液晶）部分にホコリ・指紋跡・ゲル等の付着の有無

記録装置

- 白黒サーマルプリンタ・カラープリンタ等の出力装置の排出部分の汚れ等の有無
- 本体ハードディスクの空き容量確認

7）保守管理（清掃・消毒）

通常，保守管理は毎日あるいは適時行う．

保守管理

探触子

- 電源 on の状態で検査を行っていない場合には必ずフリーズの状態にしておく．
    - ※使用していないときもフリーズがかかっていない状態では振動子に高圧がかかっており，これが長期間にわたると探触子の劣化につながる．
- 振動子は落下等の衝撃に弱いため，未使用時にはホルダーに収納しケーブルも整頓しておく．
- 探触子を感染症（MRSA，TB，その他）の被検者に使用した場合には，終了後速やかに各々の薬液等で探触子のケース部分やケーブルの消毒を行う．
    - ※洗浄消毒薬
        - アルコール（消毒用エタノール，ヒビテンアルコール）
        - 塩化ベンザルコニウム（オスバン，デタージザイド，ハイアミン）
        - グルタールアルデヒド（ステリハイド，サイデックス）
        - 次亜塩素酸ナトリウム（ミルトン，クロラックス，ヘイポライト）
    - ※例えば，MRSA：アルコール，HB ウィルス：ホルマリンガス
- 消毒は探触子のコネクタや振動子ケースとケーブルの接合部などに薬液や水分がかからないよう注意しながら，振動子ケースやケーブルを拭いて消毒する．
- 探触子を超音波ガイド手技（PTCD，PEIT，その他）に使用する場合には，事前にガス滅菌や薬液消毒等を行っておく．
    - ※ガス滅菌：ホルマリンガス（エフゲン）
        - エチレンオキサイトガス（アンプロレン，ダイサイド）
    - ※ガス滅菌の場合には，探触子のコネクタ（特に接点部分）がガスにより腐食してしまうので，直接ガスが触れないようにポリエチレン袋等でカバーして行う．
- 探触子を超音波ガイド手技（PTCD，PEIT，その他）に使用する際に，探触子に一番負担がかからない方法は，ディスポーザブルの滅菌済み探触子カバーを被せて使用するとよい．この場合，探触子を消毒する必要がないため，1本の探触子でもカバーを換えれば連続した数件の手技にも対応可能である．

装置本体

- 本体にフィルタ等が付いている装置では，月に1回程度の割合で清掃する．

観察モニタ

- 観察モニタ画面のガラスカバーが外せる装置では，適時，内側のホコリを清掃する．

記録装置

- 白黒サーマルプリンタ・カラープリンタ等の出力装置の排出部分に汚れ等がないか．
- 本体ハードディスクのデータを適時バックアップしておく．
- PACS データも定期的に確認する．

8) 定期点検

定期点検

自主点検

- 探触子を使用開始して一定期間（施設の使用頻度により異なるが，毎月・3か月・6か月・1年）経過した時点で，9-4.と同様の方法（a）簡易法，b）ファントム法）で，コントロールデータと同様のパラメータ設定値にてデータを記録し，コントロールデータと比較・検討し，探触子の経年劣化を判断する。
- 装置本体のファン吸い込み口のホコリや内部のホコリは1～2か月に1回程度掃除機等で清掃を行うことが望ましい。ただし，基盤周囲の清掃は基盤等の接触不良を招く恐れがあるため，注意を要する。
- 探触子に落下等で衝撃を与えてしまった時には振動子の素子破損による画素抜けのチェック確認を行い，破損が判明した場合には直ちにメーカ対応を依頼することが望ましい。

メーカによる点検

- 最近では，CT装置・MRI装置と同様に超音波診断装置もメンテナンス契約の対象となっており，施設の事情が許せばメーカによる定期点検を受けることが望ましい。
- 安全性の確認として，接地漏れ電流測定・外装漏れ電流測定・患者漏れ電流測定・絶縁抵抗測定等があるが，測定器具を各施設に備えることが難しいため，通常はメーカに依頼する場合が多い。

8 乳腺超音波装置の調整

1）観察用モニタ

　超音波装置のモニタの調整は Brightness・Contrast の組合せで行う。

モニタの調整

Brightness

- Brightness は画面上のベース濃度（黒さ）を決定するもので，明るくしすぎると画面が白っぽくなりすぎ，暗くしすぎると黒くなり画面が見えなくなる。この調整は多少暗め（画面上の Gray-Scale の黒い側から 1 番目の部分と 2 番目の部分がはっきり区別できる程度）にするとよい。

Contrast

- Contrast は画面上の黒い部分と白い部分の差の強弱を決定するもので，高すぎると画面上黒白ははっきりするがぎらぎらし，低すぎると黒白の区別がつきにくくのっぺりしてしまう。この調整はぎらつかない程度に多少高めに設定しておくと，画面上でエコーレベルの差を判別しやすい。

　モニタの調整が終わり最適条件が決まったら，調整ツマミに印をするかテープなどで固定しておき，検査時には GAIN・STC で微調整を行う。

2）走査画像

走査画像の調整

GAIN
- GAIN とは画面全体のエコーの信号の強さを調整する機構。
- GAIN の調整は乳腺の実質エコーを描出して行うとよい。
- GAIN は被検者の体型・走査方向により異なるので適時調整する。
- GAIN が低いと画像は暗く，高すぎると明るすぎノイズなども増加する。

STC
- 超音波画像は生体内のビームの pass-way により深さごとに減衰が異なるため信号の強さが異なる。その強さを深さに応じて補正する機構を STC という。
- STC の調整は皮膚面から乳房深部まで全体が同輝度になるようする。

dynamic range
- 超音波信号を画像に表示する際，黒から白まで何段階かの輝度で表現する。この諧調の幅（段数）を dynamic range という。
- dynamic range が狭いと画像を表現する階調が狭くなり，画面は粗雑でぎらぎらしたものになる。
- dynamic range が広いと階調が広くなり，画面はきめ細かいがコントラストのつかないフラットなものになる。
- dynamic range は乳腺では 60dB 前後が適当とされている。

II-3

乳腺MRI

　乳癌診断におけるMRI検査の適応は，比較的歴史が浅い。日本乳癌学会の乳癌診療ガイドライン[1]において2008年に，乳房MRI検査は術前広がり診断および多発乳癌の検出においてグレードBに引き上げられた。また，2012年には日本乳癌検診学会から，ハイリスク女性に対する乳房スクリーニングガイドライン[2]が公開されている。

　乳腺領域のMRIは，乳房病変の検出および鑑別，病変の局所進展の評価，治療効果の判定を主目的として，検査が行われる。現状では，乳腺MRI検査は治療方針決定のための精密検査の位置づけにあるが，今後ハイリスク患者を中心にスクリーニング検査としても増加していく傾向がある。また，撮像法や診断法もAmerican college of radiology(ACR)のbreast imaging reporting and data system(BIRADS)[3]，European Society of Breast Imaging(EUSOBI)ガイドライン[4]を参考に，日本でも上記ガイドラインである程度，規定化されてきている。

　本章では，それらを中心に，特に安全性を重視して初心者のオペレータのために分かりやすくまとめた。

検査室へ入る前の注意事項

　X線もそうであるが，磁気も目に見えない物であり，どの程度の磁力と吸引力があるかは，想像がつかない。少なくとも，X線は装置の電源が入っていないと，また撮影中でなければ照射されていないが，超電導MRI装置の場合，装置の電源が入っていない夜間や撮像中でないときでも，磁力は働いている。これらは，装置を操作するオペレータは知っているが，周りの医療スタッフは知らないことが多い。

現在でも，MRI室での事故は多く発生している．事故の原因は，強磁性体の吸引事故（車椅子や酸素ボンベ等の吸着）が圧倒的に多く，次が火傷である．幸い日本では，MRI検査室での強磁性体吸引等による死亡事故は起こっていないが，これからも起きないように最善の注意を払っていただきたい．
　MRI検査室に入る前の注意事項に関して，簡単に説明する．
　まずは，患者さんのチェックから．

絶対禁忌
1．ペースメーカは入っていませんか？（死亡報告あり）
2．型の分からない脳動脈瘤クリップは入っていませんか？（死亡報告あり）
3．人工内耳は入っていませんか？（故障する）
4．スワンガンツカテーテルは入っていませんか？（温度上昇する）

確認が必要
1．入れ墨はありませんか？（火傷の可能性）
2．マグネット式のインプラント歯はありませんか？（歯根側が磁石の場合，吸引力が弱る）
3．現在妊娠の可能性はありませんか？（現時点では安全性が確立されていない）
4．喘息の既往はありませんか？（造影剤の適用に問題がある）
5．腎機能は悪くありませんか？（造影剤の適用に問題がある）

　これらの項目を，検査施行前に必ず確認すること．禁忌項目で分からない項目があれば，確認ができるまでは検査は行わないほうが無難である．
　検査室に入るまでに，患者さんの着替えをするが，しばしばガウンの下に金属類があるため，再度金属探知機等で確認すべきである（ヘアピン，補聴器，イヤリング，ネックレス，エレキバン，使い捨てカイロ，等は注意）．

Question

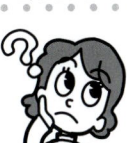

条件つき MRI 対応インプラントがあるようですが？

Answer

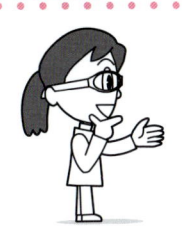

心臓ペースメーカは，2013年現在のところ仰向きだけに承認されているため，腹臥位での乳房 MRI は非対応となります。

人工内耳は条件が整えば撮影可能ですが，現状では条件制限がかなり多く，複雑になっています。

ここがポイント！

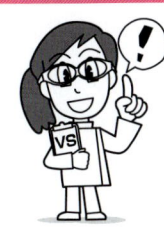

SAR だけは知っておきましょう

MRI の危険性はいくつかありますが，火傷の原因にもなる SAR だけは，ちゃんと把握しておきましょう。下記に現状の SAR 制限値を示します。なお，これらは撮影室が摂氏24℃以下の場合です。もし室内が24℃以上であれば，この数値はあてはまりません。

SAR 上限値（6分間の平均値，W/Kg）

操作モード	全身	身体部分[1]	頭部	局所[2]		
				頭部[3]	体幹部	四肢
通常操作	2	2〜10	3.2	10	10	20
第一次水準管理	4	4〜10	3.2	10	10	20
第二次水準管理	>4	>4〜10	>3.2	>10	>10	>20

1) 身体部分 SAR = 10W/kg −（aW/kg× 照射を受ける部分の体重/患者の体重）。
 ただし，通常操作モードでは a=8，第一次水準管理操作モードでは a=6
2) 局所 SAR：質量10gを対象とする
3) 局所 SAR 頭部：小さな局所送信 RF コイル領域内に眼窩がある場合は，温度上昇を常に1℃以下とする

操作モード	
通常操作	いかなる出力も患者に生理学的ストレスを引き起こす可能性のある限界を超えない MR 装置の操作モード
第一次水準	いくつかの出力が患者に著しい生理学的ストレスを引き起こす可能性のある値に達する MR 装置の操作モード
第二次水準	いくつかの出力が患者に重大なリスクを与える可能性のある値に達する MR 装置の操作モード

装置およびコイルについて

　現在 MRI 装置は 3.0T までが一般臨床で普及している。静磁場強度が低くなると SNR が低下するため，撮像時間が長くなったり，画像の雑音特性が低下したりする。また，特に乳房撮影では脂肪抑制が多用されるが，磁場均一度とシミング特性および脂肪抑制パルスの性能が結構重要である。撮像した画像の良し悪しは，装置のスペックに依存するところも大きいが，ユーザによる撮像シーケンスの工夫で，劇的に改善する場合もある。また装置の性能を維持するための，ユーザによる性能評価や点検も重要である。

　マンモ専用コイルは，両側乳房の同時撮像が可能なコイルが一般的であるが，最近は MRI 下生検用も兼ねた Biopsy Breast Coil も多く市場に出回っている。

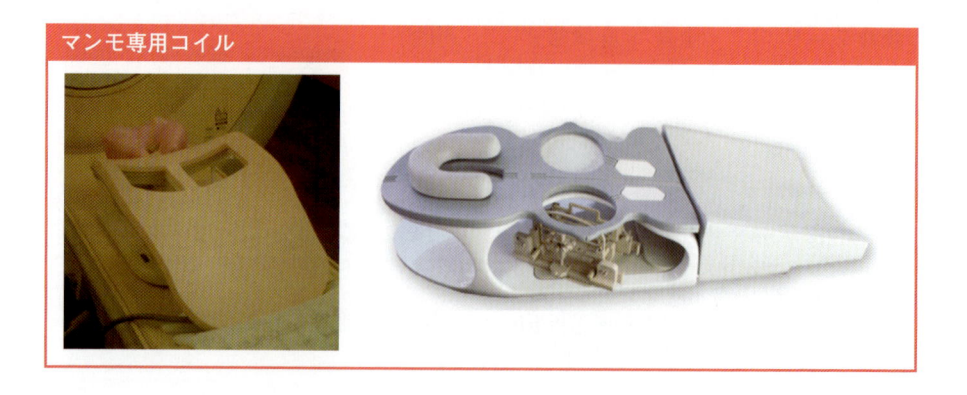

マンモ専用コイル

II-4 その他（CT, 核医学, センチネル）

1 X線CT検査

　乳がん診断におけるX線CT（以下CT）検査の役割は，他のモダリティほど乳がんに特化したものではないが，その検査時間が短く磁場などの制約もなく高性能装置の普及率も高いことから，診療の一環として日常的に多く行われているというのが現状である。

　CT検査の役割はいくつかあるが，拡がり診断と質的診断は乳がん診断においても基本となる検査である。それに術前・術後の全身転移検索，センチネルリンパ節造影CTなどがあげられる。重要なCTの利点は，一度の検査で高速かつ広範囲にいくつかの診療情報が得られることである。特に近年では3D画像構築技術が急速に進化し，検査の2次的な付加価値として，乳がんと血管の3D表示などが用いられ，外科手術シミュレーションとして多くの施設で使用されている。また，センチネルリンパ節の画像化も核医学施設を持たない施設で試みられている。

CT装置と検査システムに求められること

　乳がん診断を行ううえで，装置に求められる要件はそれほど多くはなく以下のものである。

- 16列以上のマルチスライスCT（MDCT）であること
- 専用の画像処理装置（ワークステーション）
- 造影剤自動注入装置

必ずしも超高速撮影が可能な装置が必要なわけではないが，呼吸停止における患者の負担や血行動態の正確な描出を考慮すると，16列以上の装置が望ましい。また，血行動態を描出するためにはCT専用の造影剤自動注入器は不可欠であり，3D画像作成には画像処理装置もまた不可欠である。

撮影体位と撮影条件

　乳房は可動域の大きい軟部組織によって成り立っており，患者の体型や乳房の大きさ，疾患の大きさや硬さ等の因子で，手術時と検査時では幾何学的な位置関係が異なる場合がある。このため，近年ではCTを手術体位（患側乳頭を真上に向けた斜仰臥位）で撮影し，軟部組織の変形を考慮した撮影が行われるようになってきた。ただし，全身状態の把握も考慮する場合には，両手を挙上し通常の仰臥位にて撮影する場合も多い。

　撮影条件については，動脈相と平行相の2相撮影や，平行相のみの撮影が行われる。3D画像処理を用いた乳がんと血管の描出では動脈相のみを撮影する場合もある。

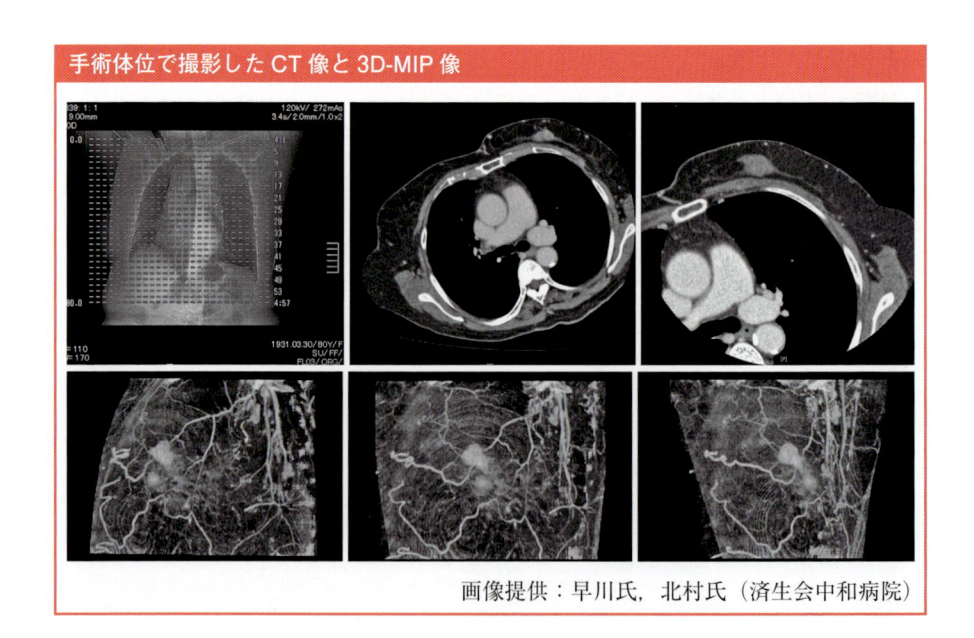

手術体位で撮影したCT像と3D-MIP像

画像提供：早川氏，北村氏（済生会中和病院）

2 核医学検査

　乳がん診断における放射性同位元素（RI：Radioisotope）を使用した核医学検査は，シングルフォトン核種を用いた SPECT，PLANAR 検査と，ポジトロン核種（＝陽電子放出核種）を用いたポジトロン断層撮影（PET：Positron Emission Tomography）の2つに大別される。検査の核種としては ^{99m}Tc が用いられ，目的は全身骨転移検索とセンチネルリンパ節検索に分かれる。PET 検査は ^{18}F-FDG による骨も含めた全身転移検索が主たる目的である。

1. センチネルリンパ節検索

　近年，乳がんの外科手術では，腋窩リンパ節廓清を行い，乳房を温存しながら部分切除する乳房温存術式が主流である。原発がん周囲のリンパ流が最初に流れ着くリンパ節（所属リンパ節）をセンチネルリンパ節（Sentinel Lymph Node，以下 SLN）という。理論上リンパ節転移はまずこのリンパ節に転移すると考えられ，SLN に転移がなければ他のリンパ節に転移は及んでいないと推定される。
　腋窩リンパ節廓清は，肩関節拘縮・上肢浮腫・麻痺などの合併症をおこし患者の QOL を悪化させる。このため，所属リンパ節転移の陽性率の低い早期がんについては，SLN の同定がリンパ節廓清の縮小もしくは省略につながり，QOL の改善に大きく寄与するため重要である。
　SLN の同定には，色素法，RI 法，両者併用法，および CT 法があるが，正診率は色素法単独で 70〜80％，RI 法で 90％，両者併用で 95％といわれている。核医学検査を行う施設では両者併用法が用いられる。

1）色素法

　色素法は安価で特別な設備も必要なく，どの施設でも可能という利点があるが，RI 法と比較して同定率が低く腋窩以外の SLN の同定が不可能であり，手技が難しいなどの問題点がある。色素としてはパテントブルー，メチレンブルー，ピオクタニン，インジゴカルミン，インドシアニングリーンが使用される。

　色素法は手術時に全身麻酔下で使用される。術野消毒後，腫瘍周囲または乳輪の皮下もしくは皮内に約 5 mL 注入し，注入後約 10 分間マッサージを行い，患側腋窩に小切開を置き，大胸筋外縁で色素に染まったリンパ管を同定する。このリンパ管を追跡して最初に入るリンパ節を SLN として摘出する。

2）RI 法

投　　与

　通常，RI 投与後ガンマプローブを用いて術中に SLN を同定するガンマプローブ法が行われる。保険診療外であるが，投与後シンチグラフィを撮影する施設も多い。製剤としては，^{99m}Tc-phytate（フィチン酸テクネチウム），^{99m}Tc-SLN colloid（テクネチウムスズコロイド）などが用いられる。RI は触診にて腫瘍が確認できる場合には腫瘍直上皮下乳腺組織へ，腫瘍が確認できない場合には，腫瘍存在側乳房乳輪下に注入する。投与は手術の前日または当日行われる。核種は，現在主流となりつつある ^{99m}Tc-phytate を総投与量 37〜74 MBq で 1 か所もしくは数か所に注入する。皮下への注入量は，患者の苦痛を考慮し，できうるかぎり少量にすることが望ましい。

撮　　像

　RI 注入後 15〜30 分，1〜2 時間後にシンチグラフィを撮像して hot Node の有無と個数，位置を確認する。マトリクスは 256×256，低エネルギー汎用コリメータ（LEGP: Low Energy General Purpose）もしくは中エネルギー汎用コリメータ（MEGP: Middle Energy General Purpose）を用い，仰臥位上肢挙上にて撮像する。このとき腫瘍周囲や乳輪下に RI を注入するた

センチネルリンパシンチグラフィ

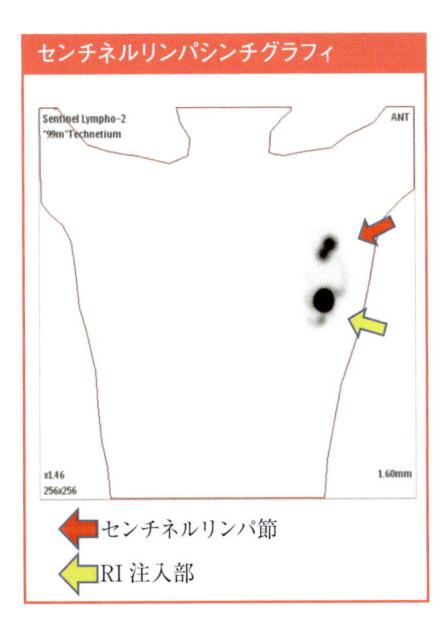

⬅ センチネルリンパ節
⬅ RI 注入部

COV 法と MOVA 法

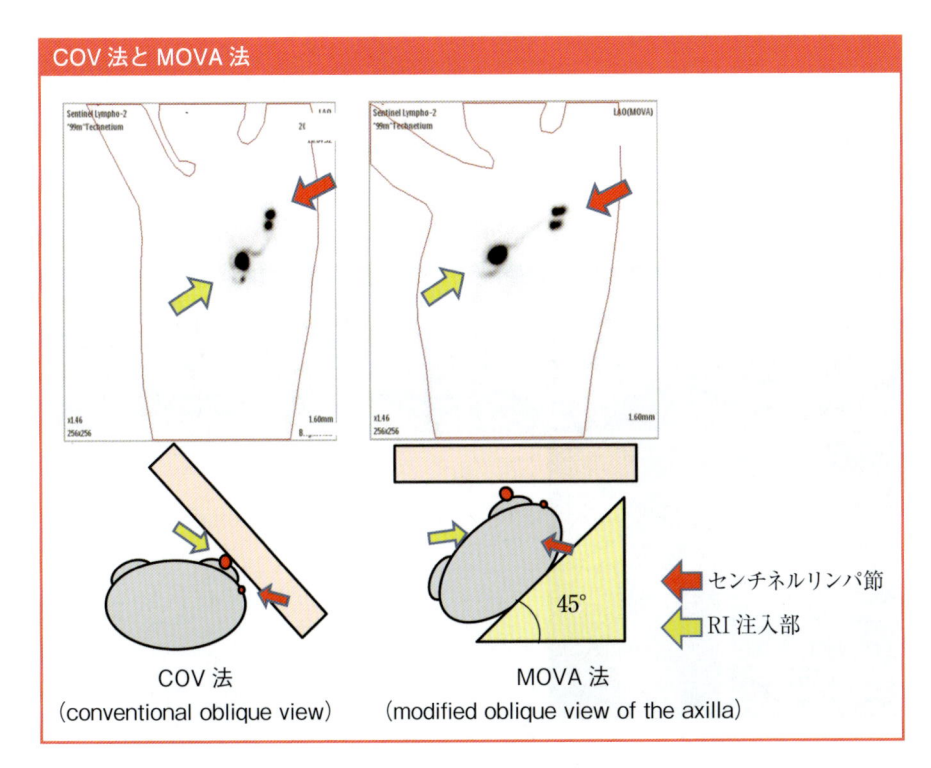

COV 法
(conventional oblique view)

MOVA 法
(modified oblique view of the axilla)

⬅ センチネルリンパ節
⬅ RI 注入部

め，正面像で注入部と SLN の投影位置が重複したり，注入部の高度集積域の影響で SLN の同定が困難な場合がある。同定が困難な場合は，高度集積域を鉛板にて遮蔽するとよい。

このほかに，SLN を明確にするための解決策として，患者は仰臥位でガンマカメラを 45°傾けた斜位法（COV: Conventional Oblique View）と，ガンマカメラを正面のまま患者を 45°患側前斜位にした MOVA 法（MOVA: Modified Oblique View Of The Axilla）がある。患者を座位にて

撮影する座位法は有用であるが，装置依存度が高い。

　近年 SPECT-CT が普及し始めた。SLN の検索では位置の同定が最も重要であるため，その有用性は高い。しかし，まだごく一部の施設への導入に限られているため，実際には別に撮影した CT 画像とシンチグラフィを融合（フュージョン）して表示することで，より明確な位置を同定することができる。

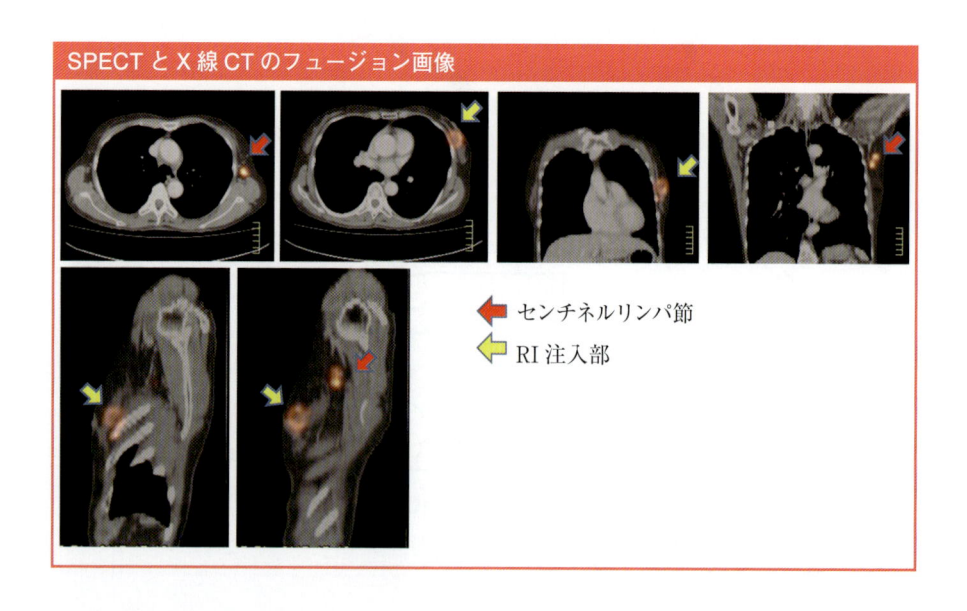

SPECT と X 線 CT のフュージョン画像

⬅ センチネルリンパ節
⬅ RI 注入部

3 原発および転移巣検索

1. FDG-PET

　FDG-PETは1回の検査で全身を調べることができ，腫瘍の糖代謝を画像化できる機能学的画像診断法として，腫瘍の活動性（糖代謝）を半定量的に評価（SUV: Standardize Uptake Value）することが可能であり，薬物療法の効果判定や予後予測等に期待されている。ただし，「乳癌診療ガイドライン」では，以下の表のように位置づけされている。

乳癌PET検査のガイドライン上の位置づけ			
Clinical Question	推奨文	推奨グレード	
FDG-PETは乳がん検診として勧められるか？	乳癌検診を目的としたFDG-PETは勧められない	グレードD	患者に害悪，不利益が及ぶ可能性があるというエビデンスがあるので，日常診療では実践しないよう推奨
FDG-PETは初期治療後フォローアップとして勧められるか？	定期的なFDG-PETを勧める十分な根拠はない	グレードC	エビデンスは十分とはいえないので，日常診療で実践する際は十分な注意が必要
FDG-PETは有所見の患者の乳がん術後の再発および転移の検索に勧められるか？	FDG-PETは有所見の患者の乳がん術後の再発および転移の検出に勧められる	グレードB	エビデンスがあり日常診療で実践するよう推奨

日本乳癌学会・編．科学的根拠に基づく乳がん診療ガイドライン

　このように乳がんの原発巣へのFDG集積は，高分化ながんや細胞密度の低いがんでは低いとされ（メタアナリシスにて感度89％，特異度80％），偽陰性のリスク（12.1％）が高く，陰性であっても決め手にならないといわれて

いる。特に，腋窩リンパ節転移における感度は20〜93％と，さまざまな値を示し，病期の進行したものでは比較的高く，早期の乳がんでは低い傾向にある。一方，特異度は85〜100％といわれ，PETで陽性なら腋窩リンパ節廓清，陰性ならセンチネルリンパ節生検を行うという施設もある。

有所見時の転移再発検出・ステージングには，CTとのフュージョン画像が有効とされている。

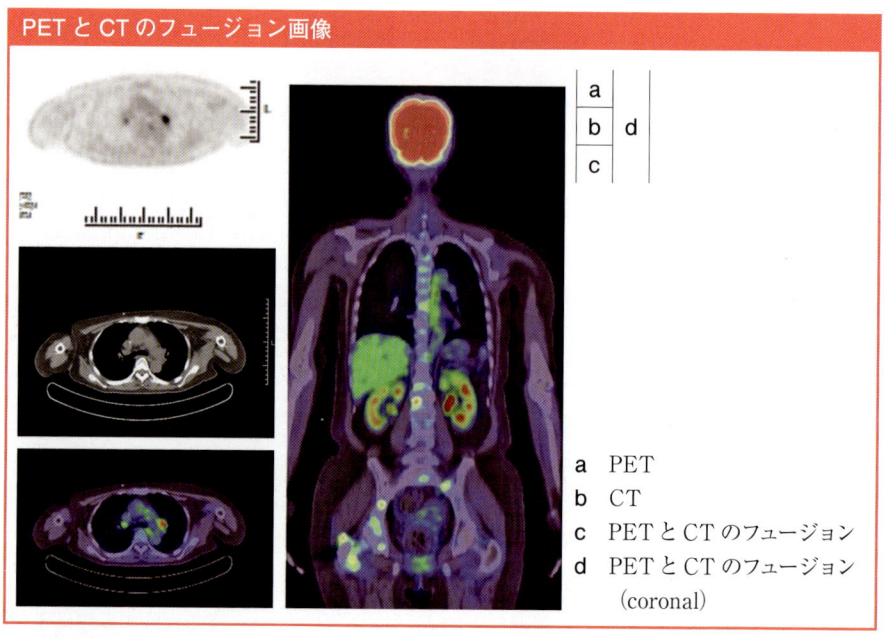

PETとCTのフュージョン画像

a PET
b CT
c PETとCTのフュージョン
d PETとCTのフュージョン（coronal）

1）検査法

検査前4〜6時間は絶食とし，疾患を疑う場合は，約148〜370MBq（FDG投与量の目安：3.0〜3.7MBq/kg）を腫瘍と反対側の上肢より静注する。FDG投与60分後より全身あるいは頸部から大腿起始部まで撮像を行う。スキャン直前に排尿を促す。撮像方法として2D収集と3D収集があるが，近年は3D撮影が主流となっている。撮像時間は，目的に沿った画像が得られるように設定すればよい。吸収補正は実施することが望ましい。FDG投与後2時間のDelayed scanを行うことにより偽陽性例が減り，診断精度が向上するといわれている（FDG集積：悪性腫瘍は1時間以降も増加，良性疾患では低下するものが多い）。

画像再構成：OSEM（Ordered Subset Expectation Maximization）法を用いることが望ましいが，フィルタードバックプロジェクション法（FBP法）も依然として使用されている。吸収補正はSAC（Segmented Attenuation Correction）を用いる装置が多い。

2）乳がん専用PET装置PEM（Positron Emission Mammography）

　全身用PET装置では，腫瘍の大きさが0.5〜1.0cm程度の大きさがないと検出が困難といわれている。これは，全身用PET装置の空間分解能の限界と，仰臥位撮影における呼吸性移動による検出能の低下などが原因である。このPETの欠点を克服するべく開発された乳房専用PETカメラがPEMである。この装置には高分解能（検出限界1〜2mm）でflatな2つの検出器（LSO: Lu_2SiO_5: Ce）が，乳腺を挟む圧迫板内に平行に配置されている。この圧迫板は通常のマンモグラフィ撮影用のものと同様の形状で，乳房を任意の方向から圧迫しながら撮影（SCAN）することができる。このためマンモグラフィと同じ方向の撮影が可能で，対比して診断することができるのが特徴である。また，圧迫により乳房が固定され動きによるアーチファクトがないことも利点としてあげられる。

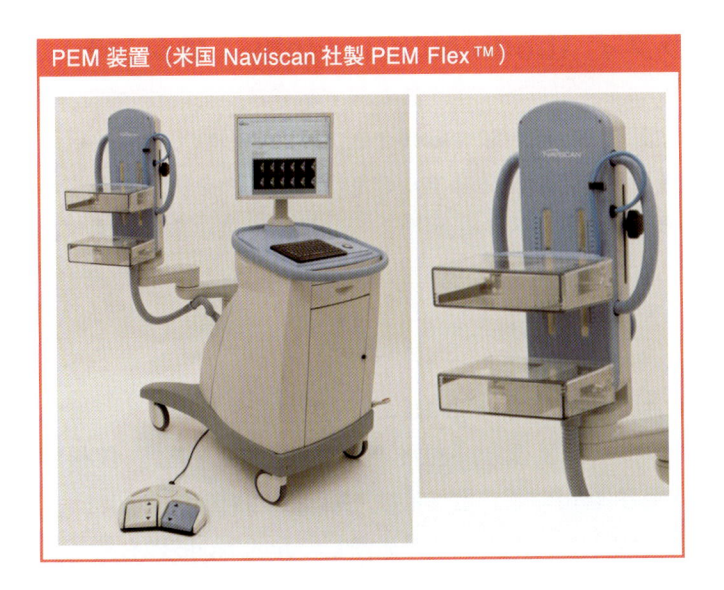

PEM装置（米国Naviscan社製 PEM Flex™）

乳房への圧排はマンモグラフィよりも50%軽減されるため負担は少ないといえるが，検査時間が長いことや，偽陽性病変（乳管内乳頭腫，活動期線維腺腫，葉状腫瘍など）に対する対応などが今後の課題である。

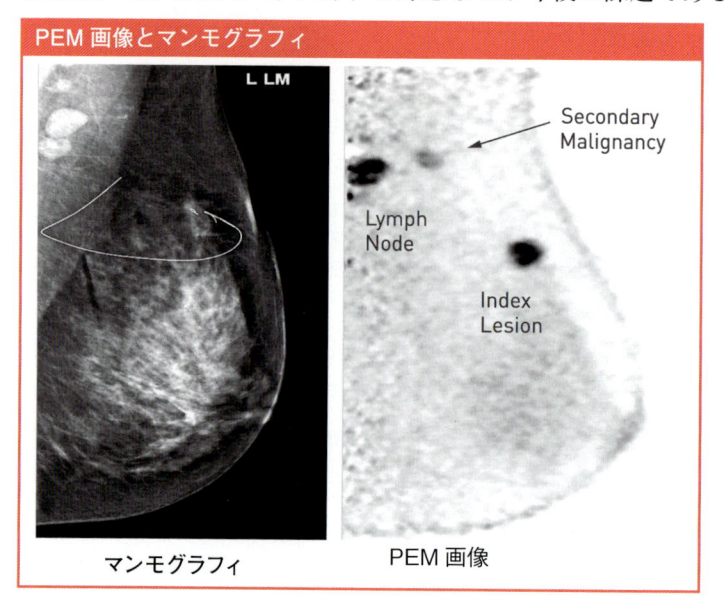

PEM画像とマンモグラフィ

マンモグラフィ　　PEM画像

2．骨シンチグラフィ（bone scintigraphy：骨シンチ）

　成人女性では乳がんが最も高頻度に骨転移をきたすといわれている。病期診断では骨転移の有無やその部位を確認することは治療方針を決定するうえで重要であり，検査の適応は乳がんの組織型と転移骨の反応から検討すべきである。

1）撮影法

　骨シンチグラフィについて乳腺を対象にした特別な撮影法はなく，一般的な撮影法に準ずる。体位は仰臥位にて前後より全身を撮影する。核種は^{99m}Tc-HMDP，^{99m}Tc-MDPを用いる。投与量は，RIを370MBq〜740MBq，注入後3〜4時間後に全身シンチグラフィを撮像してhot Nodeの有無と個

骨シンチグラフィ

ANTERIOR　POSTERIOR

骨シンチグラフィ（斜位）

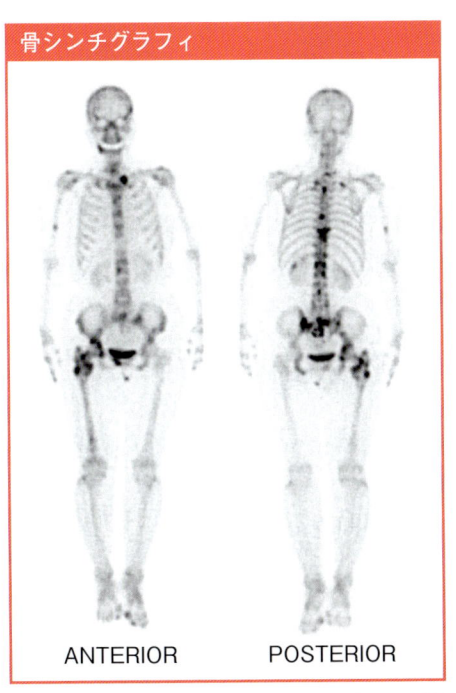

a	b
c	d

a　RAO
b　LPO
c　LAO
d　RPO

数，位置を確認する。マトリクスは256×1024，低エネルギー高解像型コリメータ（LEHR）を用いて撮像する。

　胸郭近傍は骨構造が立体的なため，45°両斜位を両面（計4方向）から撮影する施設も多い。時間があれば胸郭部のSPECTを追加撮影すると鑑別が容易となる。

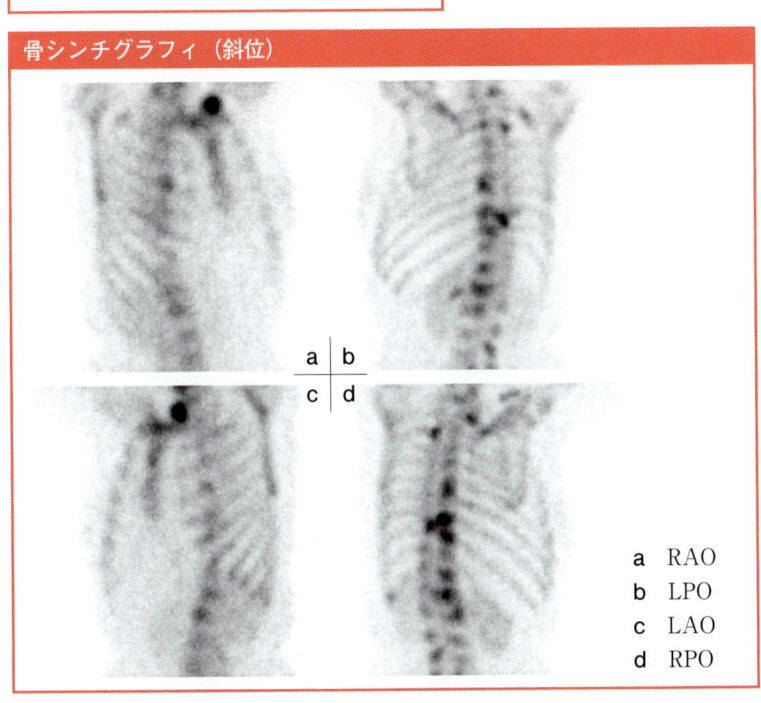

II-4　その他（CT、核医学、センチネル）

2）乳がんの骨転移

　骨転移の機序は他書に譲り，以下に骨転移によるがん細胞と骨の相互作用の特徴（分類：転移骨の反応）を示す。

造　骨　型：骨形成が優勢。転移に伴い骨が新たに正常骨の表面に積み重なって形成される。骨梁の破壊は見られない。
溶　骨　型：骨吸収が優勢。骨基質の溶解および骨梁の破壊・収縮が見られる。
骨梁間型：造骨性・溶骨性の反応は見られない。骨梁の変化はなく，骨内部の海綿質・洞内に浸潤転移が見られる。骨転移の初期と推測される微小転移，全身骨格に広範に転移しながら局所反応を伴わない転移なども骨梁間型に分類しうる。
混　合　型：同一転移病巣内に造骨性と溶骨性の骨反応が共存する。

Q

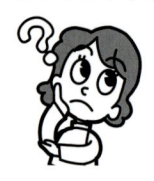

乳がんの骨転移検索では骨シンチと PET ではどちらの検査を用いればよいのですか？

A

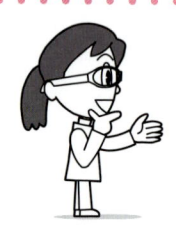

　がんの種類と骨転移の型には傾向が見られます。乳がんの高分化型腺癌の場合は，約40％が混合型で，造骨型約20％溶骨型約17％，骨梁間型約20％。低分化型腺癌では，約44％が造骨型，溶骨型約11％，骨梁間型約15％，混合型約30％といわれています。

　骨シンチで用いられる ^{99m}Tc- 製剤（^{99m}Tc-HMDP, ^{99m}Tc-MDP）は，骨形成が亢進した造骨型転移に優先的に集積する傾向が強く，^{18}F-FDG は，細胞のブドウ

糖代謝活性を反映して細胞内に取り込まれ，骨転移を形成するがん細胞そのものに集積するといわれています。

まとめると，

> 溶骨型・混合型骨転移：^{18}F-FDG-PET ＞ ^{99m}Tc- 製剤
> 造骨型骨転移　　　：^{99m}Tc- 製剤 ＞ ^{18}F-FDG-PET

ということになりますが，一般的にはまず骨シンチ検査が用いられます。PET は施行できる施設も限られ，骨に限局した検索というより広い意味での転移巣検索として用いられています。

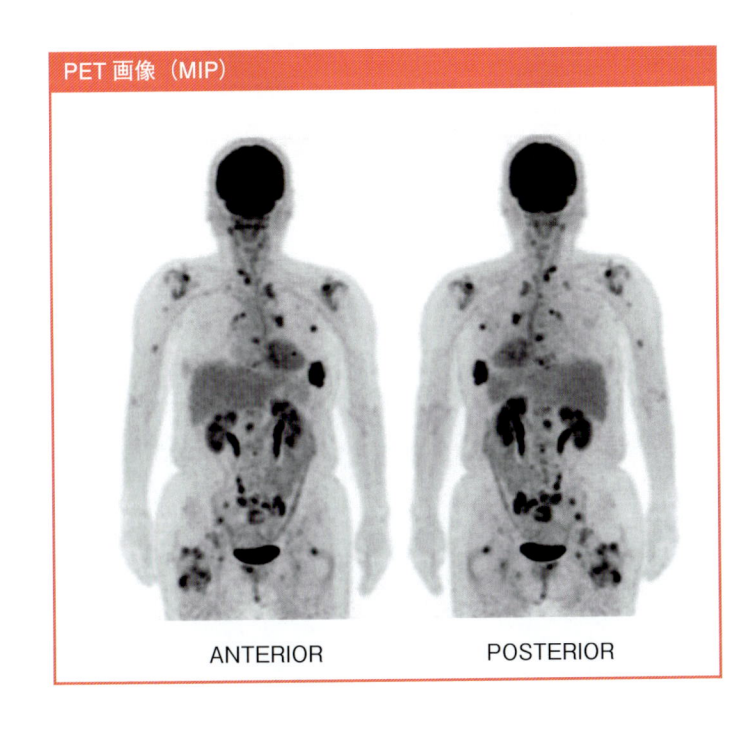

PET 画像（MIP）

ANTERIOR　　　POSTERIOR

Ⅲ 実践編

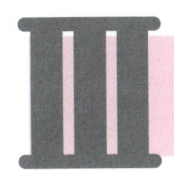

Ⅲ-1　マンモグラフィ

Ⅲ-2　乳腺超音波検査

Ⅲ-3　MRI

Ⅲ-4　その他の検査

Ⅲ-1 マンモグラフィ

撮影を始める前に

撮影装置および撮影室の清掃，整理整頓

　どの部位の撮影でも同じであるが，特にマンモグラフィは乳房という女性にとってとてもデリケートな部分を撮影する。装置が汚れていたり，物が乱雑に置かれている部屋で撮影されるのは気持ちのいいものではない。装置の清掃は日常管理項目に挙げられているが，特に直接肌が接触する撮影台やフェイスガードは被検者ごとに清掃する必要がある。さらに技師の服装を確認し，撮影前には手を洗う，ということも大事なことである。

受診目的（依頼内容）の確認

　検診目的で来院される方は別として，何かしら異常がある，あるいは気になることがあって来院されているはずである。それによって追加撮影が必要かどうか，またどのような追加撮影が適当かなどを考える必要があるため，必ずカルテまたは照射オーダで確認する。

過去画像の確認

　過去の情報はとても重要である。指摘されている異常所見だけでなく，撮影条件や撮影装置の角度，乳腺の割合等を確認しよう。特にフォローアップ中の被検者は，所見を比較しやすい画像を撮影する必要がある。

検査内容の説明

　さあここまできたら，いよいよ被検者を撮影室に呼び入れるのだが，第1印象はとても大事。

- 声は少し高めでさわやかに迎え入れましょう。

　さっそく撮影，といきたいところだが，ここで必ず検査の説明を行うこと。説明する内容は，

- 検査方法（撮影方法，圧迫，撮影枚数など）
- 圧迫の必要性

などである。

ここがポイント

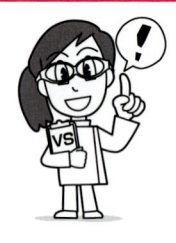

　ここで大事なことは，ある程度痛みを伴う検査であることを伝え，痛みを生じさせる原因である圧迫について，その必要性を分かりやすく説明することです。理由が分かると，少しの痛みは我慢してくれるはずですが，被検者が痛みを我慢することを当然だとは思わないでください。

　検査を待っている間に，検査の内容を図や写真を使って作成したパンフレットなどを見ておいていただくと，説明時間を短くすることができます。

1 撮影技術

マンモグラムは以下のことが満たされる画像であることが求められる。

- 乳房全体が写し出されている
- 乳腺組織の内部構造が分かる

マンモグラフィは，使用基準を満たした装置で精度管理されたシステムを使用し，適切な撮影条件で撮影すること，そして乳房全体を写し出す正しいポジショニング技術と適正な圧迫である。被検者は，体格や乳房の形，大きさ，乳房構成等個人によってまちまちであるが，得られる画像は被検者にとって最も利益の得られる画像でなくてはならない。

ポジショニング技術

　胸壁の上に拡がっている乳房を1枚のフィルム上にできるだけ広く描出させるには，まず可動性組織を固定組織に移動させることである。可動性組織は，乳房の下部と外側部である。この可動性組織をできるだけ固定組織に移動させて，撮影台の上に乳房をできるだけ引き出してくる。このときに，乳房ができるだけ多く撮影台の上に乗っているか必ず確認しよう。

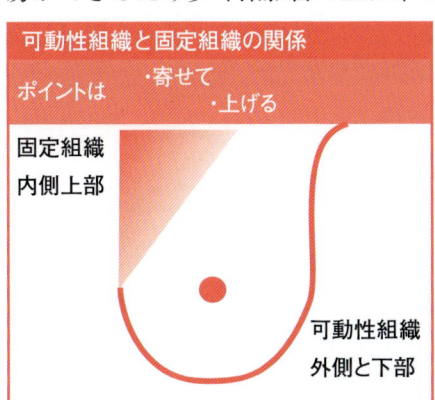

可動性組織と固定組織の関係
ポイントは
・寄せて
・上げる
固定組織　内側上部
可動性組織　外側と下部

　次に，乳腺組織を乳頭への走行に沿って押し広げること。乳腺組織の重なりは読影の大きな障害である。特にMLO撮影では，乳房が重力に従って下垂するので，しっかり支えながら広げることが必要である。

圧　迫

　乳房撮影は圧迫せずに行うことはできない。圧迫の効果であるが，主に以下のことがあげられる。

> (1) 散乱線の減少によるコントラストおよび解像度の向上
> (2) 乳房厚が均一になることによる濃度の均一化
> (3) 乳腺構造が広がることによる組織間コントラストの向上
> (4) 乳腺組織吸収線量の減少
> (5) フィルムに近づくことによる幾何学的ボケの減少
> (6) 乳房を固定することにより動きによるボケの防止

　これらのことから，内部構造を明瞭に写し出すには適正な圧迫が不可欠であることが分かる。ただし，これは乳腺を広げた状態で圧迫したときのみに言えることで，広げないまま圧迫をしても被検者が痛みを感じるだけで十分な圧迫の効果は得られない。圧迫板がうまく広げてくれるわけではないことを認識してほしい。また乳房を圧迫によって1cm薄くすることができれば，線量を約半分にすることができる。

　圧迫の目安であるが，簡単にいえば圧迫の効果が得られなくなる圧力ということである。圧迫していってもそれ以上薄くならない，広がっていかないというときはそれ以上圧迫しても痛みを与えるだけである。乳房を観察しながら圧迫する必要がある。

撮影条件

　撮影条件の決定は，ターゲット／フィルタを選択し，管電圧，mAs値を決定することである。マンモグラフィでは，乳がんの主な発生部位である乳腺に適切な線量を与えることが必要で，乳腺に対して最適なスペクトル，線質，線量を決定しなければならない。しかし乳腺の量を外見から判断するこ

とは難しいため，AECを用いて撮影する．AECに適切な撮影条件を設定するのは，装置設置時またはシステム交換時であるが，画質と線量を考慮してメーカと共同で行う．特にディジタルシステムでは，線量に関わらず適切な濃度とコントラストで出力することが可能であり，画質について十分検討して設定する必要がある．

撮影は，ポジショニング後にAEC受光部を乳腺の最も多い場所に合わせてから曝射することになる．DRシステムでは，X線の吸収が多いところを自動で認識し，その値から照射する線量を決定している装置が多い．

撮影モードは，一般にフルオートモードといわれる，ターゲット／フィルタ，管電圧，mAs値を自動で決定するモードと，mAs値のみを自動で決定するモードがある．基本的にはフルオートモードで撮影される．

2 撮影法

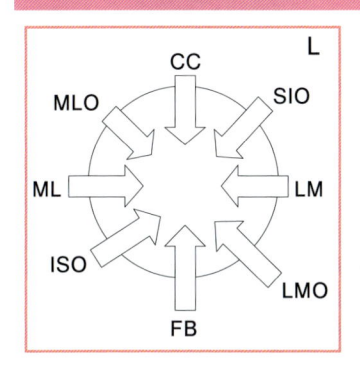

乳房は目的によっていろいろな方向から撮影される．

検診の場合は，標準撮影法のみを撮影するが，精検施設においては必要に応じて，標準撮影法に加え追加撮影が行われる．

標準撮影法

わが国では，MLO(Mediolateral oblique)撮影とCC(Craniocaudal)撮影を標準撮影法として，この2方向で乳房全体を描出させるようにしている．

乳房は湾曲した胸郭の上に乗っているため，どの撮影法にもブラインドエリアが存在する．そこで，撮影法を組み合わせることによって乳房全体の診断を可能としている．

MLO(内外斜位方向)撮影

　この撮影法は乳房を最も広く撮影することができる撮影法である。そのため 50 歳以上の検診での 1 方向はこの撮影法である。ただし内側上部と下部がブラインドエリアとなる。

撮影方法(右乳房の場合)

① 装置の位置合わせ

C アームの角度を合わせる

- 撮影台を被検者の右の大胸筋に平行にする。
  角度が正しくないと乳房を十分に描出することができない。

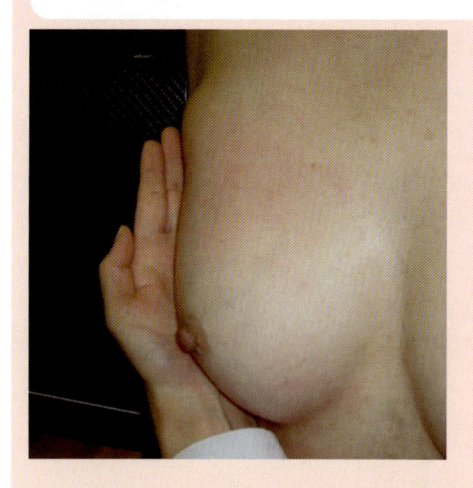

大胸筋の角度は人によって違うため,その人に合わせた C アームの角度に設定する必要がある。
また人によっては左右で角度が違うこともある。

撮影台の高さを合わせる

- 撮影台の上角の高さが肩と脇の中間ぐらいに来るようにする。

ここではあくまでも目安の高さで OK

②被検者の位置合わせ

立ち位置

- 撮影台の下に検側乳房側の足（ここでは右足）がくるように立ってもらい，足を肩幅に開く。
- 前に出すぎても後ろに下がりすぎてもポジショニングしにくい。圧迫が完了したときに体がまっすぐになるような立ち位置にする。

腋窩の固定

- 右の腕を撮影台の上に乗せてもらい，腋窩を撮影台の上角に合わせる。
- 大胸筋と広背筋の間の一番くぼんだ所に自分の左手を入れて腋窩の位置を確認し，言葉でも説明しながら撮影台の上角に来るように誘導する。

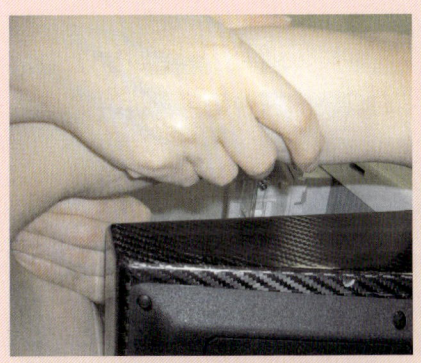

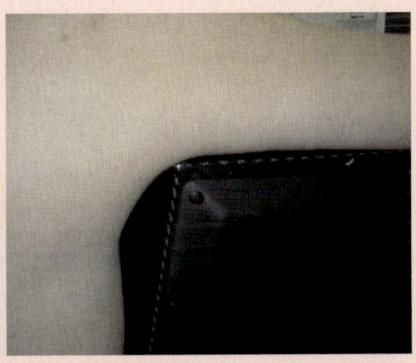

このとき，無理に腕を掴んで乗せるようなことはしない。
左手で被検者の右の手を持ち上げてはめ込むようにすると，比較的抵抗なく合わせることができる。

被検者の固定

- 右手を被検者の肩甲骨のあたりに置き，前腕を背中に添わせるようにして，被検者が撮影台から離れないようにする。

③乳房の位置合わせ

可動性組織から固定組織へ

- 左手外側を乳房の外側部に合わせて撮影台に平行にし，手のひらの上に乳房が乗るようにする。
- 次に外側の可動性組織を手のひら全体で内側に寄せる。

　指はそろえて手のひらに乳房を乗せるようにして，腋窩の方から下部までを撮影台に平行になるように寄せてくるようになる。このとき寄せてくる角度と撮影台の角度が違っているようであれば，撮影台の角度が違っている可能性がある。

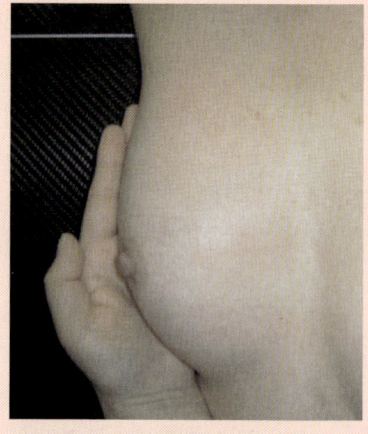

ここで，手の外側（小指のライン）より外側に乳房がないことを必ず確認する。

- 親指のみを乳房内側の胸壁よりに移動させ，手で乳房全体をはさむようにする（このときの親指の位置は，乳房の最も内側の乳腺後隙のところに来る

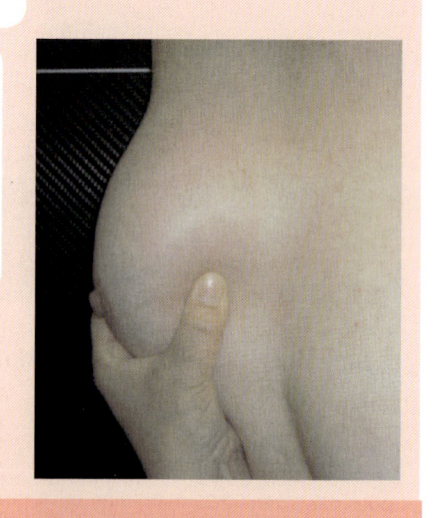

乳房の外側縁に撮影台を合わせる

- 乳房を内側に寄せてきた分，体全体を撮影台のほうに寄せる。

乳房を広げる

- 乳房を大胸筋から引きはがすように前上方に引き上げ，親指全体で乳房を固定しながら外側の手を反転して内側に移動させ，手のひら全体で乳房を撮影台に固定し，乳房を押し広げるように力を加える。

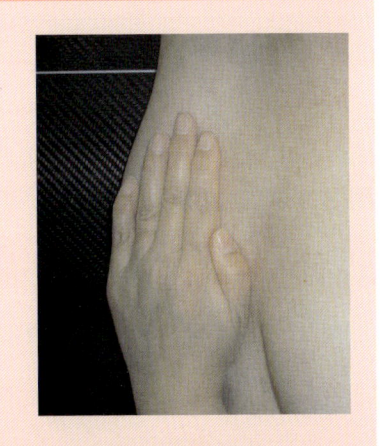

圧　　迫

- 押し広げた状態で，大胸筋が入っているか，乳頭がまっすぐ前を向いているか，下部が入っているかを確認し，よければ圧迫板を降ろしてきて，手を圧迫板に変えるようにして圧迫する。（このとき，手は乳房を広げた状態のまま前上方に抜いて，乳房が下がってこないようにする）

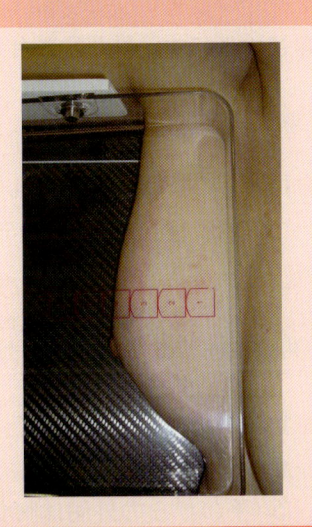

④確　　認

- もう一度ポジショニングを確認したら，適正な圧迫圧になるまで圧迫する。左側の乳房が照射野内に入ってくるようなときは，被検者自身に左手で乳房を軽く胸壁側に引いてもらう。
（圧迫しているときに軽く息を吐かせて止めさせるとよい）

CC 撮影

CC 撮影は MLO 撮影を補完する撮影法という位置づけであるため，MLO 撮影のブラインドエリアである内側を必ず写し出す必要がある。

撮影方法（右乳房の場合）

①撮影台の高さ合わせ

- まず撮影台の高さを乳頭よりやや低い位置に合わせる。

②被検者の位置合わせ

立ち位置

- 被検者に右乳房が撮影台の真ん中に来るように立ってもらう。

被検者の固定

- 撮影する技師は，検側乳房とは反対の左側に立ち，右手を被検者の右肩に軽く乗せ，前腕で背中を支えるようにする。

③乳房の位置合わせ

可動性組織から固定組織へ

- 乳房下部に左手を置いて，乳房全体が手のひらに乗るようにする（手のひらの外側は胸壁についていて，それより下には乳房が残っていない状態を作る）。
- 手のひら全体で可動性組織である下部乳房を上方へ移動させ，乳頭がまっすぐ前を向く（profile になる）ようにする。

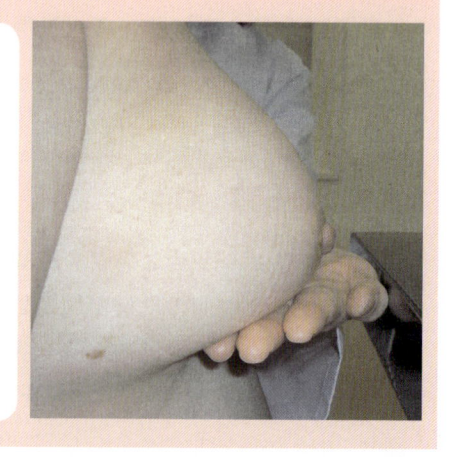

- 親指を乳房上部の胸壁よりに置き，手全体で乳房を挟むようにし，そのまま手を外側よりに移動させる。
- 乳房を前方に引き出しながら右前腕で体を前のほうに移動させて，できるだけ多くの乳房が撮影台に乗るようにする(このとき被検者には左を向いてもらい，こめかみのあたりをフェイスガードに付けるようにする)。

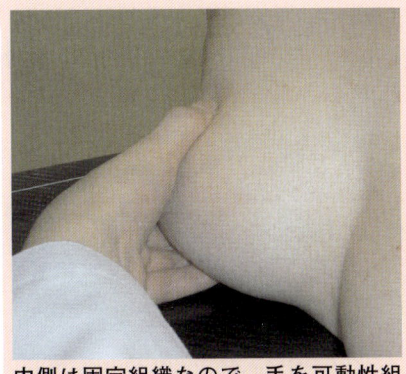

内側は固定組織なので，手を可動性組織である外側寄りに移動させて引き出すことで，外側をより多く写すことができる。

乳房を広げる

- 乳房が戻らないように固定しながら手を返して固定する。
- 左手の親指は胸壁の前で乳腺後隙の脂肪組織にあり，乳房を手全体で抑えながら広げるようにする。また右手で右肩を引くようにして体が正面を向き，かつ外側にしわが寄らないようにする。

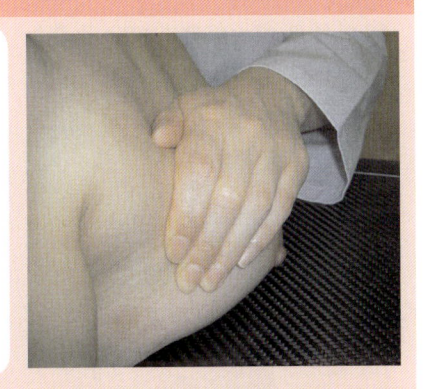

圧　迫

- 内側が十分に入っており，乳頭がまっすぐ前を向いていることを確認したら圧迫を始める。手はまっすぐ前(乳頭方向)に抜いていく。

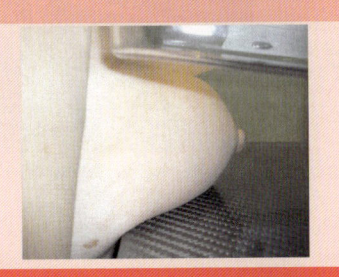

④ 確　認

- もう一度ポジショニングを確認したら，適正な圧迫圧になるまで圧迫する。

合格基準

乳房が十分に入っているかどうかの目安として合格基準が定められている。

MLO 撮影の合格基準

a. 左右の写真が対象であること
b. 乳頭が profile に出ていること
c. 大胸筋が乳頭の高さまで写っていること
d. 乳腺後隙の脂肪組織が描出されていること
e. 乳房下部組織が入っており，inframammary fold が伸びていること
f. 乳腺組織が伸展していること
g. 乳房の皺などのアーチファクトがないこと

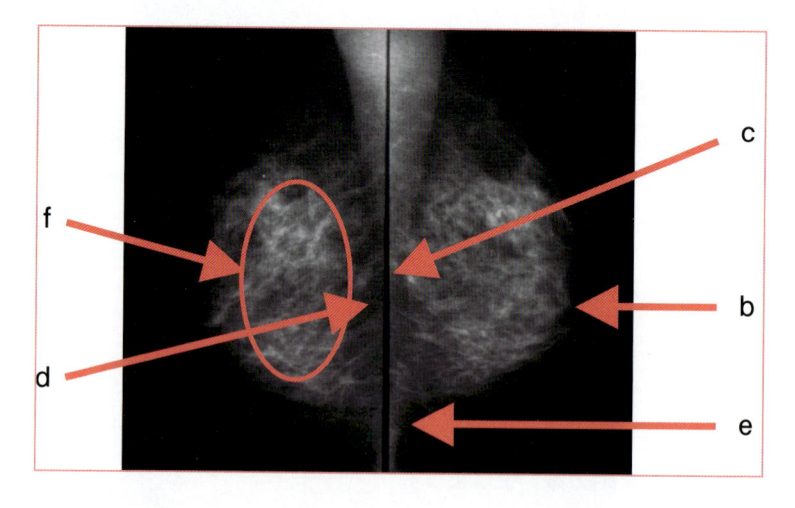

CC撮影の合格基準

a. 左右の写真が対称であること
b. 内側の乳腺組織が必ず描出され，外側もできるだけ入っていること
c. 乳頭がprofileに出ていること
d. 胸壁深くまで入っていること（胸筋が描出されることが望ましい）
e. 乳腺組織が伸展していること
f. 乳房の皺などのアーチファクトがないこと

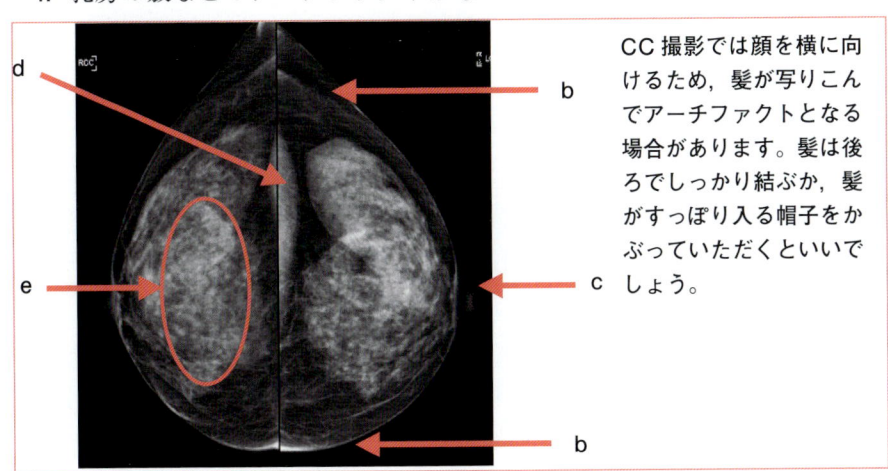

CC撮影では顔を横に向けるため，髪が写りこんでアーチファクトとなる場合があります。髪は後ろでしっかり結ぶか，髪がすっぽり入る帽子をかぶっていただくといいでしょう。

ブラインドエリア

　乳房が湾曲した胸郭の上に乗っているため，写しにくい部分が発生する。MLO撮影の場合は，内側上部と下部である。CC撮影のブラインドエリアは外側と上部にある。しかしポジショニングの工夫で，ブラインドエリアを少なくすることが可能になる。手を外側に動かして引き出すことで外側を，撮影台の高さを適正にすることで上部のブラインドエリアを，少なくすることができる。

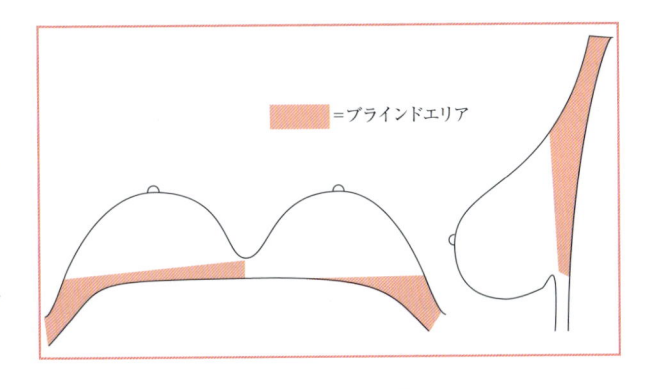

=ブラインドエリア

追加撮影

　検診以外での撮影では，追加撮影が必要とされる場合がある。別の撮影を追加することによって，新しい情報が得られると判断される場合は追加撮影を行うべきである。すなわち，追加撮影によって，

- 良悪性の鑑別につながる所見が得られる
- 不明瞭な所見が明瞭になる
- 診断のカテゴリーが変わる

など，情報が増えることで被検者の治療に貢献できる場合は追加すべきである。しかし被ばくが増える不利益や他の検査法で解決できるかもしれない場合があることも十分に考えなければならない。

　追加撮影には，撮影する方向を変える，圧迫の方法を変える，撮影する部位を追加する方法がある。標準撮影で得られた画像をもとに，どの撮影方法が最も適しているかを，病変の性状や占拠部位，背景乳腺などを考慮しながら検討する。

　主な撮影方法に，スポット撮影，拡大撮影，接線撮影などがある。

撮影方向

　病変によっては，圧迫する方向によって大きさや濃度が異なったり，辺縁が明瞭に描出されることがある。また乳腺との重なりをなくすことにより明瞭に描出される場合がある。撮影方向の決定は追加撮影においてかなり重要である。

撮影手技

①スポット撮影

　病変が疑われる部位を局所的に圧迫する方法で，密着撮影と拡大撮影があ

る。密着撮影は比較的大きな腫瘤，拡大撮影は微細な変化を評価したい病変に対して行われ，特に微小石灰化の形態の判断には，拡大スポット撮影が行われる。

②接線撮影

腫瘤が認められた場合に，接線方向となるように腫瘤のみを引きだす撮影法である。

その他

すべての人に標準撮影が適応されるわけではなく，特に以下に示す場合は十分な配慮が求められる。

①術後撮影

温存術後のフォローアップとしてマンモグラフィ検査を行う場合は，乳房の変形や放射線治療によるダメージにより標準撮影が行えない場合がある。あくまでも術後の乳房内再発を目的とした検査であるため，医師と十分にコミニュケーションを取ったうえで被検者の気持ちに配慮しながら可能な撮影を行う必要がある。

②異物挿入

異物とは，インプラントやペースメーカ，シャントチューブ，CVカテ等をさす。異物が挿入されている被検者の撮影には十分注意を要する。

豊胸術後の乳房は通常通り撮影すると，評価すべき乳房はほとんど観察されないため，インプラントを除外するように圧迫固定する。またペースメーカを挿入した被検者の検診はNGであるが，病院での診断目的での撮影では，医師が必要と認めた場合はペースメーカを圧迫しない方法で撮影を行わなければならない。

3　臨床画像評価

　撮影した画像は読影に適した画像であるか必ず評価しなければならない。画像評価は画質の評価とポジショニングの評価に分けられる。ここでは精中機構が使用している基準に基いて説明する。

1. 指定した乳房の構成の理解
2. 画質
    乳腺濃度
    ベースの濃度
    乳腺内コントラスト
    乳腺外コントラスト
    粒状性
    鮮鋭度
    アーチファクト
3. ポジショニング
    左右の対称性
    乳頭の側面性
    大胸筋
    乳腺後隙
    乳房下部
    乳腺組織の伸展性
4. フィルムの取扱い
    照射野の範囲
    撮影情報・フィルムマーク
    撮影条件

1) 指定した乳房の構成の理解

乳房は乳腺内の脂肪の割合に応じて4つに分類される。

　　　脂肪性乳房　　：乳腺はほぼ脂肪に置き換えられている
　　　乳腺散在　　　：脂肪の割合が70～90％程度
　　　不均一高濃度：脂肪の割合が40～50％程度
　　　高濃度　　　　：脂肪の割合が10～20％程度

2) 画　　質

　画質の評価はフィルムの濃度と，画質，すなわちコントラスト，鮮鋭度，粒状性について評価を行う。

　フィルム出力の場合濃度は評価の対象となる。マンモグラフィは高コントラストで乳腺内のわずかな変化を濃度差として捉える必要があり，最高濃度4.0以上，乳腺濃度1.2～1.59であることを推奨している。

　コントラスト，鮮鋭度，粒状性については，視覚評価により行う。特にコントラスについては，乳腺内コントラストと乳腺外コントラストに分けて評価する。

3) ポジショニング

　ポジショニングに関しては，前述の合格基準に従い評価する。

4) フィルムの取扱い

　照射野の範囲は，胸壁側およびその左右に欠損がないことが求められる。
　撮影情報は，個人を特定する被検者の氏名，ID番号，生年月日のほか，施設名，撮影年月日，撮影者の氏名を表示する必要がある。またフィルムマークは，左右，撮影方向を示すマークであり，基本的には乳房と一緒に撮影して写し込む必要がある。
　撮影条件は，ターゲット/フィルタ，管電圧，mAs値，圧迫圧，乳房厚を表示する必要がある。特にディジタルシステムになって濃度が線量に依存しないことから，必ず明記しなければならなくなってきている。
　また撮影者の氏名または特定できる情報も表示する必要がある。

4　画像の表示方法と観察環境

1）表示方法

　画像の表示方法には2通りあり，フィルム表示とモニタ表示である。アナログ撮影ではフィルムが検出・表示・保管の機能を果たしていたが，ディジタルシステムによる撮影では，ハードコピー（フィルム出力）かソフトコピー（モニタ出力）を選択することになる。

　マンモグラムは，基本的に左右を撮影し，対称となるように表示する。すなわちCC，MLOそれぞれ胸壁を合わせるようにして表示する。これをミラーイメージという。これにより左右の比較読影が容易となる。

2）フィルム表示

　ディジタル画像のフィルム出力は，イメージャに画像を転送しフィルムに焼き付ける。イメージャはすべてドライ方式のレーザ露光熱現像方式で，最高濃度が4.0以上あるマンモグラフィ専用のフィルムが使用されている。ドライ方式は定着過程を持たないため，出力したあとでも強い光や熱により現像が進むため，保管には注意が必要である。

　また観察環境は，
- シャウカステンの輝度が3,500cd/cm^{2}以上であること
- 部屋の照度が50lx以下であること
- シャウカステンのフィルムの周りを遮光紙で覆うこと

が推奨されている。

3）モニタ表示

　モニタ出力は，画像をワークステーションに転送し，ビュウイングソフトを用いて表示する。モニタの構成は，読影用2面と情報表示用サブモニタによる3面で，解像度が5Mpixel（2048×2560）以上で，DICOM規格PS3.14に規定されているGSDF（Grayscale Standard Display Function）カーブを搭載していることが推奨されている。モニタ表示には，マンモグラム表示に

特化した機能を有するビューアソフトの使用は必須である。ビューアソフトではマンモグラムの読影に必要な拡大機能や過去画像との比較に有用な機能を有している。

またマンモグラム専用のモニタであっても，空間分解能や濃度分解能はフィルムより劣るため，画像の情報を最大限に活用するにはモニタ上での操作が必要となる。特に空間分解能に関しては，モニタの画素ピッチは5Mpixelであっても165μmと，ディジタルマンモグラフィの画素ピッチの約1.5～4倍もあり，実寸表示では圧縮画像となってしまうため，ピクセル等倍表示による画像の観察が必要となる。

ここで実寸表示とは，モニタ上に患者実寸で表示すること，ピクセル等倍表示とはモニタの1画素を画像の1画素に対応させて表示すること，画面フィットとは与えられた画面内に最大表示することである。

またモニタで観察する場合であっても部屋の照度は低くし，特に外光や反射光がモニタに写り込まないなど，周囲光の影響を考慮する必要がある。

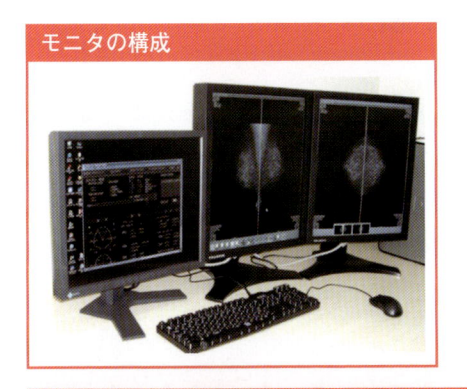

モニタの構成

5Mpixelのモニタに表示した場合のピクセル等倍での拡大率

ピクセルピッチ (μm)	拡大率
25	660
50	330
70	236
85	194
100	165

モニタの種類

呼称	表示画素数 (水平×垂直)	画面サイズ 対角(”)	画面サイズ 水平×垂直 (mm)	画素ピッチ (mm)	最大輝度 (cd/m^2)	解像度表示
1M	1,280×1,024	18.1	359×287	0.28	400×500	SXGA
2M	1,600×1,200	21.3	432×329	0.27	400×500	UXGA
3M	2,048×1,536	20.8	424×318	0.207	400×500	QXGA
5M	2,560×2,048	21.3	422×338	0.165	500×600	QSXGA

5 読　影

> 読影前にチェックしよう。
> 　画像は適切に撮影されていますか？
> 　　●濃度，コントラストは適正か
> 　　●撮影による左右差がないか
> 　　●圧迫が適切か
> 　　●読影に支障のあるアーチファクトはないか

基本的手順

　前述したように，マンモグラムを左右対称に表示し，左右を見比べることが基本である。まず画像全体を眺め，対側乳腺と比較しながら大きな構造物を評価する。

　次にマスクなどを使って部分的に左右の対応する部位を漏れのないように観察する。さらに拡大して細部を観察し，腫瘤の辺縁や石灰化の検索・診断などを行う。

　フィルムの場合は拡大鏡を用いるが，モニタの場合はビューアソフトの拡大機能を使用する。特に撮影した画像の解像度と表示しているモニタの解像度を把握しておく必要があり，組合せによってはピクセル等倍表示を用いなければ画像情報を正しく表示することはできない。

　最後にもう一度全体を見る。特に乳腺周囲やクーパー靱帯の流れなどをチェックする。

読影所見の記載方法

①乳房の構成についての記載
脂肪の割合に応じた4つの構成のどれに該当するかを記載する。

②所見の記載
所見のある場合には悪性度の高い順に記載する。所見の記載は日本医学放射線学会の定めた用語を用い，腫瘤，石灰化，その他の所見に分けて記載する。

③部位の記載
MLO方向像では，乳頭中央からフィルム縁へおろした垂線から尾側を（L），垂線と乳房下縁の長さと同じ長さを頭方に伸ばし，垂線と平行に引いた線とで囲まれた部位を（M），それより頭側を（U）とする。乳輪下領域は，乳頭中央から2cmの部位を（S），腋窩は（X）とする。

CC方向像では，乳頭中央からフィルム縁へおろした垂線から内側を（I），外側を（O），乳輪下領域を（S）とする。

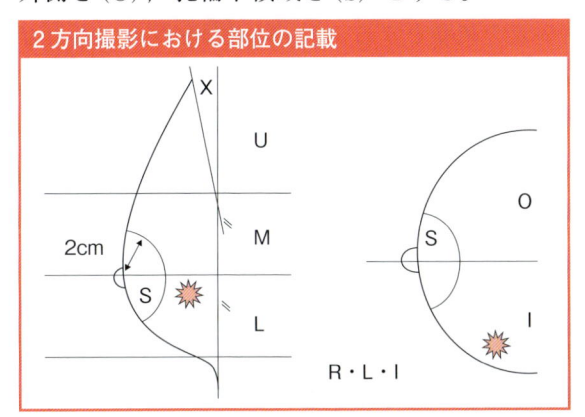

2方向撮影における部位の記載

④判　　定
判定は左右別々に行い，悪性の可能性を考慮して右記のカテゴリに分類する。カテゴリー3以上を要精査とする。2方向撮影の場合は，判定を各方向で行うのではなく，それぞれの所見を総合して1つのカテゴリーをつける。

診療マンモグラムの判定では，カテゴリー3を3-1と3-2に分け，3-1はほぼ良性と考えられる病変，3-2は良性の可能性が高いが悪性も否定できない

病変とする。

> **検診マンモグラムの判定**
> a. 読影不能：カテゴリーN
>   N-1：要再撮影
>   N-2：再検は有効でない
> b. 読影可能：カテゴリー1～5
>   1：異常なし
>   2：良性
>   3：良性，しかし悪性が否定できず
>   4：悪性の疑い
>   5：悪性

所見とカテゴリー分類

1) 腫瘤 Masses

2方向で認められる占拠性病変を腫瘤とする。2方向撮影を行っても1方向でしか認められず，真の腫瘤ではない可能性がある場合は陰影（density）というべきである。

腫瘤は，形状，境界および辺縁，濃度について評価し，腫瘤の候補が見つかった場合は，濃度，内部構造，境界の性状を評価し，腫瘤であると判断した場合はカテゴリー分類を行う。良悪性の判断には，辺縁と濃度が最も重要である。

1. 形状 Shape

全体から受ける形の印象で決定し，辺縁は考慮しない。

　a. 円形 Round あるいは楕円形 Oval

　b. 多角形 Polygonal

　c. 分葉状 Lobular

　d. 不整形 Irregular

2. 境界 Border および辺縁 Margins

　a. 境界明瞭平滑 Circumscribed

b. 微細分葉状 Microlobulated，微細鋸歯状
   c. 境界不明瞭 Indistinct
   d. スピキュラを伴う Spiculated
   e. 評価困難 Obscured
3. 濃度 Density
   a. 脂肪濃度を含む Fat containing-radiolucent
   b. 低濃度 Low density
   c. 等濃度 Equal density
   d. 高濃度 High density

腫瘤と局所的非対象陰影の評価			
	局所的非対称性陰影（FAD）		腫瘤
	カテゴリー1	カテゴリー3	
同側の等量の乳腺と比較した濃度	低濃度から等濃度	等濃度から高濃度	高濃度
対側の同領域と比較した濃度	低濃度から等濃度	等濃度から高濃度	高濃度
濃度勾配	中心低濃度	均一	中心高濃度
内部構造	周囲乳腺構造と同様	周囲乳腺と同様の構造をもつが濃度が高い	脂肪濃度を含まずほぼ均一
境界	一部境界明瞭で境界面は凹面を形成する	緩やかに脂肪濃度に移行 一部境界明瞭で外部に向かって凸	スピキュラ 微細鋸歯状 微細分葉状 境界不明瞭

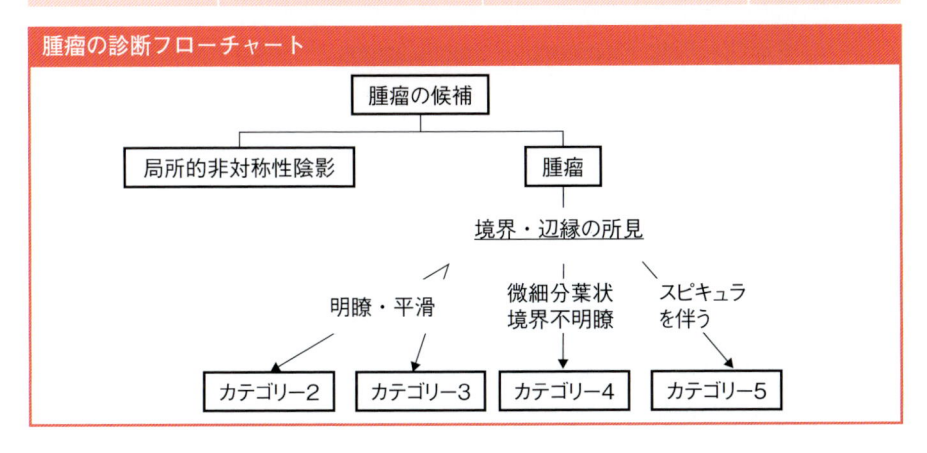

腫瘤の診断フローチャート

腫瘤の候補
├─ 局所的非対称性陰影
└─ 腫瘤
   └─ 境界・辺縁の所見
      ├─ 明瞭・平滑 → カテゴリー2 / カテゴリー3
      ├─ 微細分葉状 境界不明瞭 → カテゴリー4
      └─ スピキュラを伴う → カテゴリー5

2) 石灰化 Calcifications

　まず明らかな良性の石灰化と診断できるものを判別し，それ以外の良悪性の鑑別を有する石灰化に対して形態と分布によりカテゴリー分類を行う。また随伴する腫瘤の有無や個々の石灰化の大きさ名も考慮して綜合的に判断する。

Ⅰ．明らかな良性石灰化 Typically benign

　　良性の石灰化の多くは粗大で，しばしば平滑な円形を示す。
- a. 皮膚の石灰化 Skin calcifications
- b. 血管の石灰化 Vascular calcifications
- c. 線維腺腫の石灰化
- d. 乳管拡張症による石灰化
- e. 円形石灰化 Round calcifications
- f. 中心透亮性石灰化 Lucent-centered calcifications
- g. 石灰乳石灰化 Milk of calcium calcifications
- h. 縫合部石灰化 Suture calcifications
- i. 異栄養性石灰化 Dystrophic calcifications

Ⅱ．良悪性の鑑別を必要とする石灰化 Possibility or probability of malignancy

1. 石灰化の形態 Morphology of calcifications
    - a. 微細円形石灰化 Small round calcifications
    - ＊0.5mm 以下の場合，点状石灰化 Punctate calcifications
    - b. 淡く不明瞭な石灰化 Amorphous or indistinct calcifications
    - c. 多形性石灰化 Pleomorphic calcifications
        　　大きさ，濃度，形状が不均一な不整形石灰化
    - d. 微細線状，分枝状石灰化 Fine, linear or fine, linear, branching calcifications

    乳癌が乳管内に進展し占拠している（鋳型状石灰化）

2. 石灰化の分布 Distributions of calcifications
    - a. びまん性／散在性　Diffuse/scattered
        　　乳房全体に散在し通常は両側性。
    - b. 領域性 Regional

c. 集簇性 Grouped or clustered
d. 線状 Linear
e. 区域性 Segmental
    乳管腺葉系に一致した石灰化

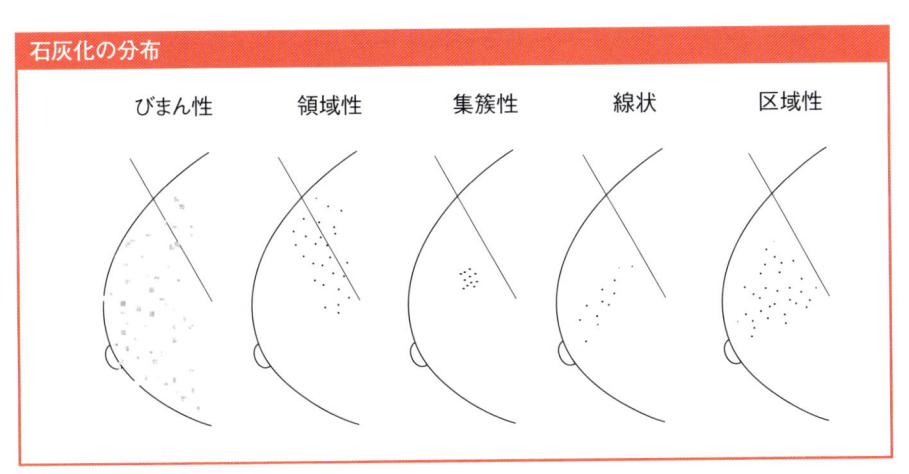

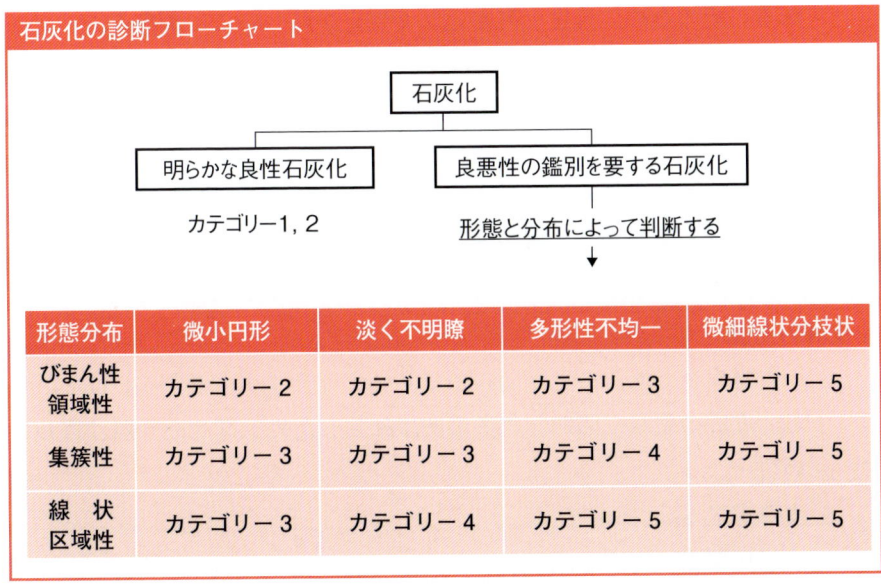

石灰化の分布

| びまん性 | 領域性 | 集簇性 | 線状 | 区域性 |

石灰化の診断フローチャート

石灰化
├ 明らかな良性石灰化 → カテゴリー1, 2
└ 良悪性の鑑別を要する石灰化 → 形態と分布によって判断する

形態分布	微小円形	淡く不明瞭	多形性不均一	微細線状分枝状
びまん性 領域性	カテゴリー2	カテゴリー2	カテゴリー3	カテゴリー5
集簇性	カテゴリー3	カテゴリー3	カテゴリー4	カテゴリー5
線状 区域性	カテゴリー3	カテゴリー4	カテゴリー5	カテゴリー5

3) その他の所見

乳腺実質の所見，皮膚の所見，リンパ節の所見に分けて診断する。

1. 乳腺実質の所見

a. 管状影／孤立性乳管拡張 Tubular density/solitary dilated duct

拡張あるいは肥厚した乳管を示唆する管状あるいは樹枝状の構造。

b. 非対称性乳房組織 Asymmetric breast tissue

対側乳房の対応領域と比較して，乳房組織の体積が大きいもの，乳房が高濃度であるもの，あるいは乳管がより目立つものをいう。

c. 局所的非対称性陰影 Focal asymmetric density

前述した腫瘤の候補のうち，非対称の陰影としては認められるが，真の腫瘤としての境界や濃度を持たないものをいう。孤立した乳腺のこともありうる。カテゴリー3と判定し，要精査となる。

d. 構築の乱れ Architectural distortion

腫瘤は明らかでないが，正常の乳腺構築が歪んでいるものをいう。1点から放射状に広がるスピキュラ spiculations や乳腺実質縁の局所的引き込み retraction あるいは歪み distortion を含む。構築の乱れを示す病態の多くは，良悪性に関わらず繊維化を含む病態で引き起こされる。そのため，濃度上昇が乏しく判定が難しいことがある。

e. 梁柱の肥厚 Trabecular thickening, coarse reticular patterns

乳腺の繊維性隔壁の肥厚で，乳腺あるいは腋窩の悪性病変に由来する場合が多く，その場合は原因となる疾患の所見と合わせてカテゴリー4,5となる。原因が不明で梁柱の肥厚が明らかに存在する場合は，カテゴリー3とする。原因が明らかで悪性ではない場合はカテゴリー2とする。

2. 皮膚の所見

皮膚病変であることが明らかであればカテゴリー1あるいは2とする。皮膚の肥厚や陥凹，乳頭陥凹は独立したカテゴリー分類は行わない。

a. 皮膚病変 Skin lesion

b. 皮膚肥厚 Skin thickening

c. 皮膚陥凹 Skin retraction
   d. 乳頭陥凹 Nipple retraction
3. リンパ節の所見
   a. 腋窩リンパ節腫大 Axillary adenopathy
      脂肪を有し明らかにリンパ節で大きさも正常範囲であればカテゴリー1としてよい。脂肪濃度を含まない腫大したリンパ節で他に病変がない場合はカテゴリー3，腫瘤などの所見に付随する場合はカテゴリー3，4または5と判定する。
   b. 乳房内リンパ節 Inframammary lymph node

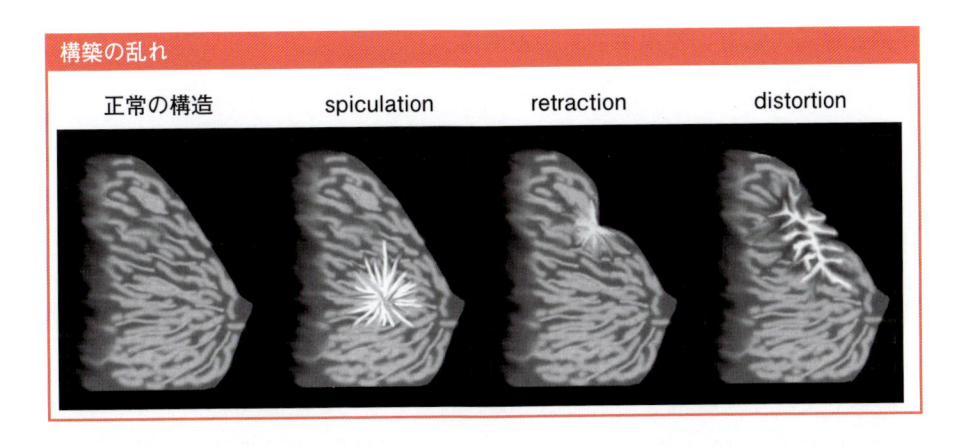

構築の乱れ

正常の構造　　spiculation　　retraction　　distortion

構築の乱れのカテゴリー分類

手術などの既往が明らかで，構築の乱れがそれで説明できる場合	カテゴリー2
構築の乱れが疑われる場合	カテゴリー3
明らかに構築の乱れが存在する場合	カテゴリー4
構築の乱れの中心に高濃度の部分を認め，spiculated mass として認識できる場合	カテゴリー5

6 生　検

　良悪性の鑑別のためには病理診断が必要であり，細胞診（穿刺吸引細胞診；FNA）や組織診が行われる．組織診にはバネ式針生検（core needle biopsy；CNB）と吸引組織生検（vacuum assisted biopsy；VAB）がある．超音波検査で確認できる病変は超音波ガイド下で行うのが基本であり，それ以外はマンモグラフィガイド下あるいはMRガイド下で生検が行われる．マンモグラフィガイド下は主に石灰化病変に用いられ，ステレオガイド下生検が行われる．

1) 装　置

　通常のマンモグラフィ装置に生検用の装置を付加して行う方法と，ステレオ撮影専用の装置を使用する方法がある．
　専用装置では，被検者が腹臥位で行えるため，検査中の乳房の動きがほとんどなく，確実に標本を取得でき，検査時間も短い．

2) 手　技

　乳房を標本採取可能な角度で固定した後，ステレオ撮影を行い目的とする石灰化の3次元の位置を決定する．組織採取用の針を目的の位置まで進め，再度ステレオ撮影を行って針の開口部が目的とする石灰化の場所にあることを確認して標本を採取する．針は360°回転させることが可能なため，目的に応じて数本〜10本程度採取する．石灰化を採取した位置にマーカを留置する場合もある．

3) 採取した標本の撮影

　石灰化が採取されたことを確認するため，採取した標本の撮影を行う．撮影は，標本撮影専用の装置またはマンモグラフィ装置を用いるのが望ましい．その後病理診断を行い組織型が決定される．

ステレオ撮影専用装置の構成

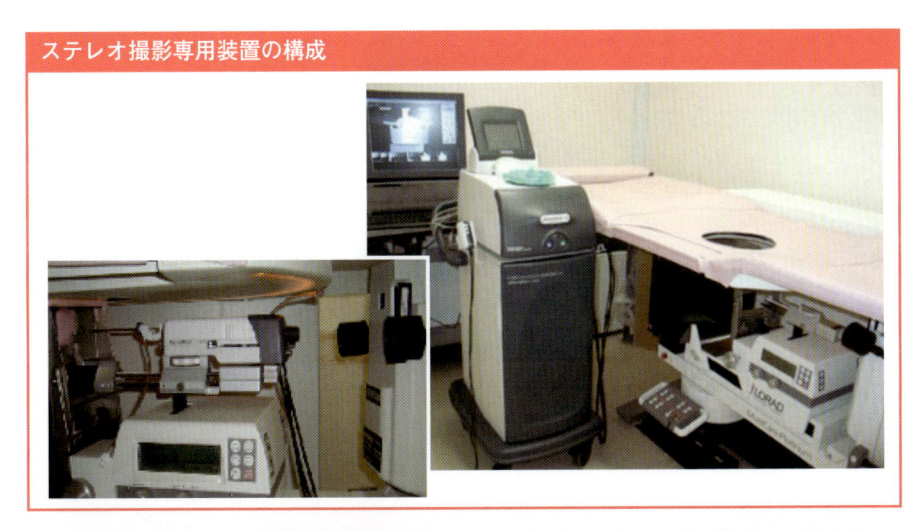

石灰化の座標の設定

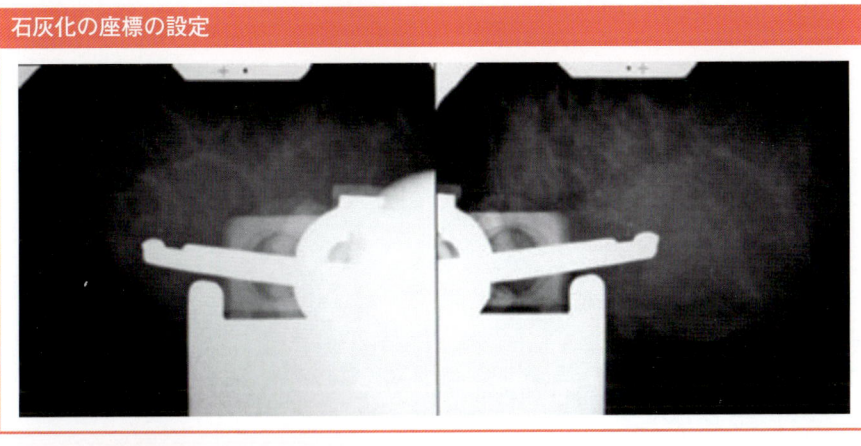

採取標本

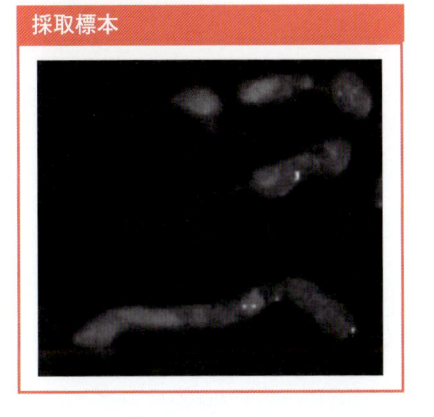

Ⅲ-1 マンモグラフィ

III-2 乳腺超音波検査

　一般的な乳腺超音波検査は，超音波診断装置を用い術者が用手的にプローブをホールドして乳房の皮膚表面を走査し，プローブから生体内に入射された超音波ビームの反射信号をプローブで受信し，モニタ上に画像化して観察する検査である。その観察はリアルタイムで行われ，動画像の中から異常を発見し，次いで詳細な描出によりその特徴を把握し，さらに適時カラードプラマッピング・血流波形分析・エラストグラフィ等の追加手技を行い，最終的に良悪の判断を下す流れとなる。その際には，特徴的な所見が現れた断面を画像に記録し必要に応じ術者本人が所見用紙・レポートを作成するため，乳腺超音波検査はプローブ走査から画像認識・判断・所見の報告に至るまで術者のskillに負う部分が大きい検査である。

1）超音波検査のモード
（1）Bモード
　いわゆるモノクロ（グレースケール）の一般的な超音波断層像のことで，Brightness（輝度）modeといい，モニタ上の時間軸上にエコーを振幅に応じた明るさの強弱を表示する方式。通常の2次元画像はこのモードを用いる。
（2）ドプラモード
　主に血液成分中の赤血球（$\phi 5\mu m$）からの反射を信号としてとらえ，送信波と受信波の周波数偏位と血管と超音波ビームのなす角度（θ）から血流速度を得る。FFT（高速フーリエ変換）波形分析とカラードプラの方式があり，FFT法では流速成分の解析が可能である。

　　対　象＊各部血管の流速・流量
　　　　　＊血管抵抗・血管弾性・乱流の度合

(3) カラードプラ

　ドプラ法によって得られた流れの情報を，Bモード像上にカラーで重畳して実時間で表示する方法。探触子に近づく血流成分と遠ざかる成分をピクセルごとに平均流速で赤色青色等の色分け表示し，血流速・方向等の情報が得られる。

　　対　象　＊各部血管の走行状態・乱流状態・逆流状態
　　　　　　＊腫瘍の栄養血管

(4) パワードプラ

　カラードプラにおけるドプラ信号のパワー情報をもとにした流れの表示画面。パワーモードと呼ばれることもある。通常はカラードプラよりも感度が高いが，単色表示のため血流方向の情報は得られない。

2）乳房超音波断層像の表示方法

　超音波画像は，プローブの向きを逆に接触しても描出されるが，表示がまちまちでは混乱の基となるため，日本超音波医学会では画像の表示方法について規定している。検査中の観察から記録画像である静止画・動画の描出に至るまで，必ずこれに準拠した画像を残すことが定められている。

横断面像および斜断面像	縦断面像
前／外・内／後　右側乳房　　前／内・外／後　左側乳房	前／頭側・尾側／後　左・右側乳房
横断面像の表示方法は，CT画像と同様に，axial像と考えて被検者の尾側から見た画像を表示する。斜断面像の表示方法は，基本的には横断面像の表示方法に準じて表示するが，角度が斜め45°を越えた時点で，縦断面像として表示する。	縦断面像の表示方法は，sagital像として被検者から見て右側から見た画像を表示する。

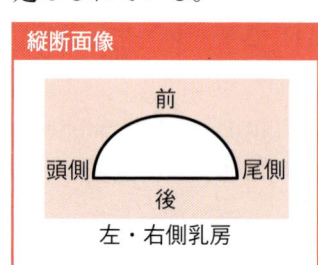

超音波画像での輝度（エコーレベル）の表現

　超音波画像の中で各部分のエコーレベル（輝度）を表わすのに下記のような表現が使われている。

高エコー	等エコー	低エコー	無エコー
hyperechoic echo-rich high echo level	isoechoic	hypoechoic echo-poor low echo level sonolucent	anechoic echo-free

1 乳腺超音波検査の実際

1) 触　診

　乳腺超音波検査では，マンモグラフィ同様に，検査の前に検査を行う術者本人が触診を行い，乳腺の状態や腫瘤の形状・硬さ・動きの感触を持って検査に臨むことは，術者の印象と画像を対比することでプローブ走査にも反映し，さらに応用走査を行う上でも重要な情報となる。体位は，始めに座位，さらに寝台に臥位になった後に行う。方法は，まず平手法にて両側の手掌を用い乳房全体を隈なく触診する。次に指腹法にて両側の第2・3・4指を揃えて伸ばし，指腹で乳房を交互に軽く押えながら撫でるように全体を隈なく触診する。さらに，硬結部分や腫瘤を疑わせる部分があれば，指先交互法にてその部分に対し第2・3指でピアノにタッチする感覚で所見を得る。また，その際，2本の指で軽く挟みあらゆる方向への移動の有無も確認できる。最後に，腫瘤を疑わせる場合には，腋窩・胸骨傍・鎖骨下・鎖骨上のリンパ節を触診しておく。

2）ポジショニング

　本来，超音波検査において，腫瘤像形成性病変の場合では，腫瘤の形状が重要な診断要素のひとつである。乳房は個人差があるもののそれ自体が重量を持った臓器であり，通常の仰臥位では外側に下垂してしまい，不適切なポジショニングによって腫瘤の形状を歪めてしまうおそれがある。超音波検査を行う場合には，腫瘤に均等な重力がかかるようにポジショニングを行う必要があり，検側の背中に枕のようなものを挿入して検側の肩から上半身を持ち上げ，斜位とし，腫瘤が疑われる場合には腫瘤が頂点に，腫瘤がない場合には乳頭が頂点になるようにポジショニングを行う。

　検側の腕は，掌を検側の腸骨稜付近に置き，軽くひじを曲げた状態でできるだけ力を抜いていただく。マンモグラフィ同様に，被検者の腕に力が入った状態では，胸筋が緊張し正確な検査が行えないこともあるため，腕をリラックスさせることは走査を行ううえで重要である。検診等では乳房自体にテンションをかけずに走査を行うのが望ましいが，手術を前提として行う検査の場合には，手術の体位と同様に，患側の腕を挙上して行うとよい。

　上半身は脱衣とするが，できるだけ被検者の羞恥心を気遣って非検側の乳房はタオルもしくは検査衣等で覆った状態が望ましい。

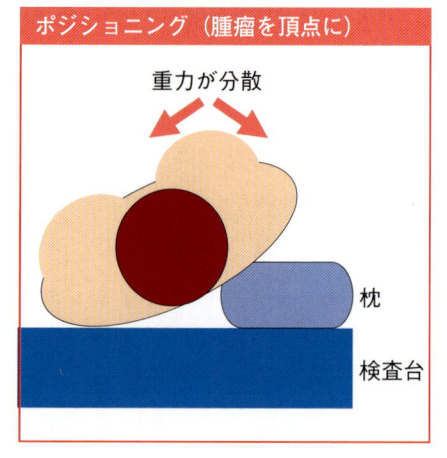

3）モニタの調整

　乳腺超音波検査の検査室の照度は，病変の視認性を考慮して，やや暗めに設定したほうが観察しやすいが，スタッフが変わるごとに照度が変わるとモニタの brightness・contrast の調整が必要となるため，施設として一定にしておくとよい。一定の照度で，基礎編の記述のごとく brightness・contrast を調整した後は，画質の調整は gain・STC で行う。

　検査時の表示深度は，40〜50mm が最適であるが，乳房の大小により大

胸筋までが描出されるように調整し，必要に応じて拡大・縮小を行う．また，フォーカスは常に関心領域の深度にこまめに合わせるよう心掛ける．

4）プローブの握り方

　通常の乳腺超音波検査においては，強く圧迫する必要がないため，親指と残りの指で軽くプローブを挟み込むように握り，手首をリラックスさせると滑らかな走査ができ，乳房の立体的な構造に合わせたプローブの操作が可能となる．

プローブの握り方（縦断面横走査・斜断面走査）

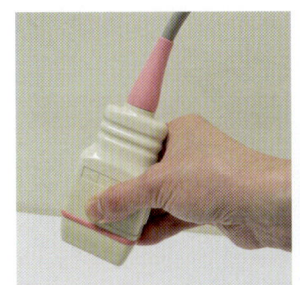

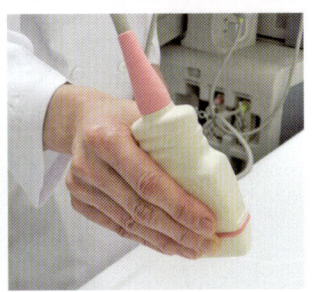

　縦断面横走査および斜断面走査では，親指はプローブの下端寄り1/4〜1/3程度の位置に置くと，他の指は裏側の下端付近に位置する．第2指から第4指で保持してもよいが，第5指を乳房に接触させた操作は推奨しない．特に術者が男性の場合には，プローブ以外の指が乳房に接触し表面をなぞるため，セクシャルハラスメント防止のうえからも避けたほうがよい．

プローブの握り方（縦断面横走査）

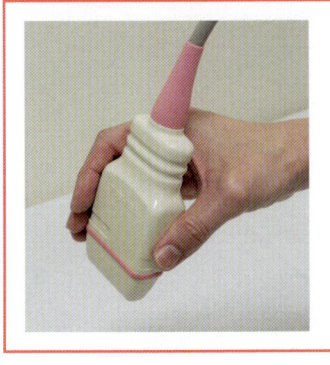

　横断面縦走査では，プローブの側面を親指と残りの指で挟み込むように握る．親指はプローブの1/2程度の位置に置き，他の指を反対側の側面に置く．

5）プローブの接触

　乳房の皮膚面にたっぷりとゲル（ゼリー）を塗布する。腹部超音波検査の場合には，プローブをやや強めに接触させてビームのペネトレーションをよくすることが画像をよくするコツとして知られているが，乳腺超音波検査では，ゲルを多めに塗布し圧迫を最小限に抑え皮膚面上を滑らせるようにスライドさせるフェザータッチがコツである。

　接触の角度は常に皮膚面に垂直に当てるように心掛け，乳房の外側・中央・内側と移動することによりプローブの接触角度を微妙に調整する必要がある。さらに乳房には頭尾方向にもカーブがあるため，それらも考慮して立体的なプローブ走査を行う必要があり，極論を言えば，同一乳房の中で同じ角度で観察する部位は何処にもないことになる。

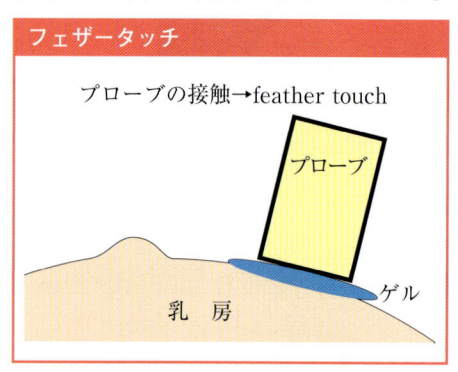

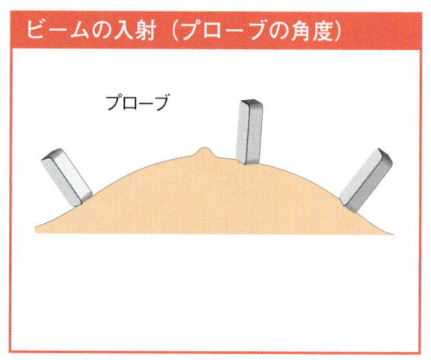

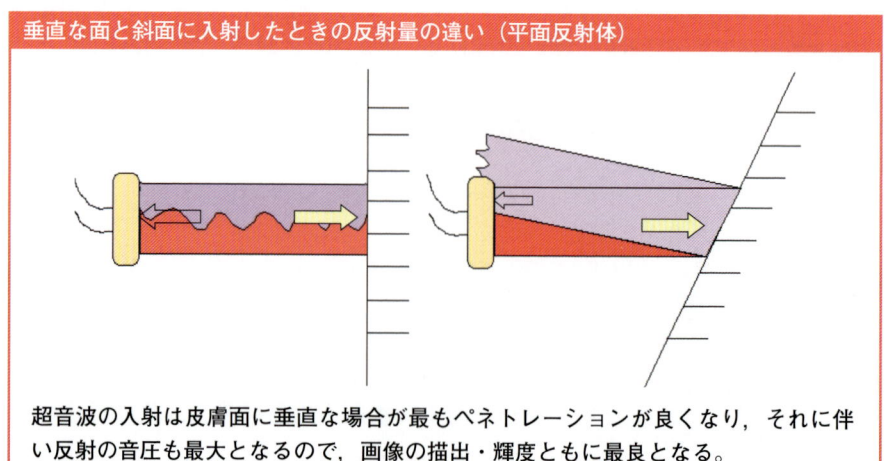

フェザータッチ

プローブの接触→feather touch

ビームの入射（プローブの角度）

垂直な面と斜面に入射したときの反射量の違い（平面反射体）

超音波の入射は皮膚面に垂直な場合が最もペネトレーションが良くなり，それに伴い反射の音圧も最大となるので，画像の描出・輝度ともに最良となる。

6）プローブ走査法

　超音波画像は，薄いスライス幅を持った平面状のある一部分の情報だけをもった断層像であるため，2方向以上の多方向からの観察が必須である。そのためのプローブ走査方法には，スライド走査，放射状走査，扇状走査，回転走査などがあり，それぞれの特徴を十分理解して，組み合わせながら走査を行う必要がある。

　走査範囲は乳腺組織の端から端までが原則であるが，C'領域や残存乳腺など個人差があるため端よりもさらに周囲までを含めて観察することも重要である。

①スライド走査

（1）特　　徴

　スライド走査は，プローブをスライス幅方向に移動させて連続的に乳腺を観察する走査方法であるため，乳腺の連続性を破断することの多い腫瘤像形成性病変の描出には優れている。

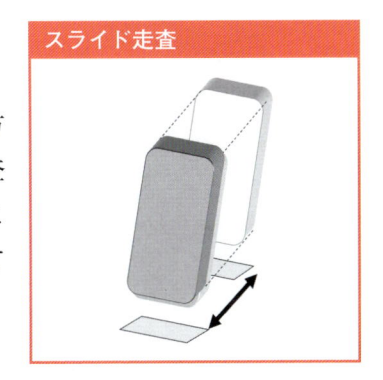

（2）方　　法

　超音波画像は，単に，あるスライス幅を持った断層像であり，そのスライス面に含まれないものは描出されない。そのため，見逃しを防ぐためには乳腺の端から端まで隈なくスライドさせながら全体を走査する。その際には，必ず往きに通過した部分を帰りにも走査することが大切である。それは，どんなに正確に垂直を意識して走査をしても，往きと帰りでは微妙に角度が異なり，往きで見えなかったものが帰りに描出されたりすることが多々ある。そのため，往きのみ，帰りのみの走査は見逃しの原因になりかねず，往復のスライド走査が必要である。

　また，現在の高周波プローブは開口径の狭いものが多いため，1回の走査でカバーできる範囲が狭いため，何度もプローブを新たな視野にズラして走査を行わないと乳房全体をカバーすることができない。そのため，検査時間

の短縮のため，往復の走査を行わずに片方向の走査でプローブを移動しまた片方向の走査を行うという方法を取りがちであるが，往復の走査を省くことは見逃しの危険性が増すため，特に初心者は避けるべきである．

　スライド走査の基本走査としての望ましい方法は，上記の点に注意をして同一部分を必ず往復走査し，プローブを新たな視野に移動する場合にも描出領域の一部が必ずオーバーラップさせることがブラインドエリアを作らないために重要である．

　超音波画像のスライス幅の特性を考慮すれば最低2方向以上の走査を行うべきである．

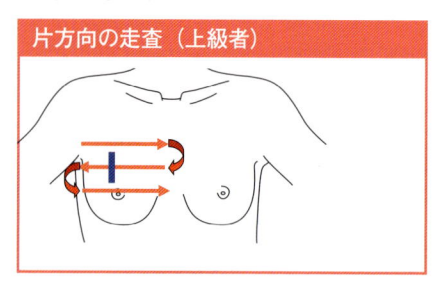

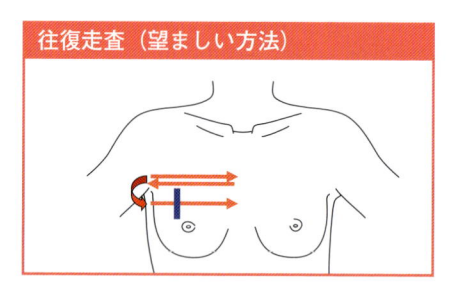

片方向の走査（上級者）

往復走査（望ましい方法）

(3) 種　　類

　スライド走査には，乳房に対するプローブの角度により，縦断面横走査，横断面縦走査，斜断面斜め走査がある．

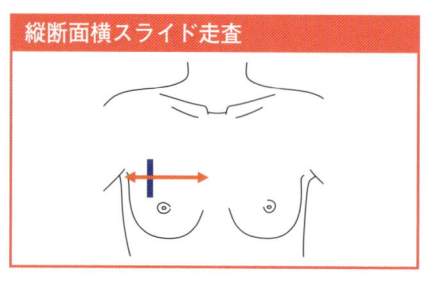

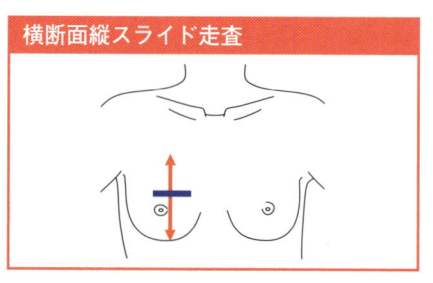

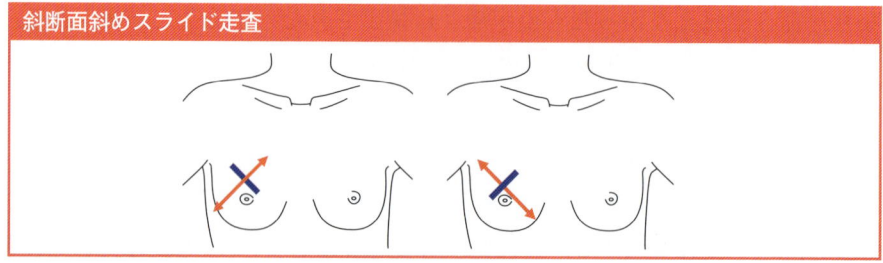

縦断面横スライド走査

横断面縦スライド走査

斜断面斜めスライド走査

②放射状走査

(1) 特　徴

　乳腺構造の基本単位である腺葉は乳頭を中心に区域性に分布し，終末乳管で発生した乳管癌は基本的に1つの腺葉内の乳管に進展する。その変化は，乳腺構造の肥厚であったり，乳腺構築の乱れであったりと明瞭な変化をきたさず，上記のスライド走査では認識が難しい場合が多々ある。そのような場合には，乳頭を中心に放射状にプローブを回転させる放射状走査を行うと，区域性の変化，領域性の変化を捉えることが可能である。

(2) 方　法

　放射状走査の方法は，乳頭を中心にプローブを時計の針のように時計回りあるいは反時計回りに連続的に走査し，乳房全体を観察する。

　また，放射状走査には，プローブの方向を上記方法とは直角にし，乳頭を中心に乳頭から周囲方向に遠ざかるようにプローブをスライドさせる方法もあり，1方向ではなく両方を組み合わせることで2方向からの走査により見逃しのない検査が行える。

(3) 種　類

　放射状走査には，プローブの角度により，時計回り（反時計回り）時計針状放射状走査，スライス幅方向放射状走査がある。

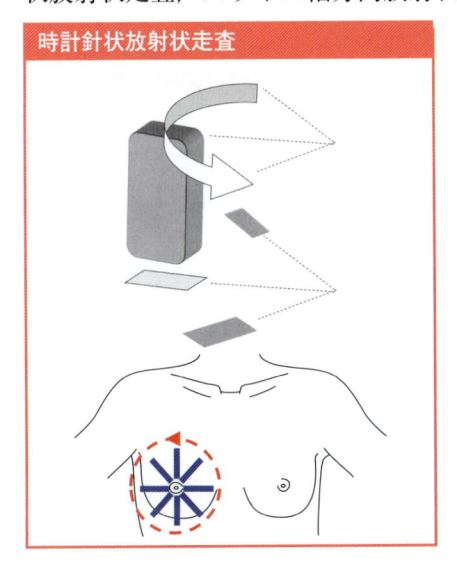

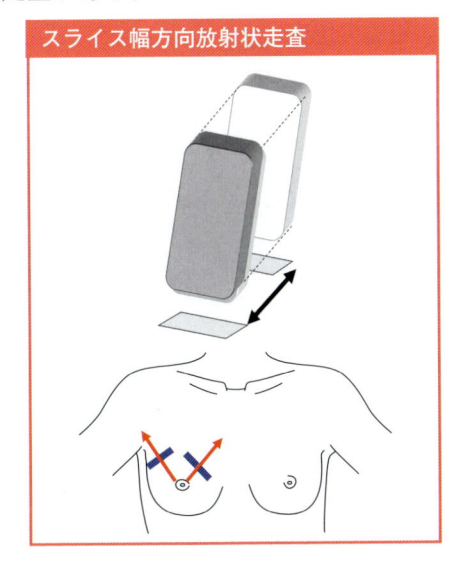

時計針状放射状走査

スライス幅方向放射状走査

③扇状走査

　乳頭直下は各腺葉から乳管が集合してくる部位であり，乳管内の病変が潜んでいることの多い部分でもあるが，乳頭は表面を扁平上皮層に覆われ，内部に平滑筋組織を含むため，超音波が極端に減衰し，情報を得ることが難しい。そのため，直接，乳頭にプローブを接触せず，周囲から乳頭の裏側を覗き込むよう超音波ビーム入射させる扇状走査を行って注意深く観察する。

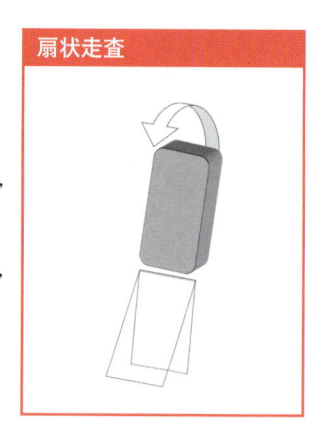

扇状走査

④回転走査

　乳頭は各腺葉からおのおの1本ずつになった乳管が，それぞれ独立して外界に開口する部位であるが，Paget病のように乳頭そのものが癌になる疾患もあるため，超音波ゲルを多少，多めに塗布して，乳頭を中心にしてプローブを回転させるようにしながら観察する。

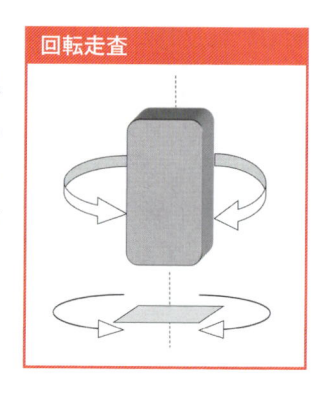

回転走査

⑤腫瘤の走査

Step1：腫瘤の見え方は，連続した乳腺（高エコー）の中に通常連続性のない低エコー像として描出されるので，一連の走査で腫瘤像形成性病変を認めた場合には，決められた方向からのみではなく，腫瘤を中心にプローブを回転させてあらゆる角度から描出し，ほんのわずかな悪性の兆候も見逃さないよう観察することが大切である。

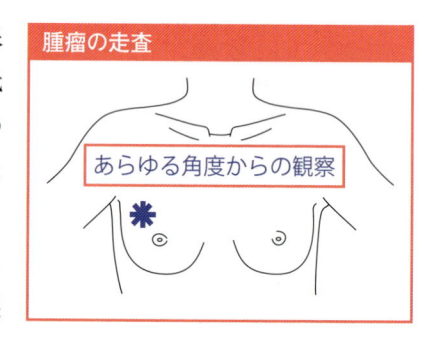

Step2：腫瘤の形状・境界部・内部エコー・後方エコー・外側陰影・乳腺境界線・液面形成・縦横比などの情報を収集する。

腫瘤の走査

あらゆる角度からの観察

Step3：さらには，プローブによるダイナミックテスト・エラストグラフィ・カラードプラによる Vascularity の情報を収集し，時には造影超音波検査を追加して造影剤による濃染などの情報を収集する。

　最低限 Step1・2 は実践し，可能であれば Step3 を行うことが望ましい。腫瘤像を認め，それらの情報を総合して判断した後は，腫瘤のみに囚われず腫瘤の周囲に乳管内進展を示唆する管状低エコー域の有無を注意深く確認する。

Question

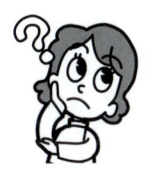

腫瘤の確認はどのようにしたらいいの？

Answer

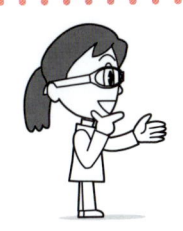

腫瘤像を疑わせる異常を発見した場合には，プローブと乳房皮膚面の間に指を入れて，腫瘤像と思われる部分の上で指をスライドさせて腫瘤像に見えている部分と指で触知されるものが一致するかを必ず確認する必要があります。乳腺症などの既往のある被検者の場合には，硬結として触知される部分と画像上の腫瘤像が異なることがあり，位置の把握・硬軟の判断などを誤る可能性があるためで，この走査も重要です。

Question

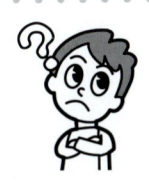

腫瘤の記録はどのようにしたらいいの？

Answer

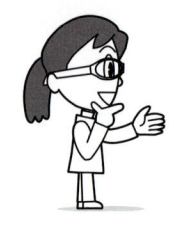

　腫瘤像を確認した後には，その特徴が現れる断面の画像を記録します。

　特に悪性を示唆する腫瘤像では，必ず摘出後の病理画像と対比できる方向での画像を記録すべきです。本来，超音波画像はスライス像のため病理標本のスライス像に相通ずる面があり，両スライスが合致した場合には，病理画像が色濃く反映するため，乳癌取扱い規約に則った標本の切り出し方向を念頭に入れ，超音波画像もこれらの角度で捉えた画像を残して病理画像と対比し，超音波検査にフィードバックさせることが重要です。

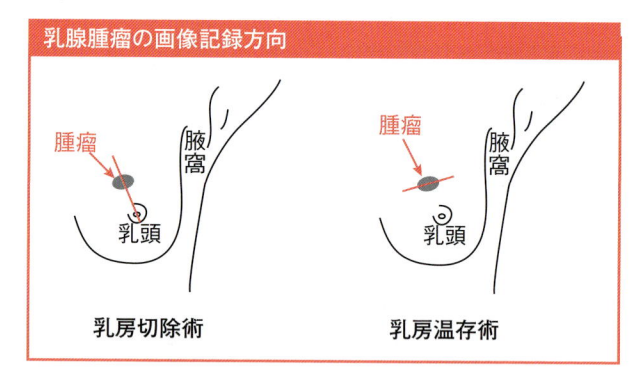

乳腺腫瘤の画像記録方向

乳房切除術　　　　　乳房温存術

乳癌取扱い規約には，
　『乳房切除術では割の入れ方は乳頭と腫瘤を結ぶ線に平行で腫瘤の中心を通る線に入れ，組織標本作製ではこの割線に平行する割を加えブロックを作製するとある．また，乳房温存術の場合には，乳頭と腫瘤を結ぶ線に直角に約5mm間隔で割を入れ，すべてを病理標本として断端の検索を行う』と記されている．

⑥リンパ節の走査

　超音波検査には，任意の角度でプローブを対象部分に接触すれば観察できる利点があるが，いわゆる腋窩リンパ節群（レベルⅠ・Ⅱ・Ⅲ），胸骨傍リンパ節，鎖骨下・上リンパ節は広範囲に存在し，腋窩の一部を除いてはマンモグラフィの対象外となる。そのため，それらのリンパ節への転移検索は超音波検査の大事な使命であり，どのレベルまで転移が及んでいるかの情報は超音波検査の責任領域である。

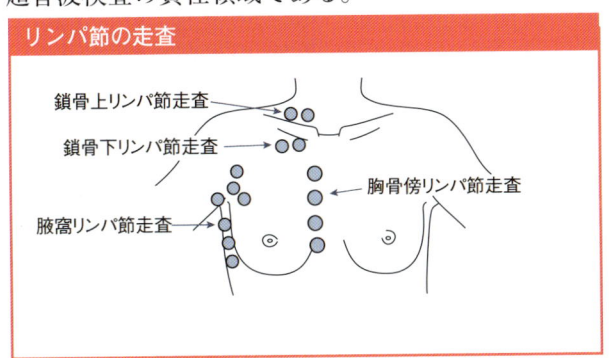

リンパ節の走査

- 鎖骨上リンパ節走査
- 鎖骨下リンパ節走査
- 胸骨傍リンパ節走査
- 腋窩リンパ節走査

Question

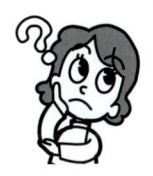

リンパ節の走査はどのようにしたらいいの？

Answer

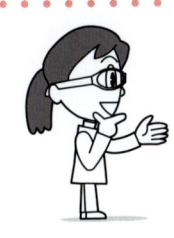

それぞれの領域ごとに，プローブで走査し注意深く観察することです。

(1) 腋窩リンパ節
　＊レベルⅠ：小胸筋外側縁より外側のリンパ節
　　brachial lymph nodes, subscapular lymph nodes,
　　central lymph nodes, pectoral lymph nodes

腋窩リンパ節走査

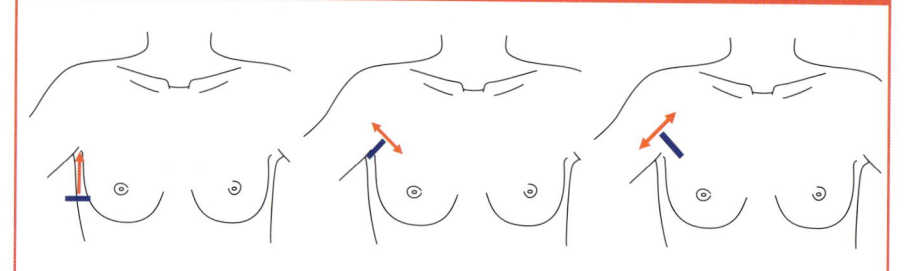

鎖骨下リンパ節走査

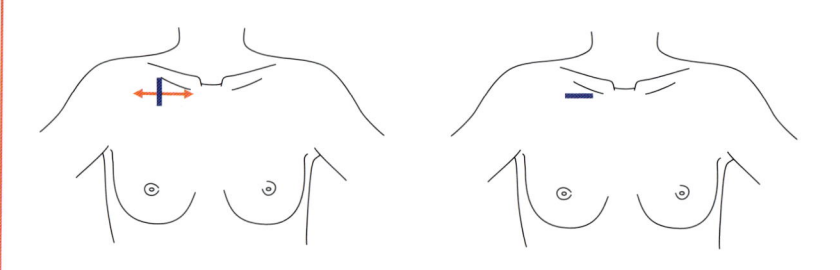

胸骨傍リンパ節走査

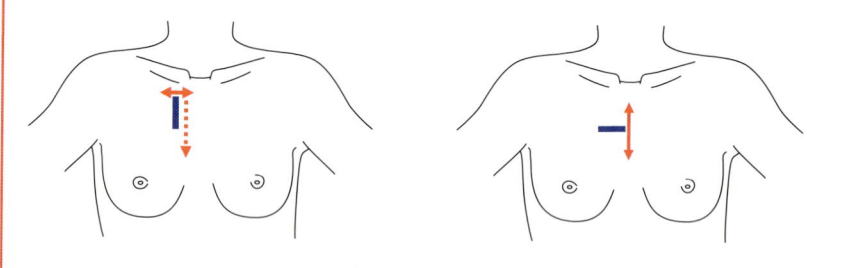

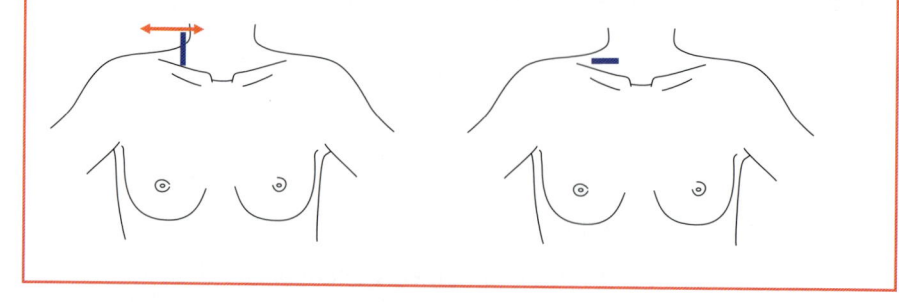

鎖骨上リンパ節走査

　　　　＊レベルⅡ：小胸筋背側リンパ節
　　　　　　subpectoral lymph nodes
　　　　　　胸筋間（小胸筋前面）リンパ節
　　　　　　interpectoral lymph nodes（Rotter）
　　　　＊レベルⅢ（鎖骨下リンパ節）：小胸筋内側縁より内
　　　　　　　　　　　　側
　　　　　　infraclavicular lymph nodes, highest
　　　　　　infraclavicular lymph nodes（Halstedリンパ節）
　　（2）胸骨傍リンパ節
　　　　＊胸骨柄後部リンパ節：
　　　　　　retromanubrial lymph nodes
　　（3）鎖骨上リンパ節
　　　　　　supraclavicular lymph nodes

⑦所属リンパ節転移の程度の分類
　N0 ：リンパ節転移がいずれの群にも認められないもの
　N1 ：LevelⅠおよびⅡのリンパ節のみに転移を認め可動性のあるもの
　N2a：LevelⅠおよびⅡのリンパ節のみに転移を認め周囲組織への固定あるいはリンパ節癒合のあるもの
　N2b：胸骨傍リンパ節のみに転移を認めるもの
　N3a：LevelⅢのリンパ節まで転移を認めるもの
　N3b：LevelⅠおよびⅡと胸骨傍リンパ節に転移を認めるもの
　N3c：鎖骨上リンパ節まで転移を認めるもの

　　　　　　　（日本乳癌学会・編．臨床・病理乳癌取扱い規約．第17版．より）

5）乳腺超音波検査の基本走査

　通常の検査では，触診後，ポジショニングを行った後，エコーゲルを塗布してプローブ走査を開始する。プローブ走査には，特に決められた方法・方向はないが，検査ごとに方法を変えたり術者ごとに方法が変わったりというバラツキは見逃しの元になりかねないため，術者の基本走査法・施設として

の基本走査法を定めておくことは重要である。

Question

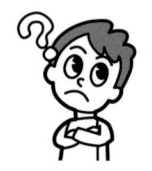

乳腺超音波検査の基本走査はどのように行うの？

Answer

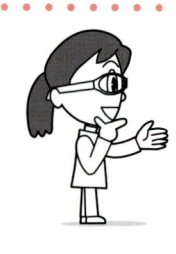

Step1：腫瘤像形成性病変の検索のためにスライド走査を行ううえで，①縦断面横走査を行った場合には必ず横断面縦走査を行い，②斜断面斜め走査を行った場合には必ず直交した斜断面斜め走査を行い，最低限直交した2方向からの走査が必要となります。

　これは，超音波画像があるスライス幅を持った断層像であり，直交2方向で確認できないものは病変としての確証がとれないためです。可能であれば2方向以上の走査が望ましいとされています。検診では時間の制約があり難しいかもしれませんが，超音波画像の特性を考えると2方向の走査は必要です。腫瘤は，連続した乳腺（高エコー）の中に，通常，連続性のない低エコー像として描出されることが多いため，パッと見えてパッと消える像を探すとよいでしょう。

Step2：腫瘤像非形成性病変の検索のため，放射状走査を行い各方向の乳腺組織の厚みの変化や乳腺構築の乱れの有無を観察し，さらに，乳頭周囲・乳頭直下・乳頭を観察するために，扇上走査・回転走査を行います。

Step3：最後にリンパ節の検索を行います。腋窩リンパ節を走査する場合には患側の腕を挙上して，頭の下に置き，腋窩を拡げるとよいでしょう。

ここがポイント

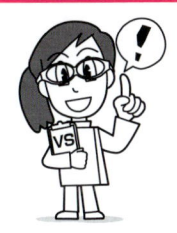

超音波画像の中で病変を捉えられるか否かは，術者の動体視力に負うところが大きいため，動きの中で異常な部分を認識するトレーニングが必要となります。初心者は，まず，描出されている乳腺組織が把握できる程度，ゆっくりとした走査を心掛けましょう。動体視力は，徐々に身についてくるため，慣れとともに知らず知らずのうちに走査スピードは速くなっても，なおかつ見逃しのない走査ができるようになります。

2 乳腺の超音波解剖

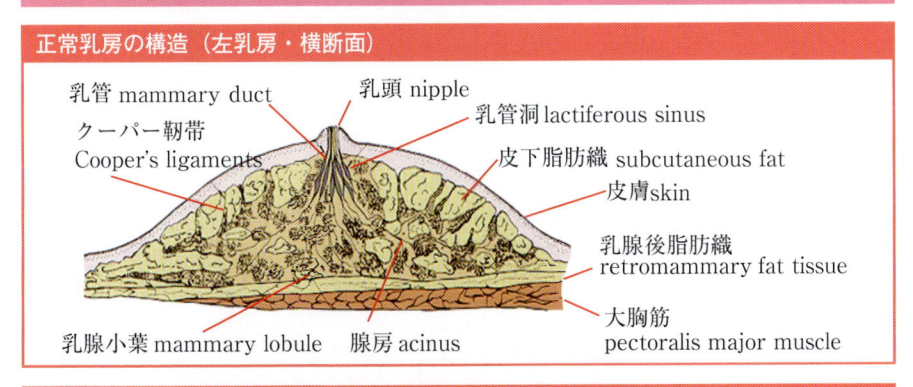

正常乳房の構造（左乳房・横断面）

- 乳管 mammary duct
- クーパー靱帯 Cooper's ligaments
- 乳頭 nipple
- 乳管洞 lactiferous sinus
- 皮下脂肪織 subcutaneous fat
- 皮膚 skin
- 乳腺後脂肪織 retromammary fat tissue
- 乳腺小葉 mammary lobule
- 腺房 acinus
- 大胸筋 pectoralis major muscle

高周波プローブで描出した超音波画像

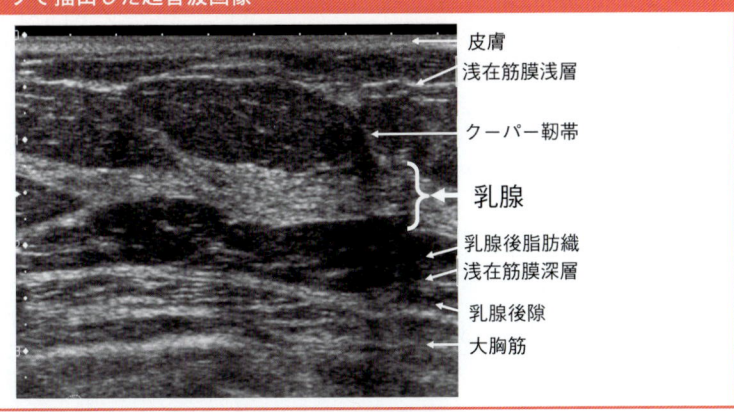

- 皮膚
- 浅在筋膜浅層
- クーパー靱帯
- 乳腺
- 乳腺後脂肪織
- 浅在筋膜深層
- 乳腺後隙
- 大胸筋

3 乳腺超音波検査における表現法

1. 病変の存在部位

1) 患側乳房

　　右側　・・・　Rt　（right）
　　左側　・・・　Lt　（left）
　　両側　・・・　B　（bilateral）

2) 乳房の領域

　　A　・・・　内上　（Inner Upper）
　　B　・・・　内下　（Inner Lower）
　　C　・・・　外上　（Outer Upper）
　　D　・・・　外下　（Outer Lower）
　　E　・・・　乳頭下（Subareolar）

3) 病変の存在部位の時計盤表示

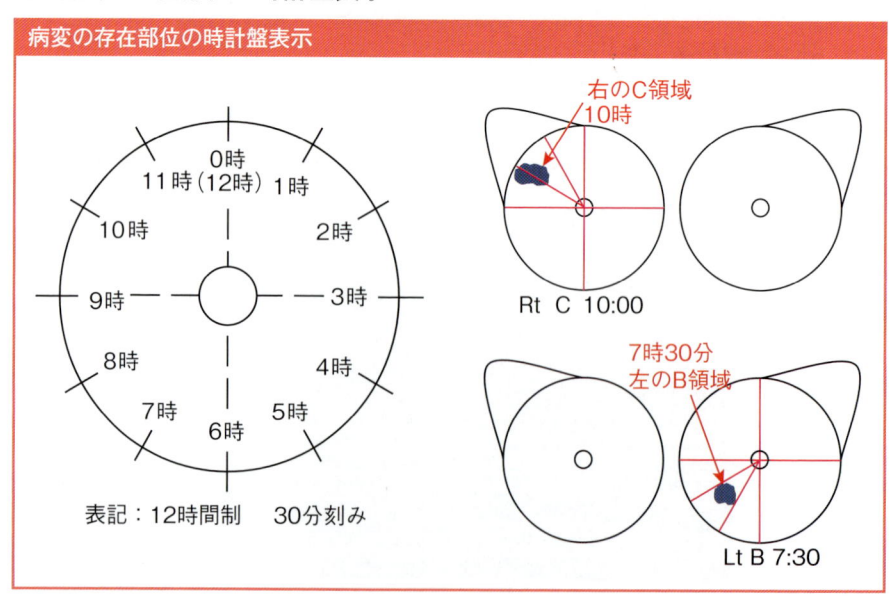

病変の存在部位の時計盤表示

0時
11時（12時）1時
10時　　　　　2時
9時　　　　　　3時
8時　　　　　　4時
7時　　5時
6時

表記：12時間制　　30分刻み

右のC領域
10時

Rt C 10:00

7時30分
左のB領域

Lt B 7:30

4) 超音波画像上での乳頭腫瘍間距離

乳頭周囲皮膚下面を結ぶ直線の中点と腫瘍縁との最短距離を測定する。

超音波画像上での乳頭腫瘍間距離

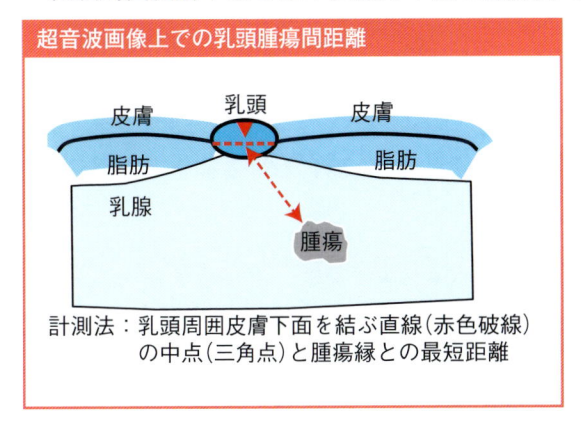

計測法：乳頭周囲皮膚下面を結ぶ直線（赤色破線）の中点（三角点）と腫瘍縁との最短距離

※乳腺超音波検診での表記方法

JABTSでは，検診時の時間短縮と簡便な方法として，乳頭と乳房外縁までを同心円状に3部分に分け，中央部C（center），中間部M（middle），周辺部P（proximal）とし，さらに乳房外O（outside），乳輪部S（subareola），腋窩部X（axilla）とした表記法を推奨している。

病変の存在部位の時計盤面・乳頭腫瘍間距離表示（右乳房）

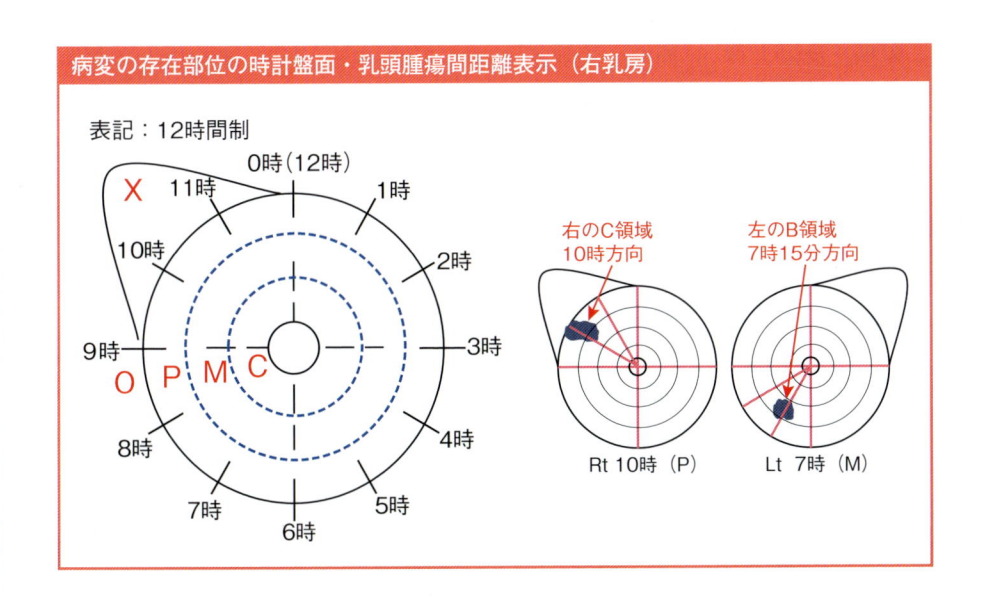

表記：12時間制

右のC領域 10時方向
左のB領域 7時15分方向

Rt 10時（P）　Lt 7時（M）

2．病変の大きさ・縦横比

1）腫瘍径

腫瘍径には境界部高エコー（ハロー，halo）を含め，腫瘍の最大径 a，これと直行する断面の最大径 b，腫瘍の最大径（a）面における高さ c を計測し，a×b×c cm（mm）で表示する。

> **腫瘍径**
>
> 腫瘍径：a×b×c cm（mm）
> ハロー（halo）を含め計測
>
> ○ 低エコー部分
> ● 境界部高エコー部分

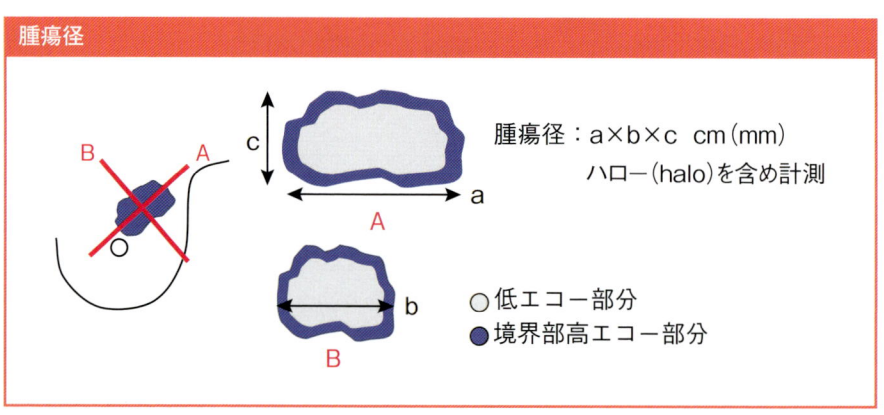

2）縦横比

縦横比は最大径（a）面で，境界部高エコー（ハロー，halo）を含まない低エコー部分の最大縦径 D／最大横径 W で表す。

通常，被験者が臥位の状態では，乳房の重量で柔らかい腫瘤はまん丸ではなく横長になる傾向があるため，良悪の境界は 0.7 とされている。

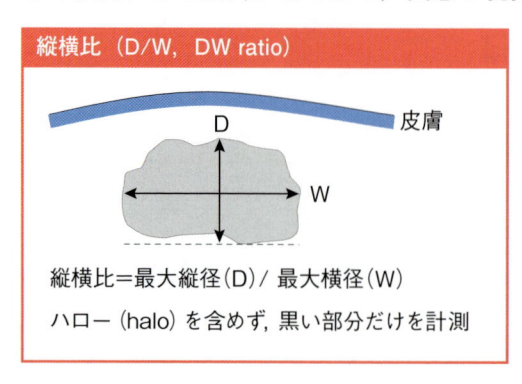

> **縦横比（D/W, DW ratio）**
>
> 皮膚
>
> 縦横比＝最大縦径（D）／最大横径（W）
> ハロー（halo）を含めず，黒い部分だけを計測

4 乳腺検査における超音波所見

　乳腺超音波画像における腫瘤像形成性病変の描出は，その腫瘤像の示す情報を最大限に把握することにある．そのためには，漠然と腫瘤像を観察し，何となく悪性，何となく良性というイメージを持つことでは不十分であり，腫瘤像の示すそれぞれの所見を各診断基準に則り理論的に判断し，それらを総合して最終的に何が考えられるかという道筋が大切である．

1. 腫瘤像形成性病変の超音波所見

　腫瘍の良悪・組織型を判断するには，超音波画像の中から各所見を分析しながら走査を進めて行くが，個々の所見はそれだけで良悪の判断材料になるわけではなく，各々の所見を組み合わせて考える必要がある．

1）腫瘤の形状（shape）

　形状とは，腫瘤全体から受ける印象をいう．

腫瘤の形状		くびれ	かど
円形／楕円形	round/oval	（−）	（−）
分葉形	lobulated	（＋）	（−）
多角形	polygonal	（−）	（＋）
不整形	irregular	（＋）	（＋）

| 超音波画像で見る腫瘤の形状 |

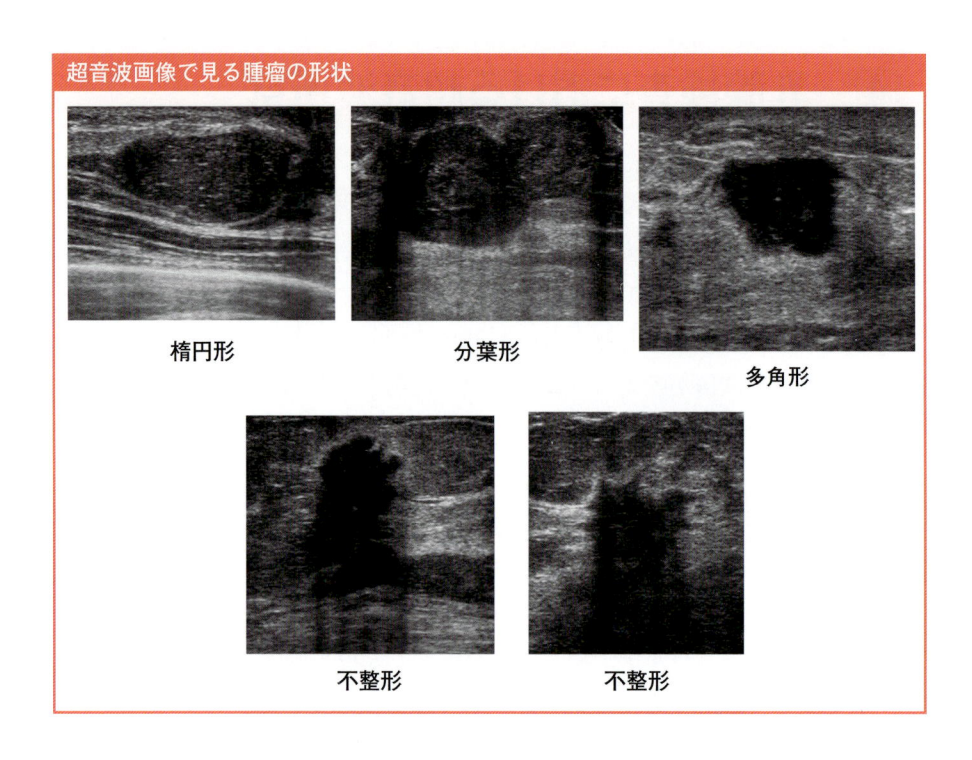

楕円形　　　　　分葉形
　　　　　　　　　　　　　　多角形

不整形　　　　　不整形

2）境界部（boundary zone）

境界部とは，境界，辺縁および周辺をさす。
境界：腫瘤と非腫瘤部の接する面
辺縁：境界付近の腫瘤部分
周辺：腫瘤に近い非腫瘤部分を併せた部位

＜判　　断＞
性　　　状　　　　　　　：　平滑　←――――――→　租ぞう
明　瞭　性　　　　　　　：　明瞭　←――――――→　不明瞭
境界部高エコー像（ハロー）：　なし　←――――――→　あり

境界部

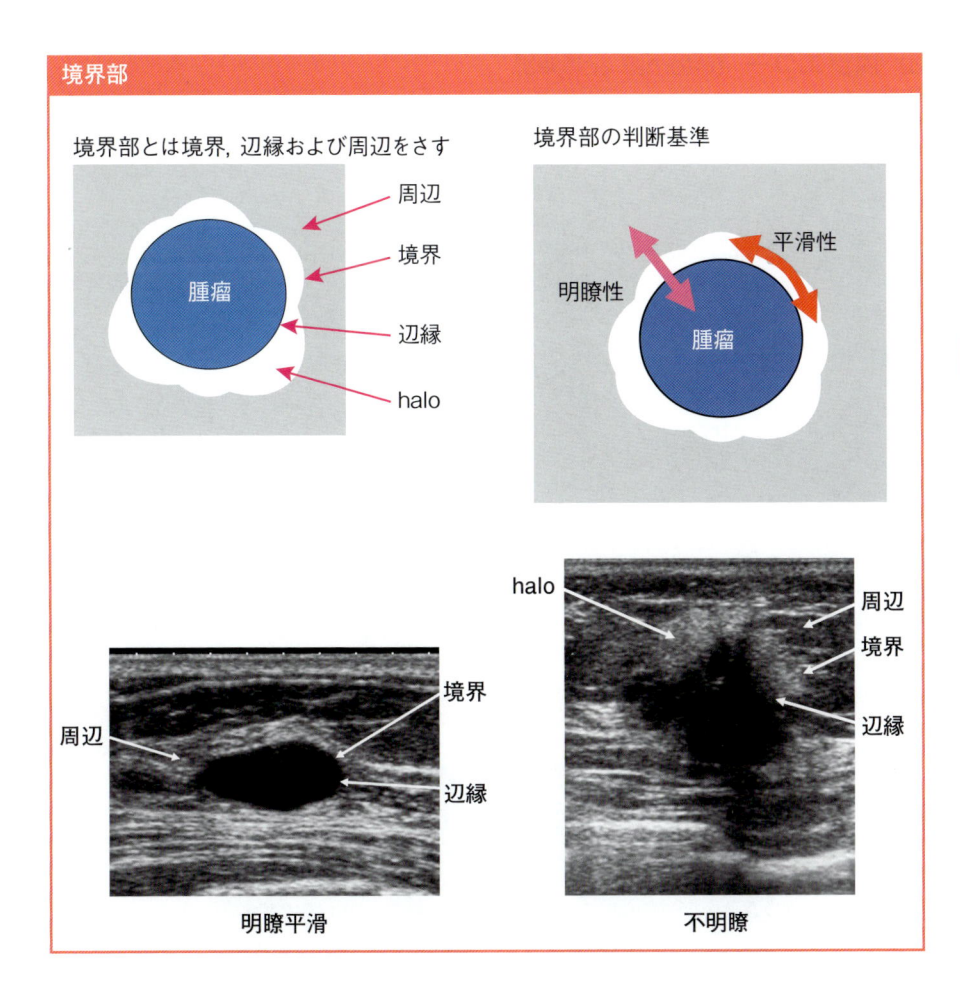

境界部とは境界, 辺縁および周辺をさす

境界部の判断基準

明瞭平滑

不明瞭

<表　現>
- 明瞭平滑
- 明瞭租ぞう
- 不明瞭
- 評価困難（境界部が減衰などで判定できないもの）

3）内部エコー（internal echoes）

　内部エコーとは，腫瘤内部からのエコーを意味する。ただし，境界部は含まない。

＜判　　断＞

⑴均質性（均一性）(homogeneity)
　　・均質（均一）(homogenous)
　　・不均質（不均一）(heterogenous)

⑵エコーレベル（echo level）（皮下脂肪組織のエコーレベルと比較）
　　・無エコー（free）
　　・極低（very low）
　　・低（low）
　　・等（equal）
　　・高（high）

内部エコー：均質（均一）性

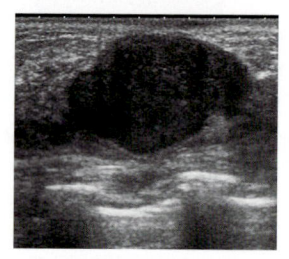

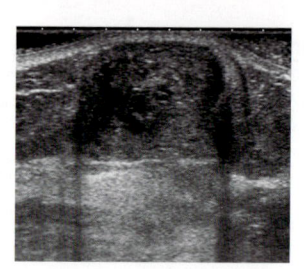

均質（均一）　　　不均質（不均一）

内部エコー：エコーレベル

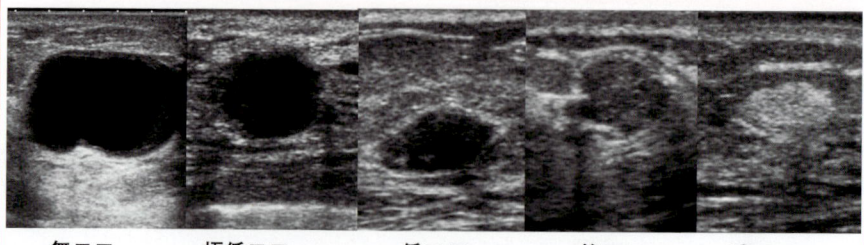

無エコー　　極低エコー　　低エコー　　等エコー　　高エコー

(3) その他の所見
- 高エコースポット
    - 粗大（coarse）（3mm ≦）
    - 点状（small）（1mm ≦）
    - 微細点状（fine）（＜1mm）
- 囊胞様構造
- 液面形成（fluid-fluid level）

　　液面形成とは，囊胞性病変の中に音響インピーダンスの異なった液体が2層性に観察されるもので，出血によるものはfluid-fluid levelといわれ，悪性が示唆される。

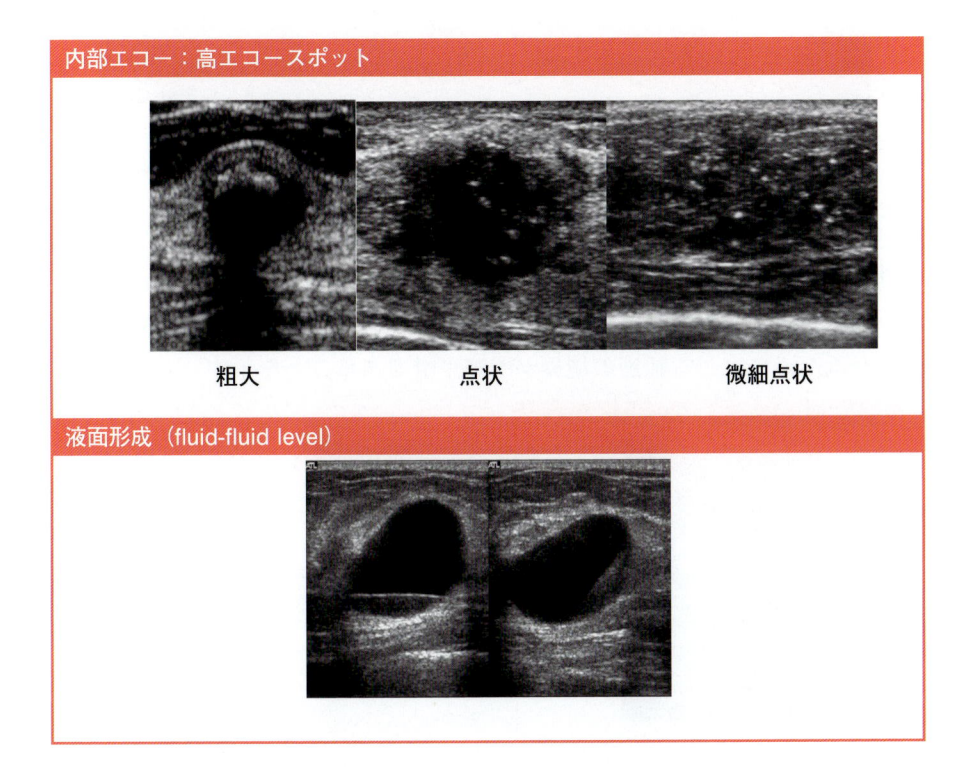

内部エコー：高エコースポット
粗大　　　　　点状　　　　　微細点状
液面形成（fluid-fluid level）

4）後方エコー（posterior echoes）

　後方エコーとは，腫瘤の後方に認めるエコーで，腫瘤内部での超音波の減衰の程度を反映し，組織型の推定に重要な所見。

＜分　　類＞
- ・増強（accentuating）
- ・不変（no change）
- ・減弱（attenuating）
- ・消失（disappearance）／欠損（deficient）

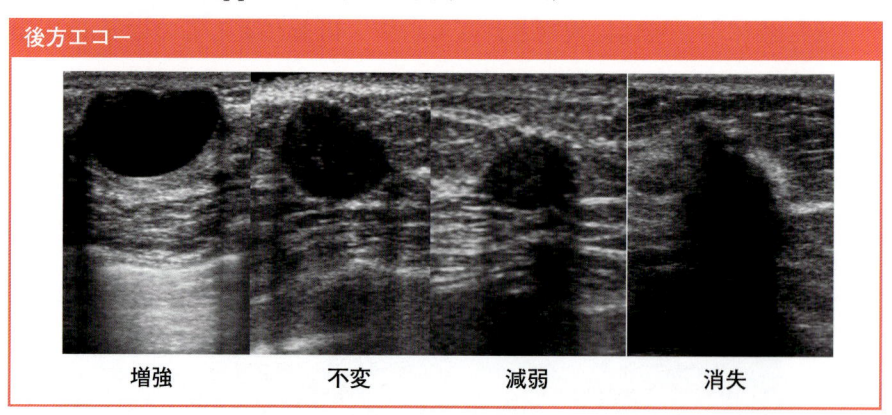

後方エコー

増強　　　不変　　　減弱　　　消失

5）外側陰影（lateral shadow（s））

　外側陰影とは，腫瘤後方の外側に存在する音響陰影のことで，超音波が表面平滑な腫瘤に入射したとき，入射角度の接線になる辺縁部分で反射屈折が強くなるために生じる腫瘤の境界が明瞭平滑であることを示す。

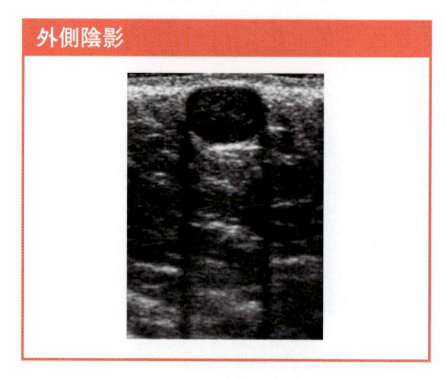

外側陰影

6) 随伴所見

⑴ 前方・後方乳腺境界線の断裂の有無

乳腺境界線とは,
- 皮下脂肪層と乳腺との境界　→　前方境界線
- 乳腺と乳腺後脂肪層との境界　→　後方境界線

を指し，病変により境界線の連続性が途切れている場合を境界線の断裂という。浸潤癌の場合によく見られる所見。

＜判　断＞

境界線の断裂：なし ←――――――→ あり（浸潤癌による破壊を示唆）

⑵ 管状構造物

管状構造物とは，乳癌が乳管内を進展したときに見られる管状の低エコー域をいう。

⑶ 浮腫（edema）

⑷ 皮膚の肥厚（skin thickening）

随伴所見

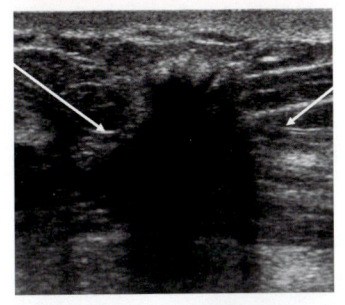

前方境界線（→）：断裂あり

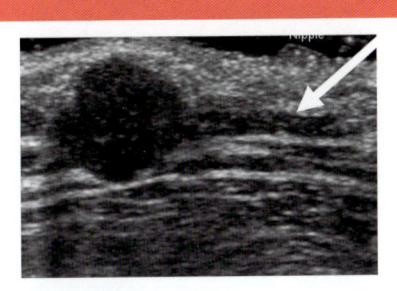

管状構造物
乳管癌の乳管内進展（→）

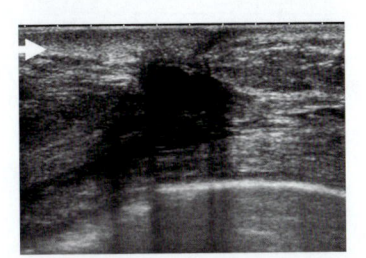

皮膚の肥厚（→）

(5) クーパー靭帯の肥厚（thickening of Cooper's ligament）
(6) 構築の乱れ（architectural distortion）
(7) リンパ節（lymph node）

随伴所見

クーパー靭帯の肥厚（→）　　　リンパ節

7）エコーパターン

腫瘤像形成性病変のエコーパターンは以下のように分類される。

(1) **囊胞性パターン**（cystic pattern）

腫瘤内部からエコーが全く，あるいはほとんど見られず囊胞を示唆するパターン。

(2) **混合性パターン**（mixed pattern）

腫瘤内部に充実性部分と囊胞性部分とが混在して見られるエコーパターン。

(3) **充実性パターン**（solid pattern）

腫瘤内部全域にエコーを認め，充実性腫瘤を示唆するエコーパターン。

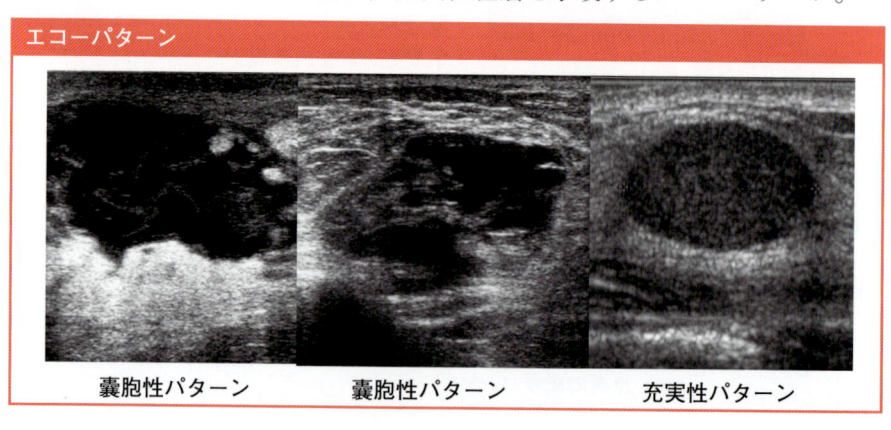

エコーパターン

囊胞性パターン　　　囊胞性パターン　　　充実性パターン

8) その他

(1) 縦横比（D／W ratio）

縦横比とは，腫瘤の最大径断面での低エコー域部分の縦長（D）を横長（W）で除したもの。

＜判　　断＞

	良性 ←　　　　　　　　　　　→ 悪性
縦横比　：	小　　　＜ 0.7 ＜　　　大

縦横比

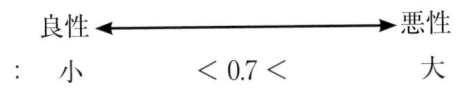

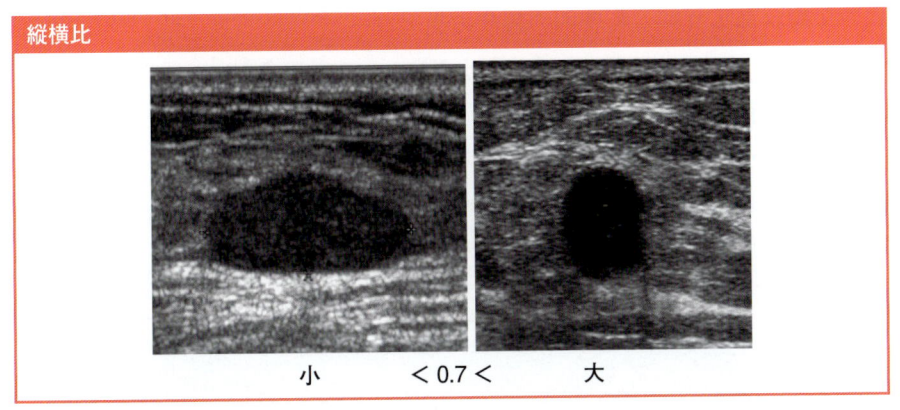

小　　　＜ 0.7 ＜　　　大

(2) ダイナミックテスト

ダイナミックテストとは，

・腫瘤に圧力を負荷して変形を観察　→ Compressibility →硬さ
・腫瘤に横力を負荷して移動性を観察→ Mobility →周囲組織との固定

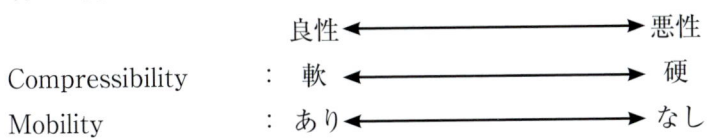

＜判　　断＞

	良性 ←　　　　　　　　→ 悪性
Compressibility　：	軟　←　　　　　　　→　硬
Mobility　　　　　：	あり ←　　　　　　→　なし

(3) Vascularity

Vascularity とは，腫瘤の血管性の評価をいう。

＜分　　類＞

Hypervascular, 　Vascular, 　Hypovascular, 　Avascular

2. 腫瘤像非形成性病変の超音波所見

1) 乳管の拡張 (duct dilatation)

(1) 乳管内エコー (internal echoes in the duct or vesicles)
　　・充実性エコー：乳管 (小囊胞) 内の充実性エコー
　　・流動性エコー：流動性が観察されるエコー
　　・線状高エコー：乳管内の線状の高エコー
　　・(微細) 点状高エコー：乳管 (小囊胞) 内の点状の高エコー

(2) 乳管壁の肥厚 (wall thickening of the duct)
　　乳管の壁が通常より厚くなっているもの。

(3) 乳管内腔の広狭不整 (irregularity of the caliber of the duct)
　　拡張した乳管内の病変により乳管が広狭不整を呈するもの。

乳管の拡張 (乳管内エコー)

| 充実性エコー | 流動性エコー | 線状高エコー | 点状高エコー |

2) 乳腺内の低エコー域 (low echoes area in the mammary gland)

　周囲乳腺あるいは対側乳腺と性状を異にする低エコー域で腫瘤像として認識しがたいもの。

(1) 斑状低エコー域 (まだら状, 斑状, 豹紋状) (spotted or mottled l.e.a.)
　　比較的小さな低エコーが複数まだらに存在し, 全体として1つの病変として認識できるもの。

(2) 地図状低エコー域 (geographic low echo area)
　　斑状低エコー域が融合したように見えるもの。

(3)境界不明瞭な低エコー域（low echo area with indistinct border）

　斑状とも地図状とも表現しがたく，境界が不明瞭なために腫瘤として認識できないもの。

乳腺内の低エコー

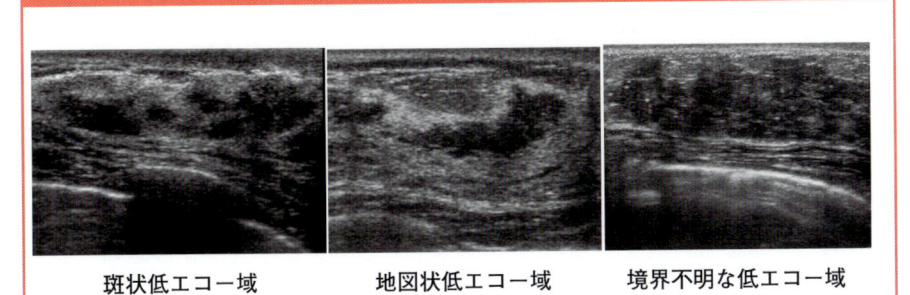

斑状低エコー域　　地図状低エコー域　　境界不明な低エコー域

3）多発小囊胞像（multiple vesicular pattern）

　乳腺内に多数の小囊胞（数mm）が局在性または区域性に集簇して見られるもの。

4）構築の乱れ（architectural distortion/architectural disturbance）

　乳腺および周囲組織の引きつれ，歪みをいう。

多発小囊胞

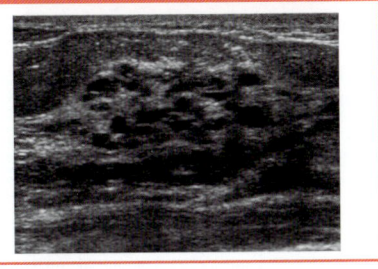

構築の乱れ

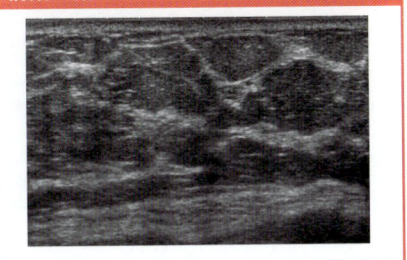

＜参考所見＞
　(1)（微細）点状高エコー
　(2)バスキュラリティ
　(3)硬さ

5　乳腺超音波検査の有効な利用法

1) Dense breast や Lactating breast に有効

　マンモグラフィがX線吸収の差を画像化しているため乳腺含有量が多い乳房の場合には腫瘤の描出・性状の把握が難しいことが多いが，超音波画像では通常腫瘤と周囲組織との音響インピーダンスに差があるため容易に描出できる。また，乳腺含有量の極端に少ない乳房の場合にも，乳腺と皮膚とのX線吸収係数が同じためマンモグラフィ上ではコントラストがつきにくく腫瘤を描出しにくいが，超音波画像では容易なことがある。

2) 腫瘤の内部構造の把握には有効

　マンモグラフィはX線透過像であるため，腫瘤の描出はできても内部の様子を観察することが難しいことがある。超音波画像では音の反射像であるため，腫瘤の内部構造の描出が比較的容易である。特に，腫瘤内部で出血があって fluid-fluid level を形成している場合や囊胞内に乳頭状の病変がある場合には，威力を発揮する。

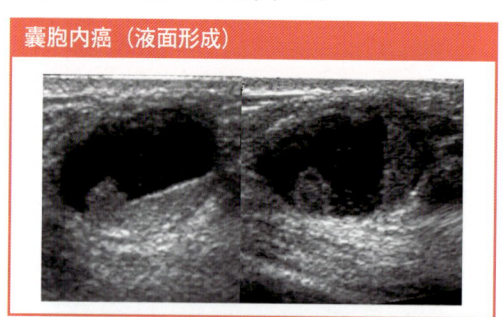

囊胞内癌（液面形成）

3) 任意の断面像を有効に

　現在の超音波検査は用手的にプローブを走査して行うため，角度・方向を自由に変えながら目的部位の観察が可能である。最近の高周波プローブでは，乳管内の観察が十分可能な分解能を有しているので，腫瘤を描出して満足す

ることなく周囲の乳管内進展の状況を観察するためには角度・方向を駆使して注意深い走査が必要である。

4）ダイナミックテストを有効に

　超音波検査の最大の長所はリアルタイム性にあり，それを最大限に生かした手技がダイナミックテストである。これは超音波検査特有の情報であり，術者は腫瘤を認めた場合には，必ずテスト（compressibility test と mobility test）を試み，その情報を付加する必要がある。

Question

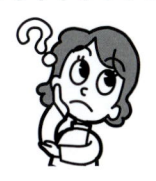

ダイナミックテストはどうやってやるの？

Answer

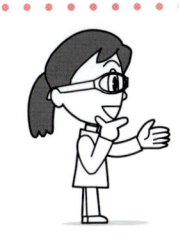

　compressibility test と mobility test がありますので，それぞれについて以下に説明します。

　compressibility test とは，プローブや指を用いて腫瘤の弾性（硬さ）に関する情報を得る手技のことです。腫瘤が描出される部分にプローブを接触させ，画像を見ながら直接，プローブで腫瘤に対して深さ方向に圧迫を加え，圧力の強弱に伴う腫瘤の形状の変形の度合いを観察することにより硬さを推測します。この方法にある程度の客観性を付加したものがエラストグラフィです。

　もう1つの方法として，プローブを乳房表面に接触させて指で腫瘤を挟み，深さ方向と直交方向に圧力を加えて，指の圧力の強弱に伴う腫瘤の形状の変化を観察することにより硬さを推測する方法もあります。通

常，良性の場合には，腫瘤自体が軟らかく乳腺内張力のため幅方向に拡がっていることが多く容易に変形を示しますが，悪性の場合では，腫瘤自体が硬く周囲組織との固定によりあまり大きな変形は示しません。

　一方，mobility testは，腫瘤と腫瘤周囲組織との固定に関する情報を得る手技です。プローブを乳房表面に接触させ，指で腫瘤を一方から押し深さ方向と直交方向に圧力を加えて，腫瘤が周囲組織を別々に動くのか一緒に動くのかを観察することにより周囲組織との固定の有無を推測します。

　また，腫瘤の大きさを把握する場合にもダイナミックテストは重要で，癌が浸潤している場合にはBモード画像で認識している以上に範囲が拡がっていることが少なくないので，動かしながら腫瘤と一緒に動く部分の把握が必要となります。通常，良性の場合には，くるくる回転するように見えますが，悪性の場合では，著しく動きが制限されます。

　さらに，できれば，マンモグラフィの撮影者に腫瘤の硬軟による組織型に関する情報を伝達することも重要です。

5) カラードプラ・パワードプラ

　腫瘤内部・周囲の血管構築や走行を容易に把握でき，FFT波形分析による流速・Pulsatility Index・Resistace Index等の流速パターンから血流の性質をも推測できる（詳細172頁）。

6) Tissue Harmonic Imaging

　超音波画像を構成する成分の中の音圧の高い部分だけを用いて画像化する手法で，多重反射・サイドローブ等のアーチファクトのノイズ成分を低減し，コントラスト分解能の向上したよりクリアな画像が得られる。

7）Contrast Harmonic Imaging

　超音波造影剤を用いた手技で，通常のカラードプラ・パワードプラでは検出できない微弱な血流信号も超音波造影剤を使用することにより増強し，観察する手技である（詳細186頁）。

8）スライス幅方向の素子多列化（ビームコリメーション）

　超音波画像はあるスライス幅を持ち，スライス幅の厚みは微小な病変の描出を左右する。その厚みも深度により異なるため，スライス幅方向にも素子を多列配置し電子フォーカスによりビーム幅を薄くする技術が可能となり，thin sliceの画像での観察可能になり，より微小な病変の描出が可能となった。

9）3D・4D

　超音波画像の基本は2D（2次元）のBモード画像であり，3D画像でなければ診断できないケースはないと考えられるが，下記のような理由から3D画像の有用性が認められている。

- ・腫瘤の立体的な形状が把握でき，より客観性を持たせる。
- ・腫瘤と周囲の脈管走行との関係を明瞭に描出できる。
- ・MPR表示のcoronal像を用い乳癌の乳管内進展の把握が可能。
- ・ボリュームデータから任意の方向のthin-sliceでの切り出し画面を表示でき，病理像との対比による病変の把握が容易となる。
- ・Real-time3Dにより3次元方向からの確認の基に正確な穿刺が可能。

10）組織弾性イメージング機構（Real-time Tissue Elastography）

　超音波検査の利点を生かしたダイナミックテストは，乳腺腫瘤の硬さや周囲組織との固定の有無を推測する上で有効な手技であるが，あくまで圧迫の仕方や圧力の掛け方による動きを術者の眼で捉え判断するものある。　術者のskillに左右されず客観的に腫瘤・組織の硬さ情報が得られる。そのメカニズムは腫瘤部分と周囲組織に対する圧迫による歪みの差を画像上の色で表現したもので，軟らかな腫瘤は周囲組織と同様の歪みを生じるのでほぼ同等の色を呈し，硬い癌のような腫瘤では周囲組織に比べ歪みは少ないためより

濃い青色を呈することにより，検査中にリアルタイム画像を見ながら腫瘍の硬軟を判断することができる（⇒詳細169頁）。

11）病理像との対比

　マンモグラフィが乳像全体を圧縮した全体像であり，乳腺含有量の多い乳房では腫瘍と乳腺との重なりが腫瘍の発見の妨げになる可能性がある。それに比べ，超音波画像は数 mm のスライス幅をもったスライス像であるため明瞭な腫瘍像を描出でき，走査断面が一致すれば，病理切片のルーペ像と1対1に対応する。検査の際には乳房温存術が行われる症例か乳房切除術が行われる症例かにより，病理標本が乳頭－脇窩ラインに平行に切り出されるのか直交する面で切り出されるのかを予測して，それに合わせた断面の画像を記録することが重要である。そして日頃より，両者スライス像である超音波画像とルーペ像の比較を行い，画像上の高エコー・低エコーとなる根拠を病理像から把握しておくことが読影力・判断力の向上につながる。

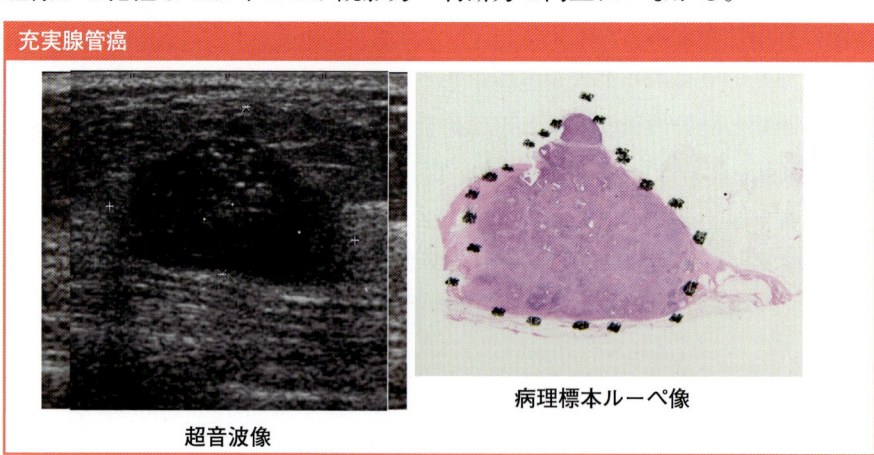

充実腺管癌

超音波像　　　病理標本ルーペ像

6 乳腺超音波検査における応用検査

1．エラストグラフィ

　一般的に，癌組織では血管と細胞の密度が増加するにつれてその硬さが増し，周囲組織とは弾性が異なるといわれている。前述のように，Bモード画像にて用手圧迫を加え組織の硬さを判断するdynamic testは以前からおこなわれていたが，術者のskillによらず，ある程度客観的に硬さを知るため開発された方法がエラストグラフィである。

　当初は乳腺領域で，プローブを使って用手的圧迫を加え，組織の歪が癌組織と周囲組織とで異なることを利用し，2003年，椎名らによりバネの伸縮のイメージから複合自己相関法を用いて組織の硬さを色で表現した。

　その後，乳腺以外の領域でも利用され，さらに加圧方式も

　　①振動エネルギーを用手的圧迫，腕筋肉の不随意運動などによる振動，被検者自身の筋肉収縮や呼吸などによる振動から得るもの（Manual Compression）

　　②振動エネルギーを探触子からの超音波照射圧により得るもの（Acoustic Compression）

の2種類となり，

　　❶画像化情報をひずみから計算するStrain Imaging法，

　　❷画像化情報をShear Waveの伝播速度から計算するShear Wave Imaging法，が利用されている。

　現在では，腫瘤の硬さの同定のみならず，肝臓の硬さ定量化するなどにも利用され，さらに応用範囲が拡大している。

　これらの方式のエラストグラフィでは，対象により同様の結果が得られない場合もあり，それぞれの特性や適切な使用方法を理解して使用することが重要である。

乳房超音波エラストグラフィの方式による分類

　2013年，JABTS（日本乳腺甲状腺超音波医学会）精度管理研究班およびJSUM（日本超音波医学会）用語診断委員会乳腺 Elasticity imaging 小班では下表のような分類を提唱している。

Elastography Classification (Except Mechanical Vibration Type)					
	Strain or Displacement (Strain Imaging)			Shear Wave Speed (Shear Wave Imaging)	
Manual Compression	No Compression	Strain Elastography			
		Elastography eSie Touch™ Elasticity Imaging	Philips Siemens		
	Minimal Vibration	Real-time Tissue Elastography (RTE)	Hitachi Aloka		
		Elastography	GE		
	Significant Compression	Real-time Tissue Elastography (RTE)	Hitachi Aloka		
		Elastography	GE		
		Elastography	Toshiba		
Acoustic Radiation Force Impulse	Acoustic Radiation Force Impulse (ARFI) Imaging			Point Shear Wave elastography (average shear wave speed)	
	Virtual Touch™ Imaging (VTI)		Siemens	Virtual Touch™ Quantification (VTQ)	Siemens
				Shear Wave Elastography (average shear wave speed)	
				Shear Wave Elastography (SWE)	SSI
				Virtual Touch™ IQ (VTIQ)	Siemens

　本表は振動エネルギーを，用手的圧迫，腕筋肉の不随意運動などによる振動，被検者自身の筋肉収縮や呼吸などによる振動から得るもの（Manual Compression）と，探触子からの超音波照射圧により得るもの（AcousticCompression）とに分類（縦列）し，画像化情報を歪みから計算するStrain Imaging 法と Shear Wave の伝播速度から計算する Shear Wave Imaging 法とに分類（横段）し作成している。乳腺領域での実臨床では ManualCompression で加振・加圧し，Shear Wave Imaging で画像化する技法は使われていないため，下の3群に分類すればよいことになる。

1. Strain Elastography：Hitachi Aloka, GE Healthcare, Philips Healthcare, Siemens, Toshiba
2. Acoustic Radiation Force Impulse (ARFI) Imaging：Siemens
3. Shear Wave Elastography：SuperSonic Imagine, Siemens

エラストグラフィでは，カラーバーの上段に行くほど（オレンジ）より軟かく，下段に行くほど（濃いブルー）より硬く，中間（グリーン）が中程度の硬さを表す。

エラストグラフィ

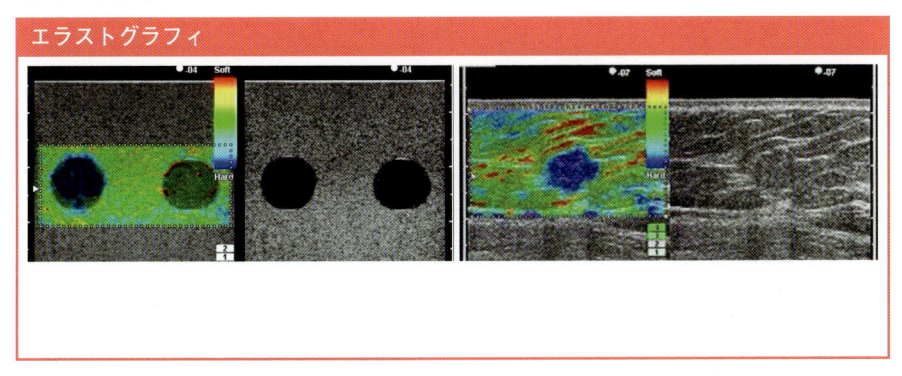

エラストグラフィスコア

エラストグラフィスコア

score of 1　score of 2　score of 3　score of 4　score of 5

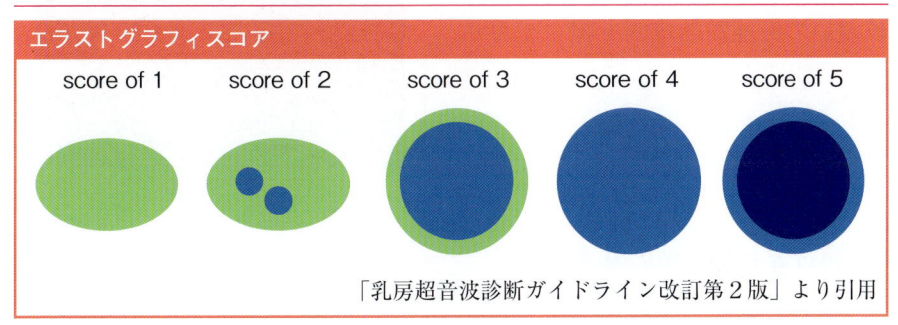

「乳房超音波診断ガイドライン改訂第2版」より引用

エラストグラフィの有用性

・カテゴリー3以上とされた病変に対しエラストグラフィを行うことによりカテゴリー2に下げる病変があるといわれており，不必要な生検など被験者の不利益を防げる可能性がある。
・カテゴリー3とされた病変に対しエラストグラフィを行うことによりカテゴリー4に上げる病変があるといわれており，悪性の確信度の向上が見込まれる可能性がある。
・腫瘤のみならず乳管内成分の拾い上げにも有効とされており，非浸潤性乳管癌（DCIS）の鑑別にも有用性が期待される。

2. 乳房超音波ドプラ

　乳房超音波検査では主にBモード検査を中心に検討がなされて来たが，カラードプラ法やパワードプラ法などの従来法の他に，最近では高空間分解能に血流情報が得られる，Bフロー，ファインフロー，アドバンストダイナミックフローなど，さまざまな方法が開発され，比較的簡単な操作でリアルタイムに血流情報が得られる。また，フルディジタル超音波装置の普及にともない，低流速の血流シグナルも検出できるようになった。このドプラ法を利用してドプラスペクトル分析を行い，パラメータの有用性も検討されている。

　また，ドプラ法は良悪性の鑑別や治療効果判定，インターベーションなどにおいても補助的役割を担っており，精査に限らず，スクリーニングの分野においても大きな役割を担うであろうと考える。

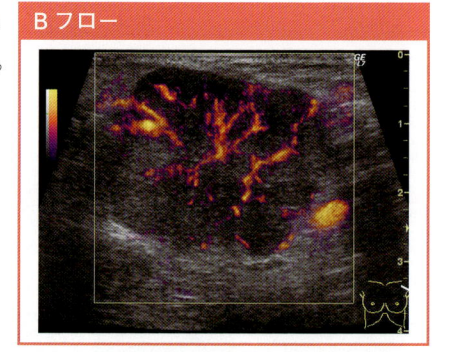

Bフロー

1）超音波ドプラ法の基本

　超音波ドプラ法の基本はドプラスペクトル解析法であり，カラードプラ法は，同法の応用として開発されたものである。カラードプラ法は，速度モード（狭義のカラードプラ法）とパワーモード（パワードプラ法）とに分かれる。

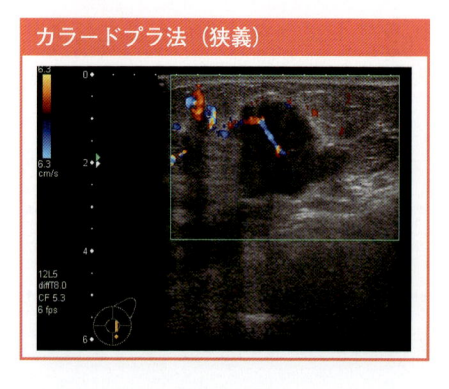

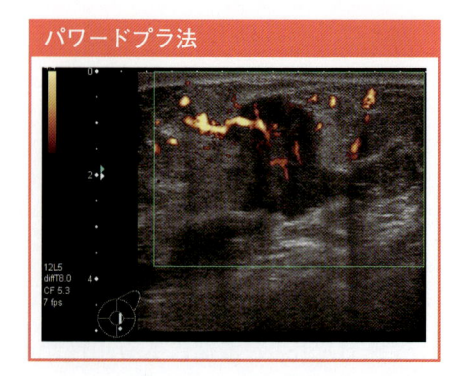

カラードプラ法（狭義）

パワードプラ法

カラードプラ法は，平均速度と血流方向をカラー表示した方法で，パワードプラ法は，ドプラ偏移信号の強度をカラー表示しており，血流速度は表示されない。パワードプラ法は方向性を持たず，血流シグナルの検出感度が高いため，血管径が細く血流速度の遅い乳腺領域では，パワードプラ法が多く利用されている。

2) パルスドプラ法とは

パルスドプラ法は任意に決定したサンプルボリューム内の周波数成分を高速フーリエ変換（fast Fourier transform：FFT）を用いてスペクトル解析を行い，波形表示したものである。超音波ドプラ法の基本はドプラスペクトル解析法であり，カラードプラ法は同法の応用として開発されたものである。

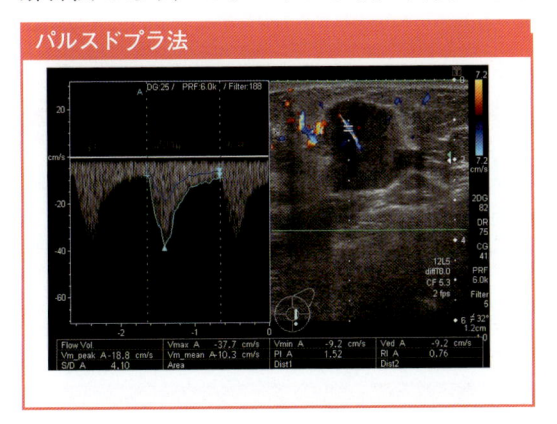

パルスドプラ法

3) カラーフローマッピングの検査手順

カラーフローマッピングにより腫瘍の血流量や血流の多寡，血流形態や分布を観察する。特に濃縮嚢胞では腫瘍内部に血流シグナルが認められず，悪性疾患（充実腺管癌）との鑑別の一助になる。

① 探触子は下部を軽く支え，手首の力を抜いて超音波ビームが皮膚に対して垂直に入るように配慮し保持する（なお，男性の検者の場合，探触子を保持する際に指が乳房に触れる場合に思わぬ苦情が出る恐れがあり，各施設で対策を講じる必要があると考える）。

プローブの保持

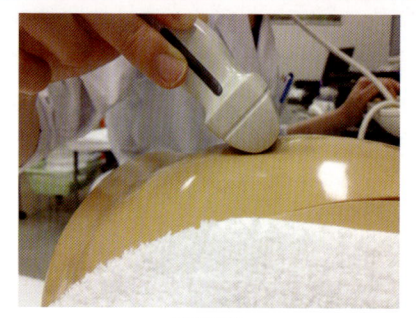

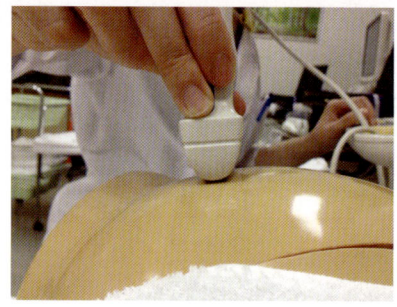

不適正 / 適正

ここがポイント

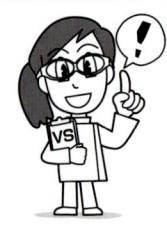

探触子による圧迫により表在に存在する血流シグナルは低速なため容易に消失する。カラードプラを実施する際には，特に探触子による圧迫に注意を払う必要がある。したがってBモードの走査以上にソフトタッチにアプローチすることが重要である。

プローブによる圧迫

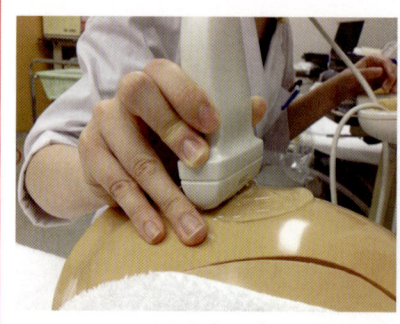

ソフトタッチ

圧迫圧

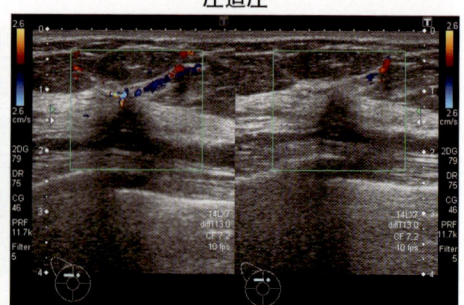

適正 / 過度のためカラー信号消失

② Bモードで関心領域を十分に把握したら，カラードプラボタンを押し，カラー表示エリアを関心領域に合わせて適宜大きさの調整をする。

カラー表示エリア

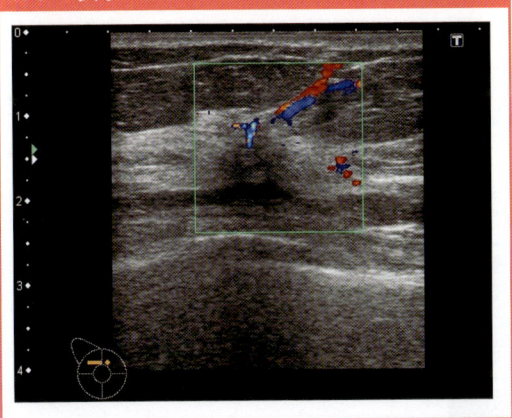

ここがポイント

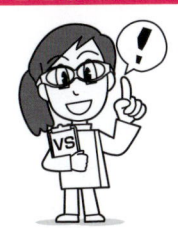

カラー表示エリアの大きさはフレームレート（FR）やカラー感度に影響を与えるため，必要最小限の設定が望ましい。しかし，病変の範囲の特定が難しい場合や周囲血流の情報が必要な場合は，カラー表示エリアを広く取り，適宜調整を行う。

カラーROIの設定によるフレームレートの変化

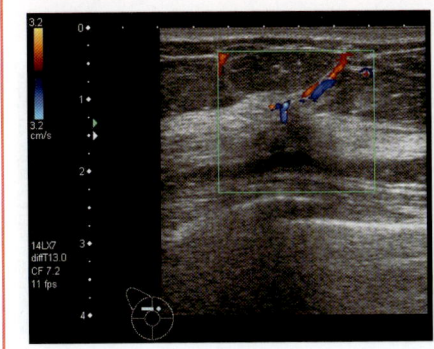

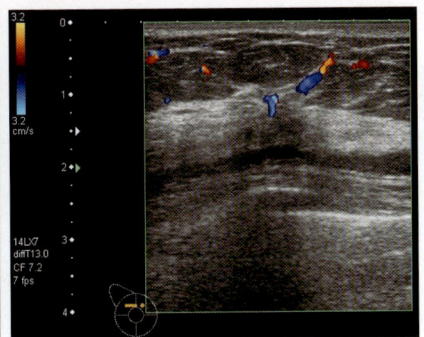

適正　　　　　　　　ROIの過大設定によりFRが低下

③ 流速レンジは観測血流に応じた設定が必要であり，ブルーミングや折り返しの少ない血流表示が理想的である。カラードプラのボタンを押しただけでは適切なカラーマッピングとは言い難い。乳腺病変は低流速の場合が多く，なるべく低い流速レンジで観察を始め，徐々に適正なレベルに設定する必要がある。ただし PRF が低いほどフレームレートは低下し，アーチファクトが発生しやすくなるため，探触子の操作はゆっくりと行うことが重要である。

流速レンジの設定

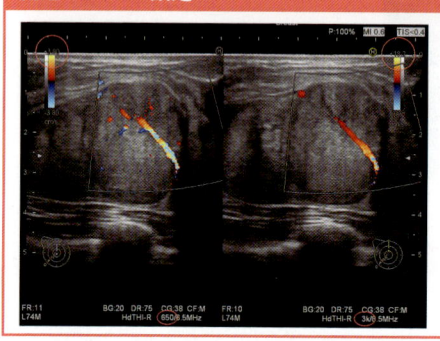

a　設定が低すぎて折り返し (+)
b　適正

a｜b

④ カラーゲインは弱いドプラシグナルを増幅するために調節する機能である。血流検出感度を上げるものではないので注意を要する。周囲組織のマッピングに注意し，システムノイズが発生するかしないか程度にカラーゲインを最大限に調節する。

カラーゲインの設定

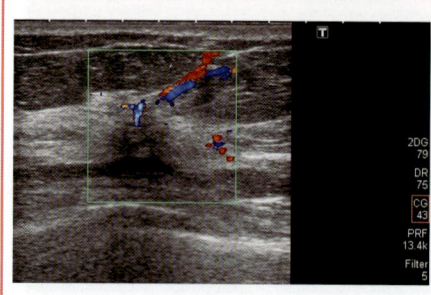

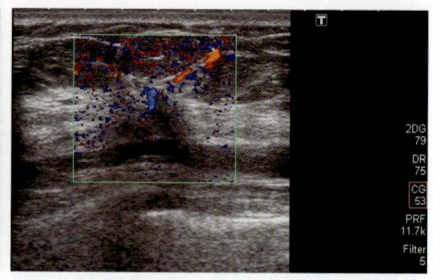

適正　　　　　　　　　過多によりノイズ発生

ここがポイント

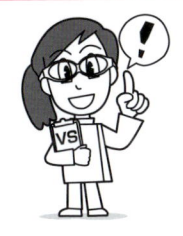

流速レンジやカラーゲインを適切に調整しても腫瘤に血流シグナルを認めない場合は，腫瘤周囲にシステムノイズをわずかに発生させた静止画像を保存することで，最大限に調整した証明にもなる。

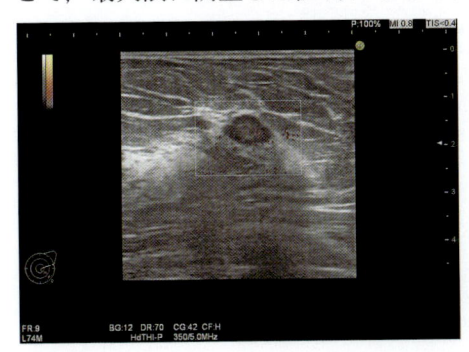

⑤ カラードプラ法ではウォールフィルタの選択により体動成分（クラッタ）または血流成分が削られてしまう。フィルタの設定が高すぎると遅い血流シグナルがカットされてしまい，平均速度は高く表示され，設定が低すぎるとクラッタ成分が残ってしまい，平均速度は低く表示される。対応部位に適した初期設定を確認しておくことが重要である。

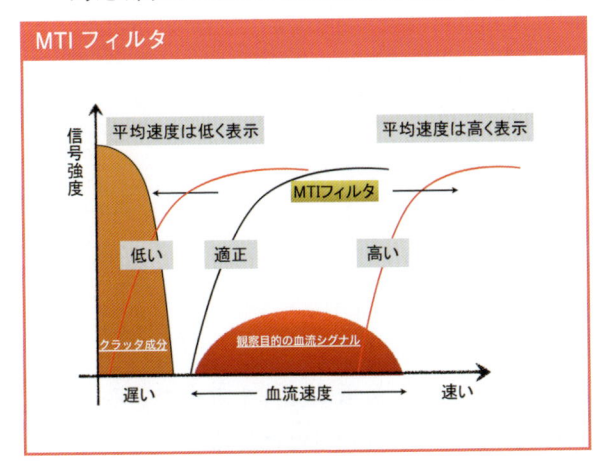

MTIフィルタ

⑥ ドプラ送信周波数をあまり意識しないで，初期設定のみ使用している施設も見受けられるが，各メーカの乳腺設定では低流速の血流を検出するためにドプラ送信周波数を高めに設定している．ただし，大きな腫瘤や深部に関心領域が存在する場合，ドプラ送信周波数を低く設定する．減衰による影響を軽減し，検出感度を向上させることも必要である．

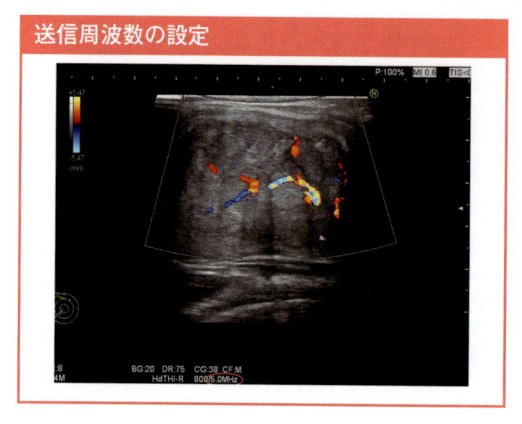

送信周波数の設定

Question

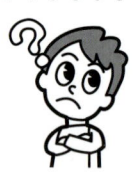

カラードプラ法って何？

Answer

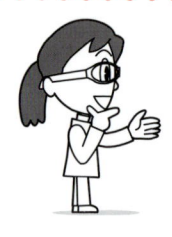

①血流のリアルタイム表示が可能
②原理はパルスドプラ法と同じ
③Bモード上で血流の流れる方向が分かり，異常血管の検出が容易
④血流速度は平均値で表す
⑤流速成分のバラツキ（分散演算）を表示できる
⑥解析は自己相関法であり定量性は劣る

4）血流波形分析の検査手順

　血流波形分析を行うことにより，腫瘍に流入する血流速度や性質がリアルタイムに観察できる。また，波形のパラメータとして，Vmax（最大流速），Vmin（最小流速），Vmean（平均流速），RI，PI などが得られる。血流波形分析はカラードプラなどの主観的な血流情報と異なり，客観的な数値として評価ができる。

① カラー表示エリアを必要最小限にし，サンプルボリューム（SV）を測定対象血管に合わせて計測する。対象血管は腫瘍に流入する境界部付近の明瞭な血流シグナルとし，SV の幅は血管内腔からはみ出さないように調整することが一般的な手法だが，乳腺腫瘍のような細い血管径を対象とする場合は，最小の SV 幅で計測する。

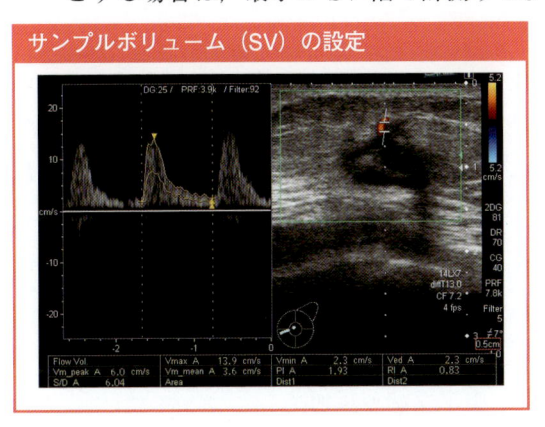

サンプルボリューム（SV）の設定

② SV を合わせたら，ドプラアングル（DA）を 60°以下になるように調整する。ただし，PI，RI のみを評価するのであれば，PI，RI は DA に依存しないため，角度補正を行う必要はない。

ドプラアングル（DA）の設定

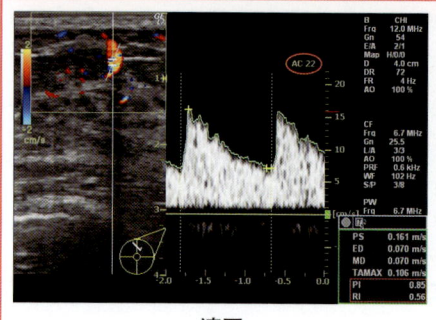

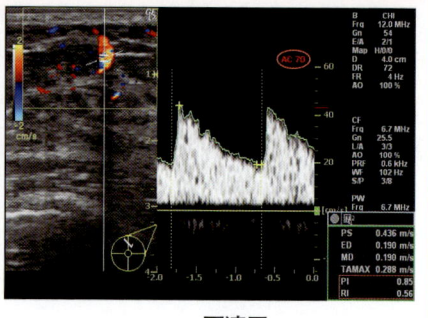

適正　　　　　　　　　　　　　　不適正

③ 血流波形が出たらバックグランド（BG）に注意し，ノイズが目立たない程度で血流シグナルの輝点が最大限検出されるレベルでドプラゲイン（DG）を調整する。

④ FFT 波形は，折り返し現象が起こらないよう注意する。必要に応じて，ゼロシフトの調整（基線の上下動）や繰返し周波数（PRF）の調整など，各種パラメータの変更を行い，FFT 波形を測定範囲内におさめることが重要である。

Question

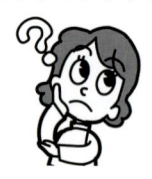

パルス（PW）ドプラ法って何？

Answer

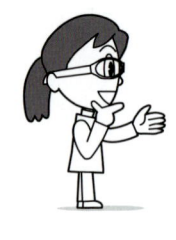

① 距離分解能が良い
② B/D 同時モードが可能である
③ 最大検出可能流速（最大測定可能周波数）は PRF の 1/2 である
④ 比較的低速な血流測定に適している

⑤解析はFFT分析であり定量性は良い

5）カラードプラ法の判定基準

　乳房超音波検査にカラードプラ法が導入されてから20年以上が経過したが，判定方法は未だに標準化されていないのが現状である。1990年頃の文献では悪性病変内や周辺に豊富な血流シグナルが観察され，良性病変ではほとんど血流シグナルが観察されず，カラードプラ法は乳がんの診断向上に有用であるとの評価であった。即ち，当時の超音波診断装置のカラー感度は低く，良性病変に観察される微細な低速流の血流シグナルは観察できなかった。しかし，現在の超音波診断装置はカラー感度が向上し，良性病変の血流シグナルも検出されるようになり，血流シグナルの有無だけでは良悪性の診断に寄与しないと言われている。

(1) バスキュラリティ

　バスキュラリティは血流の多寡，あるいは豊富さを示す場合に用いられる。良悪性の鑑別では，総体的に悪性病変でバスキュラリティが高く，良性病変では無〜低い傾向であるが，前述したように，線維腺腫や乳管内乳頭腫などの良性病変においても，しばしば豊富なバスキュラリティが観察される。また，硬癌のような線維成分の多い悪性病変ではバスキュラリティは低く，良悪性とバスキュラリティが相関するとは限らない。

ここがポイント

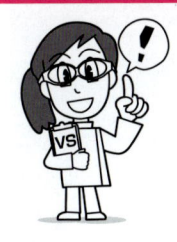

①バスキュラリティは悪性病変で高い傾向を示すが，良悪性の鑑別にはならない。
②バスキュラリティは良悪性に関わらず増殖能を反映している。
③バスキュラリティは腫瘍の大きさに依存する傾向である。

(2) **血流形態と分布**

　悪性腫瘍（充実性）を示唆する所見として「貫入」「貫通」「屈曲蛇行」「モザイク」「周辺の血流増加」などが提示され，良性腫瘍を示唆する所見としては「血流を欠く」「単調・なだらか」「境界部に沿う血流」などが挙げられている。

　また，囊胞内腫瘍においては，「血流を欠く」「1本の流入血流」は良性を示唆する所見であり，「複数の流入血流」は囊胞内癌の特徴であると報告されている。

　血流形態と分布は定性的な評価法を中心に現在も検討されているが，超音波診断装置の性能や設定，検査施行者の手技，血流形態の客観性など，解決しなければならない多くの問題が存在している。

血流形態のバリエーション

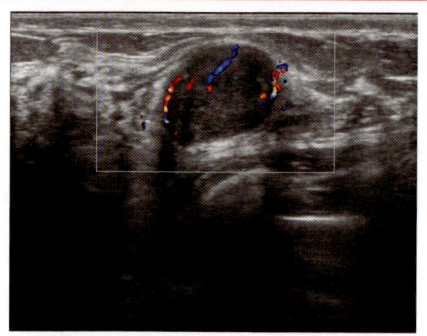

"単調・なだらかな" "境界部に沿う" 血流像（線維腺腫）

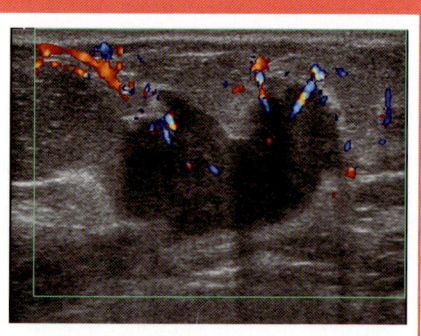

"貫入する" "周囲で増加する" 血流像（乳頭腺管癌）

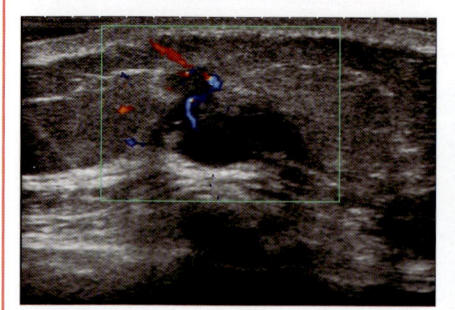

"屈曲・蛇行" した血流像（乳頭腺管癌）

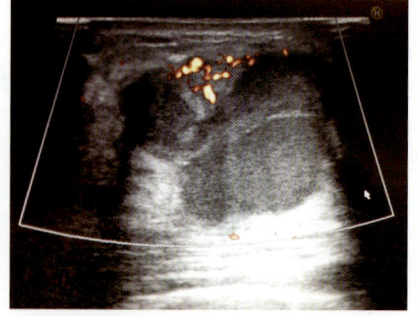

"複数の流入" 血流像（囊胞内乳頭癌）

(3)血流波形分析

　定量的評価方法として血流波形分析があり，血流インデックスとして palsatility index(PI) と resistance index (RI)について多くの報告がある．血流波形分析は主観的な所見とは異なり，客観的な数値として評価できる点が優れており，乳がんの場合にはこれらの数値が高い傾向にある。これらの血流インデックスを用いて良悪性の鑑別を行うと，PI: 1.3, RI: 0.74 をカットオフ値にすると悪性で優位に高い値を示したと報告されている。しかし，PI，RI ともに良悪性間でオーバーラップを認め，全ての症例でこの血流インデックスが有用であるとは限らず，乳がんの場合は血管口径の不整や狭小化が考えられ，サンプリングボリュームの測定位置により，同じ症例でもバラツキが生じる。装置や検査法の精度管理が保たれた施設では，Bモード画像の所見と合わせて評価することは，血流波形分析も診断能向上に寄与すると思われる。

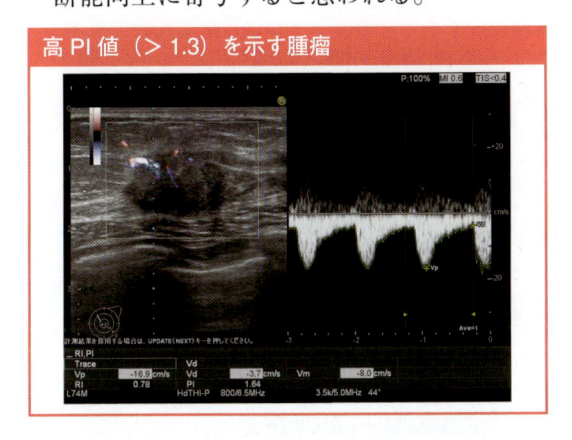

高 PI 値（＞1.3）を示す腫瘤

(4)有用性

　カラードプラ法単独では感度の向上には有用であるが，特異度を低下させるとの報告がある。しかし，Bモード所見にカラードプラ法を追加して評価することにより，感度，特異度ともに向上することが期待され，装置性能や検査法の精度管理が担保されれば，的確な血流形態の描出が可能となり，最小限の特異度の低下で乳がん検出率の向上が得られると確信したい。

用語説明

CFM：Color Flow Mapping
自己相関法を用いた周波数分析により血流速度の平均値をカラー表示し，その情報をBモード像などの上にカラーで重畳して実時間で表示する方式。Bモード像に重畳する場合は（超音波）カラードプラ断層法とよばれる。探触子内同一の素子にて間欠的に多方向の送受信をおこなうため，面の位置情報を得ることができる。受信ビーム上の多数点の血流平均速度や方向，流速成分の乱れ（分散）などを視覚的に認識できるが，周波数分析精度はFFT法に比べ劣る。（定性的）
（同）　CDI：Color Doppler Imaging

DF：Dynamic Flow
広帯域ドプラ技術を用いて，高感度・高分解能・高フレームレート・低ブルーミングの血流イメージングを可視化するための映像法。従来のカラードプラ法は感度向上のために狭帯域の超音波を使用していたが，広帯域ドプラ技術により，分解能が大幅に向上し，微細な血流を分離して観察することが可能となった。装置によって血流のカラー表示や血流方向による色分けにより，腫瘍に流入出する血流の判別も可能。造影剤を使用することにより，その効果をさらに引き出すことができる。
高速離散フーリエ係数計算法で血流速度を求めるためにドプラ信号を周波数分析する場合などに利用される。FFT法は周波数分析精度が高い（定量的）

FR：(acoustic) frame rate
単位時間に得られる音響的断面像の枚数を指す。モニタ表示画像のフレームレートとは異なる。

MTI：moving target indication, moving target indicator
運動中の物体のエコー信号のみを選択的に抽出し，表示する技術。航空機のレーダー等で動きの速い航空機のみをモニタに表示し，雲などの動きの遅いものは表示しないように用いられる技術で，ローカットフィルタの一種。

PFD：pulsatile flow detection
拍動検出器を付加することにより，血流の拍動性の有無をリアルタイムに表示することが可能で，一般的に拍動流（動脈）を赤，定常流（静脈）を青で可視化することにより，フローイメージング得る方法。PFDはパワー表示技術をベースにしており，パワー表示と同等の感度を得ることができる。

PI：pulsatility index
血流速の変異性の程度。波形の評価を客観的に表す指標。ドプラビームと血流のなす角度に依存しない。心拍内の平均血流速度RIが一心拍中の2点の情報しか考慮していないのに対し，PIは一心拍中のすべての情報を含んでいる。RIと同様に血流抵抗（血管抵抗）を反映する。拍動係数ともよばれる。
PIは次式で表される。
　　（収縮期最高血流速度－拡張終期血流速度）／平均血流速度

PRF：pulse repetition frequency
繰り返し送信されるパルスの毎秒当たりの数。カラードプラ法において血流信号（ドプラ偏位周波数）を得るには最低２回のパルスが必要になる。このパルス設定（繰り返しパルス）は観測血流に応じて設定しなければならず，早い流速にはＰＲＦを上げ，遅い流速にはＰＲＦを下げることが必要になる。
速度レンジ（velocity range）はPRFとほぼ同義と考えて良い。

ＰＷ法：pulsed Doppler method
探触子内同一の素子にて間欠的に一方向に送受信を行うことで特定位置の血流を測定できる。周波数分析はＦＦＴ法を用い，特定の位置より流れの方向や流速の成分と量をモニタにスペクトラム表示できる。一方，折り返しによる計測限界速度がある。

ＲＩ：resistance index, resistive index
動脈血流速度から算出される指標で末梢の血流抵抗（血管抵抗）を反映するとされる。抵抗係数ともよばれる。ＲＩは次式で表される。
（収縮期最高血流速度　拡張終期血流速度）／収縮期最高血流速度

ＲＯＩ：region of interest
画像処理などで特に注目して処理の対象とする領域。カラー表示エリアをＲＯＩと表示する機器メーカもあるが，カラー表示エリアはカラーボックス・フローエリアなどメーカにより表記が異なる。
　（同）　関心領域

ＳＴＣ：sensitivity time control
増幅器の利得を一掃引の間で時間的に変え，距離による減衰などを補正調整すること。生体内の減衰は距離と周波数に比例するので，減衰相当の補正調整を行う。
（同）　TGC：Time Gain Compensation

ＳＶ：sample volume
ドプラ信号などを測定するために設定される測定の対象となる領域。超音波パルス幅とビーム幅とで決定される。ＳＶの幅により測定部位の流速にバラツキが生じるため，検出されるドプラシフトの周波数の帯域幅も狭くなったり広くなったりする。

3. 乳腺造影超音波検査

　平成24年8月に肝腫瘍性病変のみ保険適用であったソナゾイド®注射用16μL（第一三共製薬）が乳房腫瘍性病変でも有効性が示され，適用拡大が承認された。乳腺領域では第一世代超音波造影剤レボビスト®（バイエル薬品株式会社）が用いられていたが，リアルタイムでの観察は不可能であった。第二世代の超音波造影剤ソナゾイド®は，乳房腫瘍の血流情報をリアルタイムに観察することができるが，現時点では使用装置も様々であり，推奨される設定や具体的な使用目的などについてのコンセンサスは得られていないのが現状である。今後，造影超音波検査が乳癌の診断や術前化学療法の効果判定など検査ツールの1つの役割として期待される。

1）検査手順

　当院における検査手順の1例を下記に示す。

⑴ソナゾイド®の調製

① ソナゾイド® 1バイアルにペルフルブタンマイクロバブルが含有量として16μLが白色の凍結乾燥粉末状態で梱包されている．
② ケモプロテクトスパイク（懸濁液調整器具）を使用し，梱包されている2mLの注射用水で溶解する。
③ 懸濁液を約1分程度，震とうして調製が完了する。（懸濁液調製後は2時間以内に使用すること）
④ 調整後でもバブル内のガスは外側の気体とガス交換されるため，使用直前に再度よく混和する。
⑤ 体重に応じた投与量を1mLのシリンジで吸い取る。その際，過度な減圧や加圧をかけないように注意が必要である。
⑥ 投与量は0.015ml/Kg（体重）である。体重60Kgの成人の場合の推奨投与量は0.9mLとなるが，感度の良いハーモニック映像法で行う造影検査は，半量の0.0075ml/Kgの投与量でも良好な造影効果が得られる。

ソナゾイド

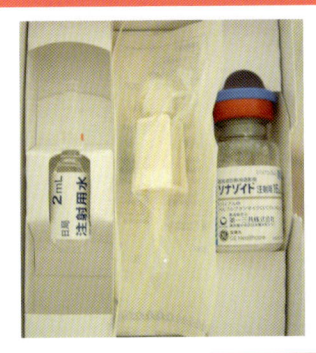

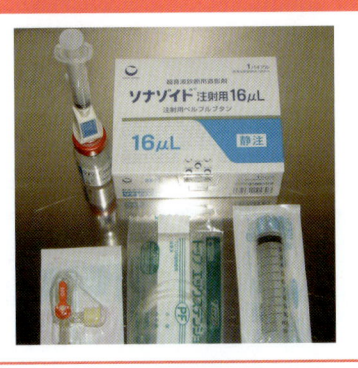

(2)撮影準備

① ソナゾイド® は卵または卵製品にアレルギーのある被検者は原則禁忌となっているので，アレルギーの有無を確認すること。（当院では予約票に禁忌事項が記載しており，予約の段階でも確認している）

② 被検者に全体的な検査の手順や時間などを説明し，事前に協力体制をお願いしておくことによりスムーズな検査が施行できる。

③ ソナゾイド® の投与経路を確保する。当院では理由がなければ，左肘静脈に投与ルートを留置している。

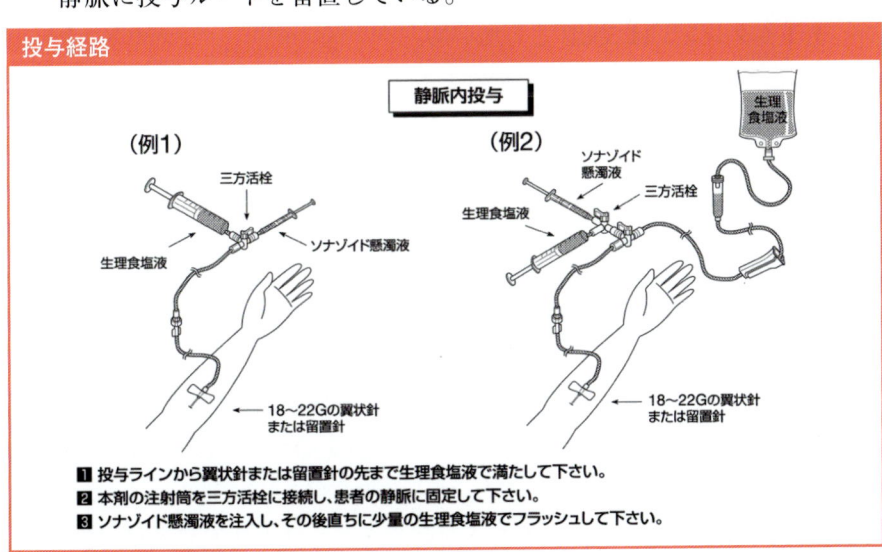

投与経路

静脈内投与

（例1）
- 三方活栓
- 生理食塩水
- ソナゾイド懸濁液
- 18〜22Gの翼状針または留置針

（例2）
- ソナゾイド懸濁液
- 生理食塩水
- 三方活栓
- 生理食塩水
- 18〜22Gの翼状針または留置針

1. 投与ラインから翼状針または留置針の先まで生理食塩水で満たして下さい。
2. 本剤の注射筒を三方活栓に接続し，患者の静脈に固定して下さい。
3. ソナゾイド懸濁液を注入し，その後直ちに少量の生理食塩水でフラッシュして下さい。

(3) **撮影方法**

① Bモードにて評価対象の腫瘤を描出し，撮像断面を決定する。その際，Bモード画像に加え，カラードプラやパワードプラの情報も加味しながら病変の性格を反映すると思われる，最適断面を決定している。

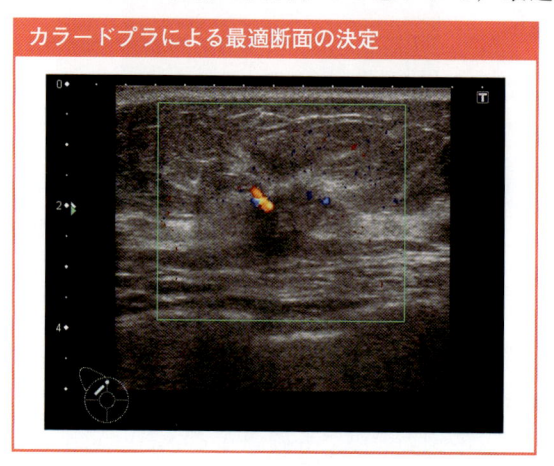

カラードプラによる最適断面の決定

② 使用装置はaplioXG（東芝メディカルシステムズ社）探触子は高周波リニアプローブ（PLT-805ATまたはPLT-704SBT）を用いPulse Subtraction low MI modeにて観察している。装置の条件設定はメーカ推奨設定をもとにMI値0.2程度，周波数は5.5もしくは6.5MHz，ダイナミックレンジは50dBとしている。

③ ゲインは組織が少し見える程度とし，下げ過ぎに注意する。

④ ソナゾイド®の造影効果は投与直後から得られる血管イメージングであり，フォーカスを病変の底部付近に合わせ，探触子を固定して撮像する。固定の際はカラードプラ同様，探触子による圧迫に注意を払う必要がある。

⑤ 当院では撮影時にモニターモードに設定し，Bモード画像で位置を確認している。

⑥ 撮影データの保存，機器条件設定，病変の描出，ソナゾイド®の投与経路と調製を確認し，被検者に静かな呼吸を心がけるよう一声かけて撮影を開始する。

⑦ 装置に搭載されているタイマーを起動させ，ソナゾイド®をボーラス

静注で投与し10mlの生理食塩水をフラッシュすることにより，濃度の高いピークを作ることができる．ここで注意しなければいけないことは，ソナゾイド®に過度の減圧や加圧を避けるため，三方活栓の流路方向は医師または看護師と確認しておく．

⑧ ソナゾイド®投与後15秒前後で造影剤の流入像が得られ，60秒間病変の観察を行った後に動画像を保存する．

⑨ 必要に応じてMicro Flow Imaging（MFI）による積算画像（Accumulation Image）を記録する．一般的に積算画像は血管構築や染影パターンが観察しやすくなる．

⑩ その後，病変の広がりを確認するために病変全体を観察方向と乳頭から腫瘤方向に対して直交する断面や必要に応じた断面をゆっくりとスイープスキャンを行う．

⑪ 必要に応じて，異なる断面で再投与を行う場合もある．

⑫ それぞれ適時のタイミングで動画保存を行い，経過時間毎の静止画を院内サーバーに画像保存し検査終了となる．

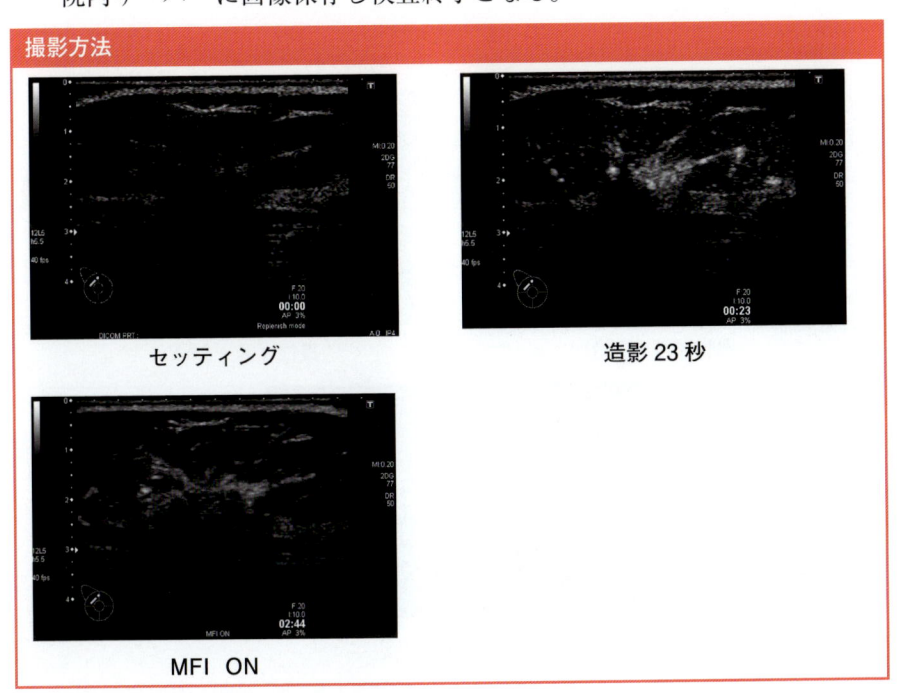

撮影方法

セッティング

造影23秒

MFI ON

2) 良性・悪性の鑑別診断と判定基準

　リアルタイムで血流情報を観察することが可能なソナゾイド®が乳腺領域に使用されはじめてから，まだ，日が浅く，判定基準も多施設で検討されている。現時点で良・悪性の鑑別診断は病変内の濃染パターンによる評価方法が主流となっている。また，病変および周辺の血管構築については議論の余地があるが参考所見として記載する。

⑴濃染パターンによる評価法
良性所見

①病変全体が一様に強く染影される場合は良性である可能性が高い（良性イメージ①）。

②病変全体が一様に淡く染影される場合は良性である可能性が高い（良性イメージ②）。

③病変が全く染影されない場合は良性である可能性が高い（良性イメージ③）。

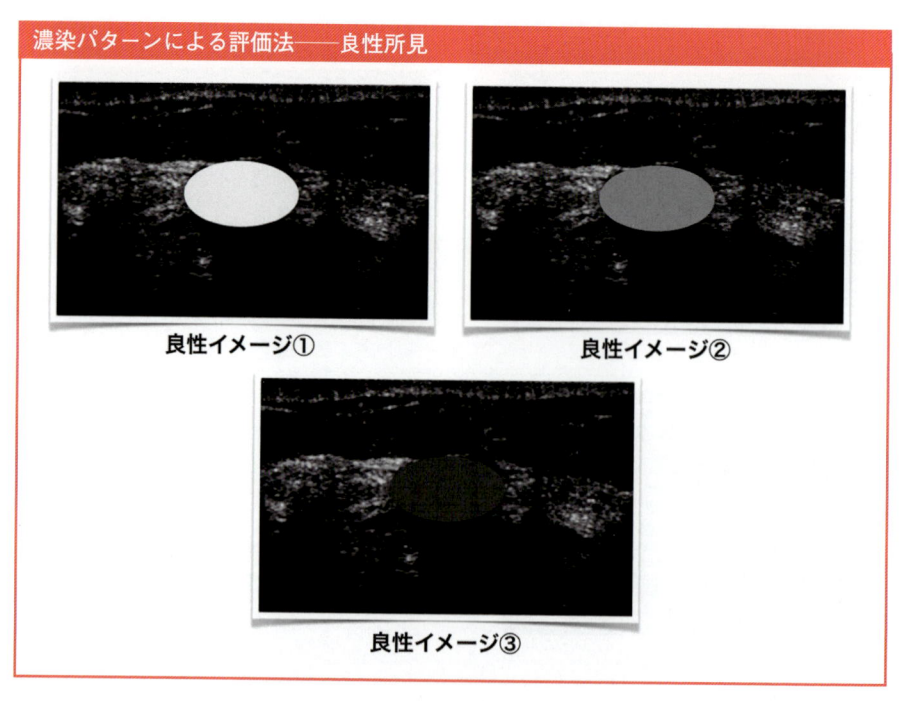

濃染パターンによる評価法──良性所見

良性イメージ①

良性イメージ②

良性イメージ③

悪性所見

① 病変の染影に一部 defect（欠損）が見られる等，病変の染影が不均一である場合は悪性である可能性が高い（悪性イメージ①，悪性イメージ②）。

　特に，積算画像において defect かどうか確認し，defect が残っていると判断される場合は，悪性の可能性が高い。defect でない場合は，良性である可能性が高い（良性イメージ①，②）。

② 周囲の乳腺組織と比較して病変の染影の wash out が極端に早く，wash out した後にちらちらと染影が認められる場合は悪性である可能性が高い（悪性イメージ③）。

③ 染影された領域が造影前で腫瘍と思われた領域よりも外側に広がって見える場合は，悪性である可能性が高い（悪性イメージ④）。

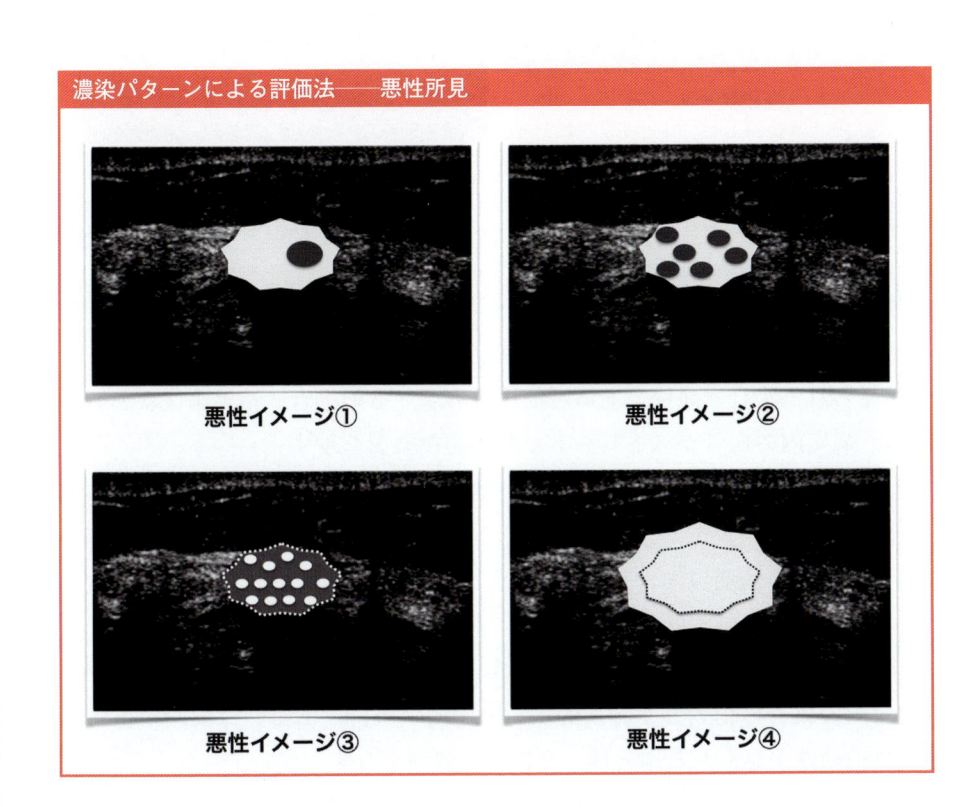

濃染パターンによる評価法――悪性所見

悪性イメージ①　　悪性イメージ②

悪性イメージ③　　悪性イメージ④

⑵血管構築パターンによる評価法（参考所見）
良性所見
①病変内の血管構築が整っている場合や細かく分枝した「樹枝状」である場合は良性である可能性を有す。
②積算画像において病変内の血管がじわじわときめ細かく染まる場合は良性である可能性を有す。
③病変内の周囲の血管が環状に染影される場合は良性である可能性を有す。

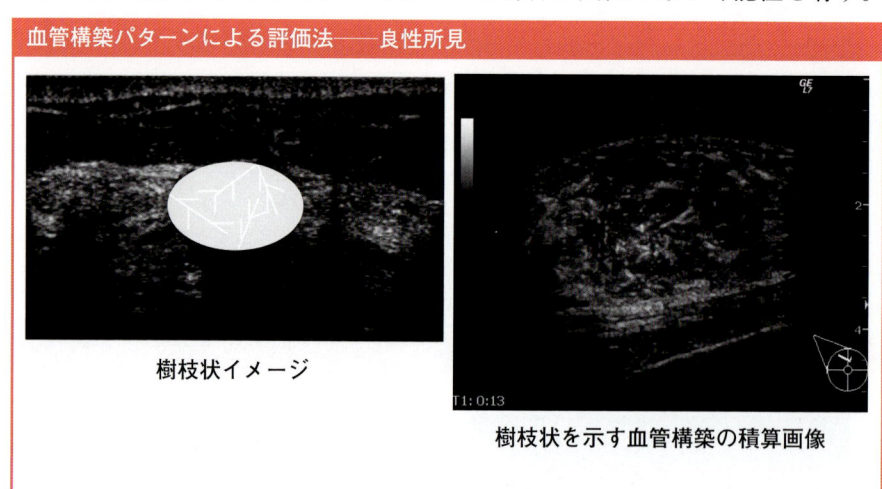

血管構築パターンによる評価法——良性所見

樹枝状イメージ

樹枝状を示す血管構築の積算画像

悪性所見
①病変内の血管構築に，線状・カールヘア状（分枝が少ない），蛇行，不整が見られる場合は悪性である可能性を有す。その場合，積算画像においても，病変内の血管がストレートで断片的な染影を示す。
②．病変の周辺の血管が「かにの爪」様の染影を示した場合は悪性である可能性を有す。
3．多方向から病変に向かって直線的に流入する複数の血管の染影が見られる場合，悪性である可能性を有す。
4．病変内の血管に拍動性が見られる場合は悪性である可能性を有す。ただし，病変内の血管の拍動性が時間的に短いか弱い場合，あるいは周囲の正常組織に拍動性が見られる場合は，良性の可能性を有す。

血管構築パターンによる評価法——悪性所見

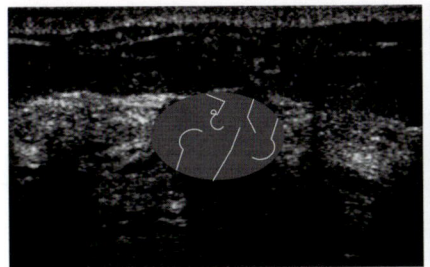

カールヘア状イメージ

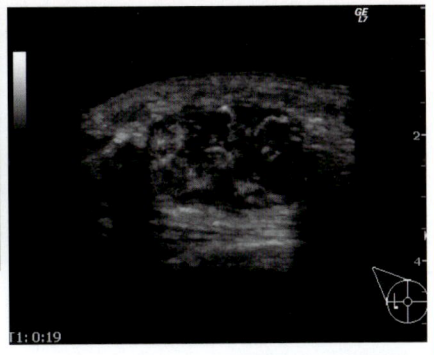

カールーヘア状を示す血管構築の積算画像

乳腺領域での造影超音波検査

　非造影での乳腺超音波検査の鑑別診断能（正診率）は約7割と決して高いとは言えないが，ソナゾイド® を用いた造影乳腺超音波検査は，造影MRI検査と同等以上の鑑別能を有することが臨床試験でも証明されている。造影乳腺超音波検査は乳腺の正常組織と異なる腫瘍組織や血管構築を描出することができ，乳腺腫瘍の良悪性の鑑別診断など，有用性が期待され，造影MRIと比較し，腎機能低下被検者，気管支喘息，ペースメーカやステント挿入被検者などで施行が制限されている被検者でも安全かつ即時に検査可能である利点を有する。

　今後は，良悪性の鑑別診断は勿論のこと，超音波の持つ高い時間空間分解能を利用して病変の広がり診断や術前化学療法の効果判定や効果予測などに応用されていくものと予測される。

7　乳腺超音波検査の注意点

1）検査前の注意点
(1) 事前情報
　検査前に被検者の主訴・疑われる病変・既往歴・家族歴・他の検査データなどの情報があると検査中に重点的に観察すべき部位が推察でき，有用である。
(2) 問診票
　乳腺超音波検査の直前に，被検者の状態を直接把握するため，現在の腫瘤の有無・痛みの有無・乳頭から分泌物の有無・生理の時期・乳房の張りや痛みの有無などを記入してもらう問診表を用意しておくとよい。
(3) 検査着
　施設の事情が許せば検査着に着替えさせることが望ましいが，必ずしも用意できなくともよい。被検者が女性の場合，男性の場合ともに上半身裸とする。その際，検査を円滑に行うために説明した上で協力してもらう。また，ゲル（ゼリー）のよる衣服の汚れを防ぐため，特に女性の場合には羞恥心を考慮して必要以外の部分はタオルなどで被う。
(4) ゲルは温めて
　ゲルは常温でそのまま使用すると冷たく，被検者に不快感をあたえるので，温めておく（超音波装置に付属の保温器やお湯）。また，ゲルを塗る際には，事前に検査のためにゲルを塗ることを必ず被検者に伝える。
(5) 手術創
　手術創がある場合には何の手術かを聞いておく。

2）検査中の注意
(1) 検査は通常の呼吸にて行うが，フリーズ時や観察で必要時にはその場で息を止めるようにする。
(2) 探職子はあまり圧迫せず，軽く皮膚に接触させ，常にスライド走査と多方向からの観察を心掛ける。
(3) 検査中，被検者は神経質になっており検者の一挙手一投足に注目してい

るので，検者は不用意な言葉や態度に気をつける（被検者によっては顔の表情にも注意）。たとえば，モニタを指して「あった」「これだ」「何かありますね」など不用意な言動は慎み，複数で検査を行う場合には特に注意する。

3）検査後の注意

(1) 検査の終了時には被検者の皮膚に付着しているゲルを拭き取るための蒸しタオルなどを用意しておくとよい。（乾いたタオルやティッシュペーパーでは充分に拭き取れない。）
(2) 検査が終了したらモニタ上には画像を残しておかない。
   （病変部の画像が被検者の目に触れる恐れがあるため。）
(3) 被検者から「どうでしたか」「何かありましたか」「悪いものですか」などと結果を尋ねられることが多いため，施設としての統一した受け答えを決めておくことが望ましい。スタッフ間の受け答えの差異は，被検者の不信感を招く恐れがあり，施設の信頼性にもつながるため重要な問題である。

4）石灰化の描出

US 画像は音の反射を反映したものであるため，エコーレベルの差は反射の強弱を反映している。たとえば，画像上の

① 高エコー部分：反射の強い部分
② 低エコー部分：反射の弱い部分
③ 無エコー部分：反射のない部分

となり，音響インピーダンスの高い石灰化は，通常高エコースポットとして描出されるが，周囲組織の音響インピーダンスと差の少ない場合には，たとえマンモグラフィで描出されていても超音波画像で detect できないこともある（逆に，微小でマンモグラフィに描出されないサイズの石灰化であっても，周囲とのインピーダンスの差が大きければ，超音波画像で捉えることが可能な場合もある）。

⇒石灰化の描出はサイズ由来ではなく，反射の強弱に依存。

5）腫瘤と胸壁側の位置関係の同定

マンモグラフィが立位（座位）で乳腺組織を広げ伸ばして撮影されることに比べ，超音波検査では通常仰臥位でプローブを当てて行なわれるため，腫瘤と胸壁との距離が実際より近く観察され，位置関係を誤認する恐れがある。

⇒超音波検査では乳腺組織深部の腫瘤はあたかも乳腺後隙・胸筋に浸潤があるかのように見えることがあるが，その場合には前述のダイナミックテストの要領で腫瘤を摘み上げ胸壁側のスペースを確認するとよい。

6）乳腺症（mastopathy）のある被検者は要注意

超音波検査では，マンモグラフィ以上に乳腺症をベースに持つ被検者には注意が必要となる。元々，豹紋様・あばた様といわれる乳管過形成や小葉過形成・硬化性腺症を反映した超音波画像所見がある場合には，腫瘤像や非浸潤癌がマスキングされやすい。さらに，生理1週間程度前には，そのUS像の特徴が著明になることが多く，正常異常の判断がきわめて難しい場合が少なくない。

⇒乳腺症をもつ被検者の乳腺超音波検査は，生理前の10日間を避けたほうが望ましい。

7）乳腺超音波検査の特殊性

（1）被検者との位置・距離・暗所における特殊性

乳腺超音波検査では，検査前の触診からポジショニング，プローブによる走査，検査中の体位変換など，検査終了まで術者は被検者が乳房を露出した状態で横たわる寝台のすぐ右脇に位置しほとんど離れることなく行う検査であるため，その距離感や被検者の羞恥心を認識して，検査に臨むことが重要である。

また，暗い部屋に女性被検者と1対1で行われる場合が多いため，特に術者が男性の場合には看護師・看護補助員等女性スタッフが同席することが望ましい。その際には，より的確なインフォームドコンセントとコミュニケーションが必要となり，被検者に対する接遇が大切な要素で，画像静止時における息止めや体位変換など被検者の協力が検査のポイントとなることも少な

くない。特に自覚症状を持つ被検者では過度に神経質になっている場合があるので，術者の表情までも注意を払う必要がある。また，被検者との対話も検査を上手く進めるうえで重要な要素であり，その中から検査に有効な情報が得られることもしばしばあるため，コミュニケーションスキルの向上も重要である。

(2) スキル・ディペンデンス（skill dependence）

マンモグラフィにおけるポジショニングや追加撮影の判断・手技と同様に，超音波検査においても術者の技量により検査の質や得られる所見に差異が生じ，最終的に検査結果が左右される。超音波検査ではリアルタイム画像を観察する中で描出されたものを随時判断し，さらに的確な応用走査を選択して行っていく必要がある。

瞬間，瞬時の判断に必要なスキルとは，プローブの接触の仕方，走査方向・走査角度の選択，疾患の描出力・判断力，追加応用走査の判断・手技選択・走査能力など超音波検査に直接関係するスキャンテクニックだけでは不十分である。「誰が施行しても同様の結果が得られるとは限らない」「術者が拾い上げられない所見は結果として残せない」と言われる超音波検査の特殊性をカバーするには下記に示す総合的なスキルを高めることが必須となる。

乳房超音波検査における術者が備えるべきスキル
- "患者"対応技術
- 前述のさまざまな走査技術
- 術者の経験から得た知識
- 超音波の物理的特性に関する知識
- 使用する装置のハード面とソフト面に関する知識
- 立体的な解剖学的知識
- 病態学的知識
- 病理学的知識
- 超音波検査特有の動態視力

8 良い画像を描出するためのコツ

　初心者が実際にプローブを持って超音波検査を行う場合，なかなか思うようにいかないことが多いが，ここでは知っておくと役立つコツを紹介する．

(1) ゲルはたっぷりと
　ゲルは生体とプローブの間の伝達媒質として，ペネトレーション（ビームの入射）を良くするために使用するもので，量が少なかったり乾燥したりすると，Gain が不足したよう画像になるので充分に塗布するとよい．

(2) 手術直後の被験者にはイソジンゲルを
　被験者が術後早期の皮膚の縫合が完全に癒着していない時期に検査を行う場合には，通常のゲルの代わりに清潔なイソジンゲルや滅菌済みのキシロカインゼリーなどを使用するとよい．

(3) プローブの接触は軽く
　検査時には，プローブを被験者の皮膚面に軽く接触させて走査する．あまり強めに押し付けるようにして走査すると腫瘍本来の形状が損なわれたり，拡張乳管を潰したり，カラードプラ時に血管を圧迫して正しい計測ができない場合もあるので注意を要する．しかしながら，ダイナミックテストを行う場合には，必要な方向に圧迫を加える．

(4) 体位は必要に応じて選択
　検査時の体位は通常仰臥位〜斜位であるが，腫瘍内に fluid-fluid level などが疑われる場合には，適時，座位・側臥位・四つ這いなどの体位に変換して観察する．

(5)スライド走査

超音波画像はプローブを当てて走査している部分の一断面が表示されているだけでビーム面から外れた部分は捉えられないので，見逃しなく全体を観察するには万遍ないスライド走査が重要である。

(6)多方向からの走査

超音波画像に描出される腫瘤像は，走査する方向により，形状・縦横比・内部エコーなどの見え方や腫瘤の特徴を示す所見が隠れてしまう場合があり，悪性所見を見逃す危険がある。それを防ぐためには，多方向からの走査が必須である。

(7)フォーカルゾーン

プローブに周波数により各プローブ固有のフォーカルゾーンがあり，目的部位をその範囲内にもってくることによりビームが絞られ，最良な画像が得られる。場合により適当な厚さのオイルゼリーなどを音響カプラとして介するとよい。

(8)リアルタイム性を有効に

超音波検査では，リアルタイムの観察ができることが特徴の1つである。この点に関しては他のモダリティでは不可で，この特徴を最大限に生かしてリアルタイムでしか判らない情報を得ることが重要である。たとえば，乳癌が乳腺後脂肪組織に浸潤しているかどうかや，さらに大胸筋にまで直接浸潤しているかどうかなどはリアルタイムで観察することにより判明する。

9 超音波ガイド下生検

　生検方法には，穿刺吸引細胞診(Fine Needle Aspiration Cytology: FNAC)や針生検(Core Needle Biopsy: CNB)，吸引式組織生検(Vacuum-Assisted Biopsy: VAB)がある。そして，目的病変の細胞や組織に目標を定め採取する方法として，Freehand法と画像ガイド下に大別され，画像ガイド下には超音波ガイド下，マンモグラフィを利用したステレオガイド下，MRIガイド下がある。ここでは超音波ガイド下生検について述べる。

　超音波ガイド下生検の利点として，ステレオ撮影専用装置やMRI装置などの特別な医療機器が不要であり，乳腺検査が可能である超音波装置であれば，どこの施設でも施行可能である。さらには，検査を受ける被検者にとっても身体および精神的にも負担が少ない。

1) 超音波所見による手技の違い

　対象は腫瘤像形成性病変，腫瘤像非形成性病変，微細石灰化病変の3つに大別される。腫瘤形成性病変は目標もはっきりしており，VABでなくCNBにて組織学的診断の為に十分な組織量を採取できる場合が多い。それに対し，腫瘤像非形成性病変や微細石灰化病変の場合，病変を領域として指摘できるも目標を絞ることが困難な場合や非浸潤性乳管癌など，より正確な組織学的診断を得るためにCNBよりも多くの組織量が採取できるVADが選択されることが多い。

　腫瘤像非形成性病変の場合，病変と認識できる領域のうち，どこの組織を採取するかが重要である。癌と良性の境界病変の場合や，癌周囲に乳腺症などの良性病変が併存することが少なくない。超音波画像で細胞密度の高いと思われるより低エコーの部位の採取が望ましい。

　微細石灰化病では，一般にステレオガイド下が用いられるが，超音波画像において確認できる場合は，超音波ガイド下で採取可能な場合もある。その場合，微細石灰化位置の特定のためにマンモグラフィの画像が必須となる。通常はCCとMLOで撮影するが，この場合MLOではなくLM(もしくは

ML）の側面撮影が有効である。MLO では被検者により撮影角度が異なるため，正確な位置の把握が困難であり，それに対し，LM は CC と直交した画像であることから微細石灰化の位置を特定しやすい。

2）ポジショニング

患側上肢を挙上させ，枕やバスタオルなどを用いて，穿刺目的部位が最高位になることが望ましい。理由として，乳房を進展することで目的病変を乳房内で稼働しにくくすること，また，より目的病変の細胞や組織を正確に採取する為に，術者が無理のない体位で穿刺することが望まれる。

3）超音波ガイド下生検の手技と手順

針の刺入方向と目的病変にプローブの向きを合わせ，画面の中心に目的病変が映し出されるようにしてマーキングする。病変が画面から消えないようにプローブを直交させ2方向でマーキングする。

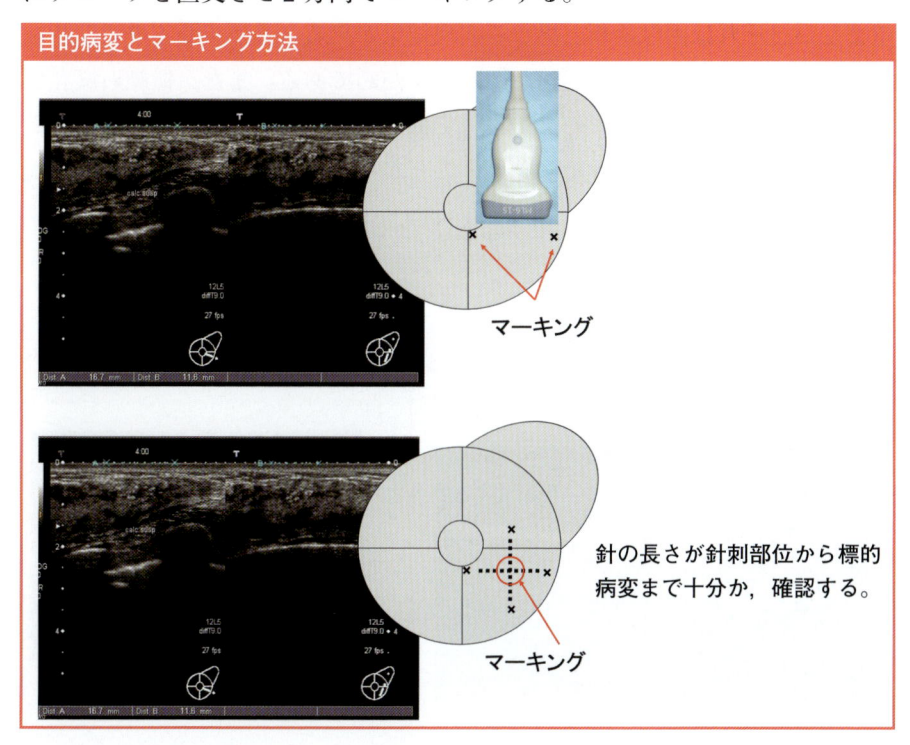

目的病変とマーキング方法

マーキング

針の長さが針刺部位から標的病変まで十分か，確認する。

マーキング

超音波画像だけではなく体表からも位置確認ができるようにすることは針刺する術者にとってメルクマールの1つになる。FNACの場合は目的病変に当たっていることを超音波下で確認する。CNBではバネ式であるため針の伸びる距離を考えながら位置決めを行う。この場合，針の先端部分のカット方向によって乳房内で針が曲がることもあるので乳房厚が薄い被検者の場合は胸筋針刺や皮膚から針の露出などの合併症の可能性があり十分な注意が必要である。

　VABでは目標病変の胸壁側に針の開口部がくるように針刺し吸引する。VABでは主に11G以上の比較的太めの針を使用する場合が多い。そのため，乳房内で目的病変まで針を進める際，針刺をする術者と超音波ガイドを行う者が別にいる場合は，CNBと同様の合併症を起こす可能性があるため，プローブを当てるだけでなく，両手でしっかりと乳房を固定することが望ましい。

　組織を採取した場合，どこの組織を採取したのか超音波画像に残すことが望ましい。それは画像診断と異なる病理結果が出ることが少なくなく，生検で得られた結果に対する客観性がより増すためである。また，微細石灰化病変では採取した組織をマンモグラフィで撮影し，目的とする微細石灰化が確実に採取できているという証拠を残すことが重要である。この場合，拡大撮影を行うことが必須である。

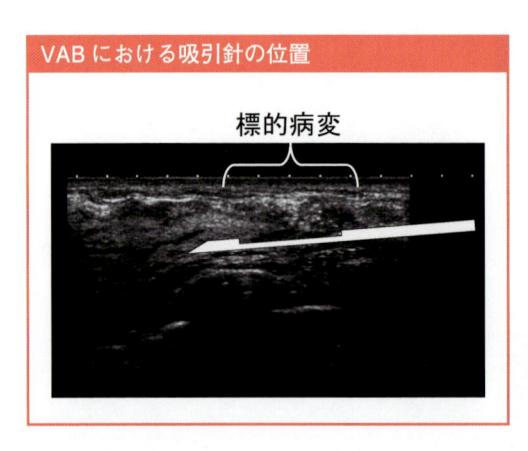

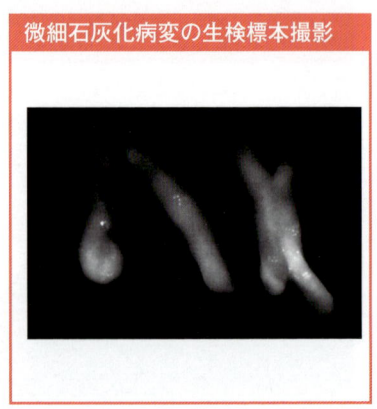

VABにおける吸引針の位置

標的病変

微細石灰化病変の生検標本撮影

4) チーム医療におけるメディカルスタッフの役割

　最後に，超音波を担当するメディカルスタッフの役割について述べる。超音波ガイド下生検は，熟練した医師であれば超音波ガイドと穿刺を1人で施行することは可能である。しかし，検査の安全性や正確性，穿刺を担当する医師の疲労の軽減などを考えると，超音波ガイドをメディカルスタッフが担当することの効果は大きい。そのためには，画像所見や乳腺病理に対する知識だけではなく，合併症や被検者の精神状態などの知識が必要であり，"患者"を診るという観点が医師だけでなくメディカルスタッフにも必要であると考える。

おわりに

　乳腺超音波検査は乳腺診療のさまざまな場面で使用されてきており，J-STARTの結果を受けて，今後，検査に携わる診療放射線技師が増えることを期待する。しかしながら，その際には超音波の特性，装置の特性，解剖学等のスキルを身に付ける努力を図り，見逃しのない，判断間違えのない検査を心掛けていただきたい。また，マンモグラフィ装置と同様に装置・プローブの精度管理にも配慮し，レベルの担保された適正な検査を提供できるようお願いしたい。

III-3 乳腺MRI

検査の前に

検査着

　上半身のみ前開き可能な検査着が望ましい。乳房を直接コイルに入れるため，検査着を着用したまま，前を開けるだけで検査が行える工夫が必要である。

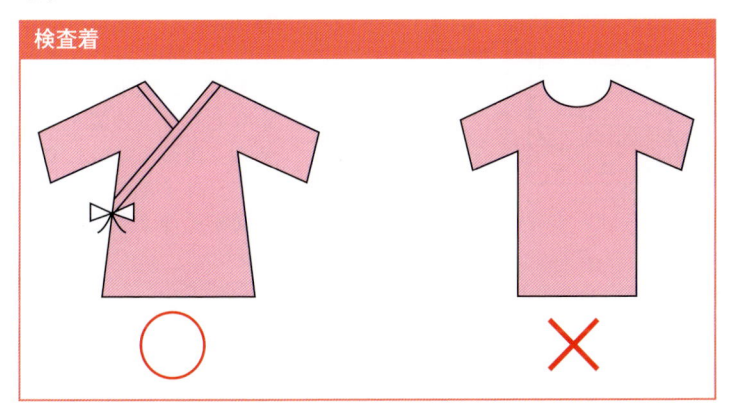

検査着

○　　　×

ルートの確保

　腹臥位での撮像のため，入室前に造影剤のルート確保を施行しておくことが望ましい。ルートはポジショニング時に下方に来ない穿刺が理想である。また腎機能は，必ず検査前に調べておく。eGFR が 30 以下の場合は，NSF 発症の危険性があるため，造影剤の使用は原則禁忌となる。

ポジショニング

　乳房は自然に下垂し，引きつれのないように気をつける。また，乳頭が下向きになり，両乳房が可能な限りコイルの深い位置にくるようにしなければならない。動きによるアーチファクトを避けるためには，顔や腕の固定など被検者が快適な姿勢をとることが重要である。

　可能な限り乳房に直接触れずにポジショニングするように心がける。

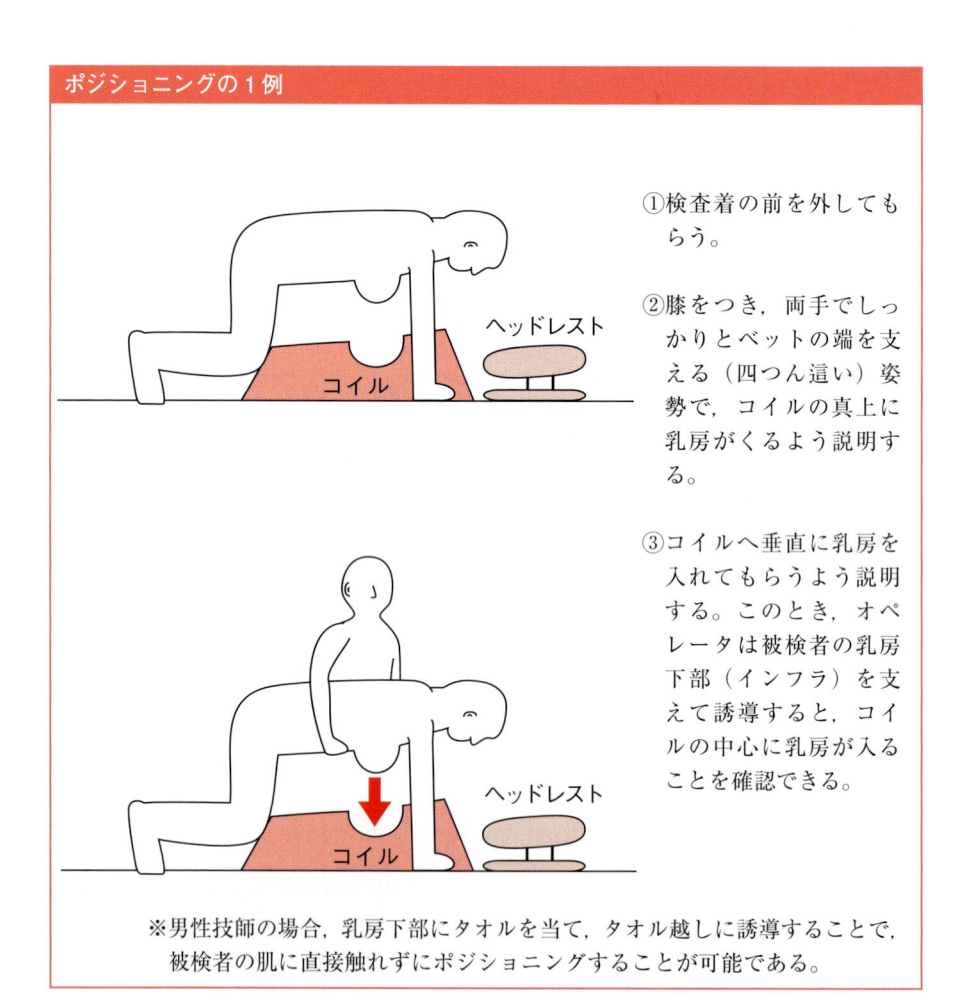

ポジショニングの1例

① 検査着の前を外してもらう。

② 膝をつき，両手でしっかりとベットの端を支える（四つん這い）姿勢で，コイルの真上に乳房がくるよう説明する。

③ コイルへ垂直に乳房を入れてもらうよう説明する。このとき，オペレータは被検者の乳房下部（インフラ）を支えて誘導すると，コイルの中心に乳房が入ることを確認できる。

※男性技師の場合，乳房下部にタオルを当て，タオル越しに誘導することで，被検者の肌に直接触れずにポジショニングすることが可能である。

大きな乳房の場合は，病変位置に注意し，乳房専用コイルの上にクッションを置いて高くするような工夫が必要である。
　また，上肢は下ろした（体側に付けた）状態での撮像が望ましい。上肢を下ろすことにより，広い撮像範囲をカバーすることが可能となる（図1）。

大きな乳房のポジショニング

図1
上肢を挙上した状態　　　　上肢を下げた状態

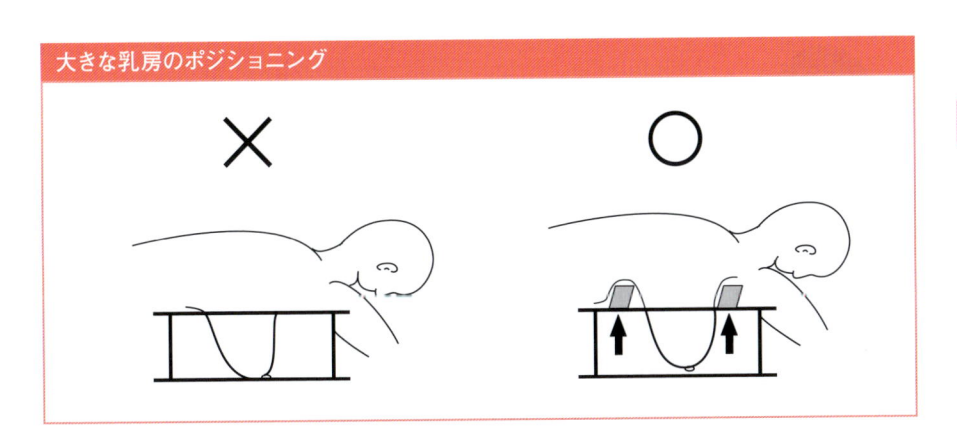

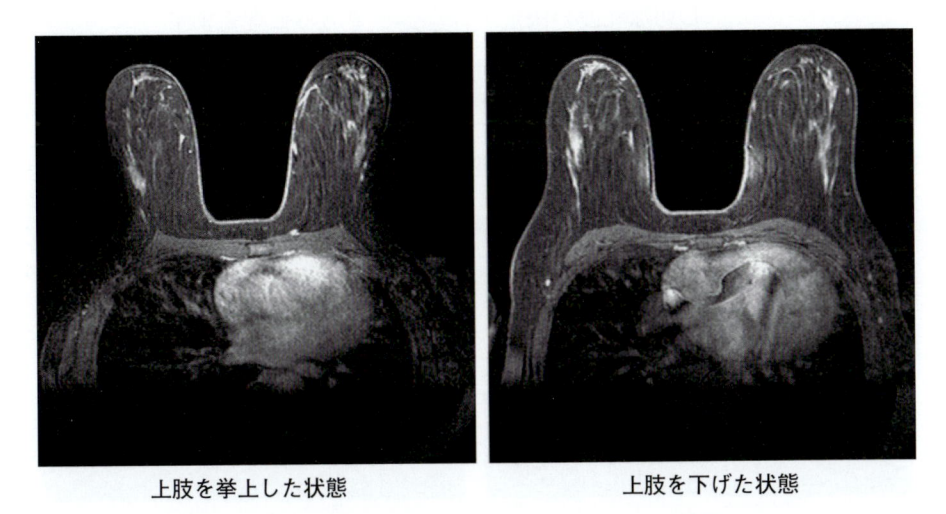

図1
上肢を下げることにより，特に腋窩に近いC領域の乳房をコイル内に含むことができる。

Question

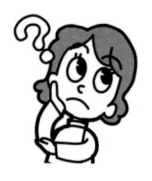

腹臥位 vs 仰臥位？？

Answer

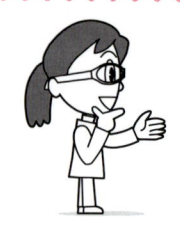

腹臥位です。

- 乳腺の進展度合いが全然違う！！
- 仰臥位はあくまで手術体位の補助として！

　同一被検者の腹臥位と仰臥位を比較した図2から，乳腺の進展度合いに明らかな差があることが分かります。仰臥位のみでは，乳管内進展など乳管に沿って広がる病変の観察は不可能です。したがって，手術体位での撮像を要求される場合でも，腹臥位で撮像を終えたあとに追加で仰臥位撮像を行い，双方の画像を対比し切除範囲の決定を行うべきであると考えます。

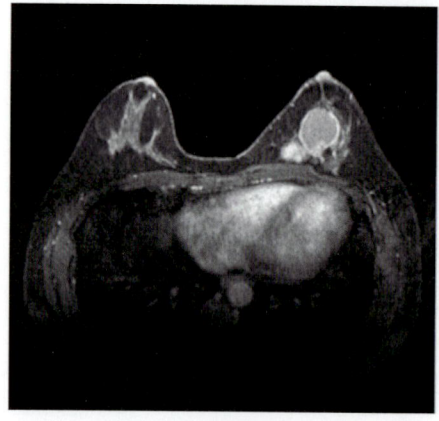

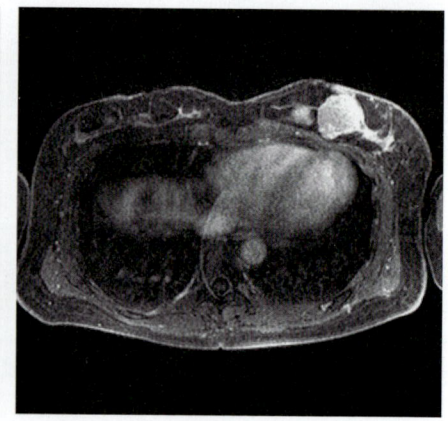

腹臥位　　　　　　　　　　　　仰臥位

図2

1 撮　　像

　欧米ガイドライン[3, 4]を参考にした理想的な撮像フローとシーケンスを示す(次頁)。造影前にT1強調画像(脂肪抑制なし)，T2強調画像，拡散強調画像を撮像する。ダイナミックシーケンスは両側3D撮像を基本とし，造影剤注入から2分以内に早期相を取得できるよう時間分解能を重視した高速撮像を行う。早期相と遅延相の間に高分解能T1強調矢状断像を撮像することで，乳管内進展が分かりやすいマンモグラフィのMLOに相当する形態情報を得ることが可能となる.

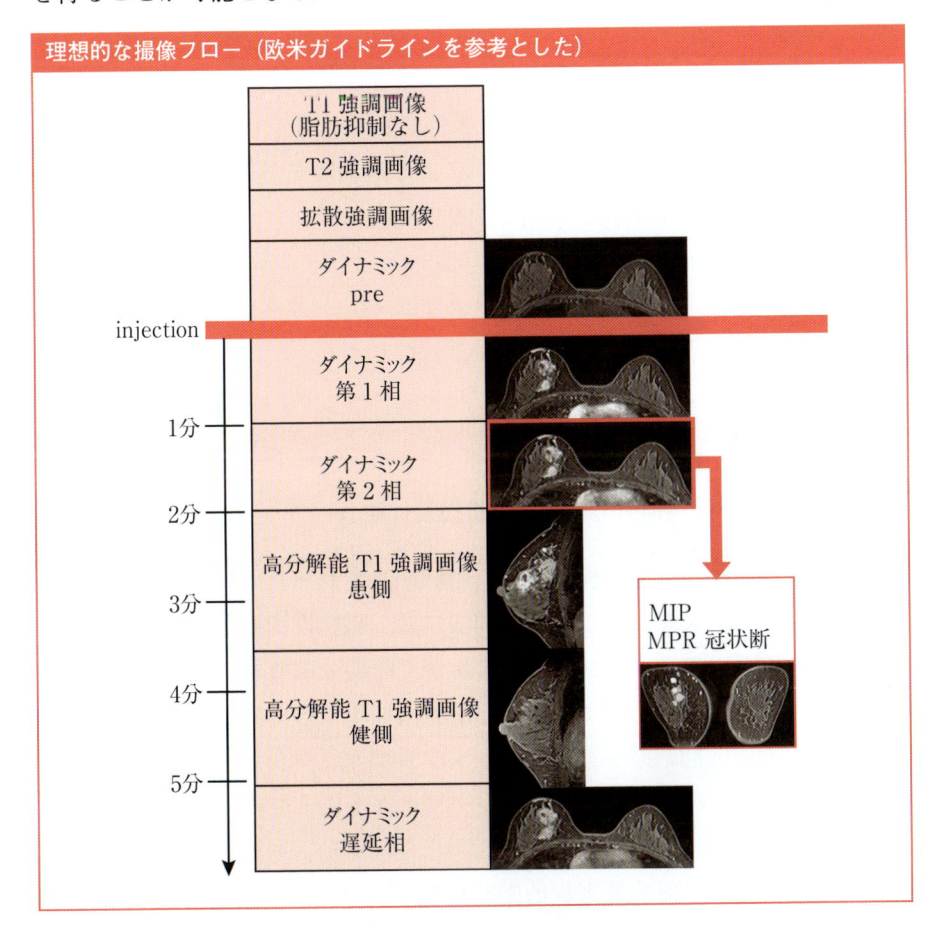

理想的な撮像フロー（欧米ガイドラインを参考とした）

時間	シーケンス
	T1強調画像（脂肪抑制なし）
	T2強調画像
	拡散強調画像
	ダイナミック pre
injection	
	ダイナミック 第1相
1分	
	ダイナミック 第2相 → MIP / MPR 冠状断
2分	
3分	高分解能T1強調画像 患側
4分	高分解能T1強調画像 健側
5分	
	ダイナミック 遅延相

理想的な撮像シーケンス（欧米ガイドラインを参考とした）							
撮像法	撮像断面	シーケンス	TR (msec)	TE (msec)	FA (°)	スライス厚 (mm)	撮像時間
T2WI	tra	2D-TSE	5000	76	150	2.5	3:00
T1WI	tra	2D-TSE	490	8.3	180	5.0	0:45
DWI (b=0, 800, 1500)	tra	SS-EPI	7000	105	—	5	3:30
Dynamic (pre, 1phase, 2phase, delay)	tra	3D-VIBE	4.67	2.38	12〜21	1.0	1:00
High-reso	sag	3D-VIBE	5.06	2.38	12〜21	0.8	1:30

※ 造影剤：0.2ml/kg、2mL/sec、生食30mLで後押し注入

乳癌はT1強調像やT2強調像で乳腺実質と等信号を示す場合がほとんどであり、描出にはガドリニウム造影剤による造影検査が必須である。喘息や腎機能低下などで造影検査が実施できない場合やインプラントの評価を除いて非造影MRIの適応はない[4]。

ガドリニウム造影剤は、標準容量0.2mmL/kgを急速静注し、10mL以上の生理食塩水でフラッシュすることが推奨される[5]。

ここがポイント！

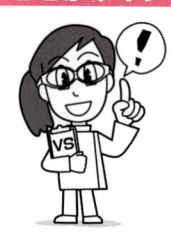

乳腺のMRIの脂肪抑制は難しい！！

乳腺組織は豊富な脂肪が含まれるため、脂肪抑制は必須です。脂肪抑制法には、脂肪抑制撮像とサブトラクション法がありますが、時間分解能を犠牲にしない脂肪抑制併用の高分解能画像が取得可能ならば、脂肪抑制撮像を推奨します。サブトラクション法を行う際には動きによるアーチファクトに十分に注意しなければなりません。

周波数選択的脂肪抑制（SPAIR, CHESS）を用い

る場合，磁化率の影響で脂肪抑制が不均一となる現象があります。乳房はその形態から，脂肪抑制には高度な技術と経験が要求されていましたが，現在ではさまざまな自動シミングの撮像アシスト機能により脂肪抑制の安定性が高まったことを共感していただける方も多いと思います。下の図は著者らが長年脂肪抑制不良で苦労していた際に工夫していたマニュアルシミングの1例です。どうしても脂肪抑制が上手くいかない症例に遭遇した際，試していただければ幸いです。

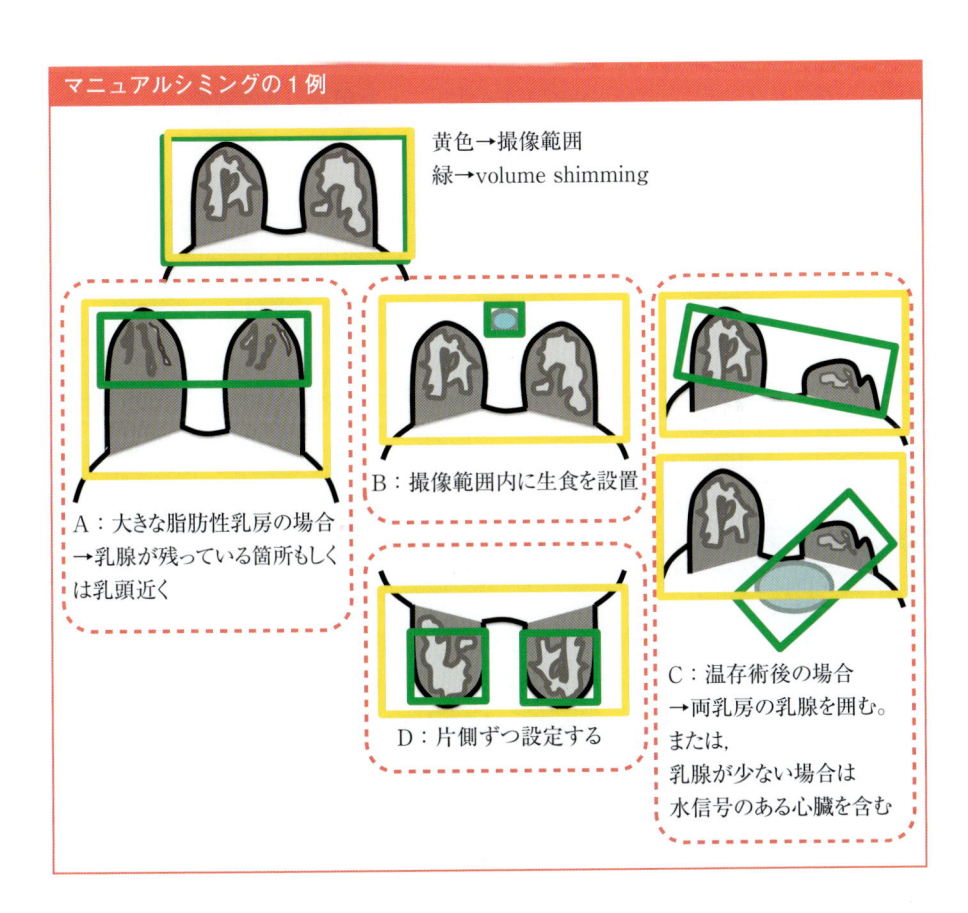

マニュアルシミングの1例

黄色→撮像範囲
緑→volume shimming

A：大きな脂肪性乳房の場合
→乳腺が残っている箇所もしくは乳頭近く

B：撮像範囲内に生食を設置

D：片側ずつ設定する

C：温存術後の場合
→両乳房の乳腺を囲む。または，乳腺が少ない場合は水信号のある心臓を含む

2 撮像シーケンス

　乳癌は血流に富む腫瘍で，造影剤注入後1～2分後にもっとも強い増強効果を示す。一方，乳腺組織は漸増性の増強効果を示す。このため，造影剤注入後1～2分後の早期相で腫瘍と乳腺組織間のコントラストは最大となり，腫瘍は最も良好に描出される。

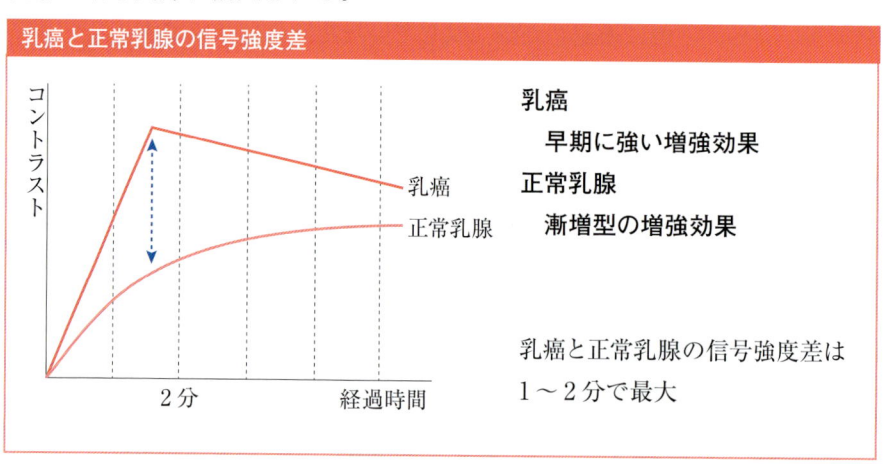

乳癌と正常乳腺の信号強度差

縦軸：コントラスト　横軸：経過時間（2分）

乳癌
　早期に強い増強効果

正常乳腺
　漸増型の増強効果

乳癌と正常乳腺の信号強度差は1～2分で最大

ここがポイント！

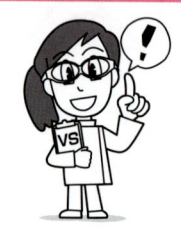

時間分解能と空間分解能

　乳房MRIもマンモグラフィや超音波と同様に形態診断が基本で，両側乳房を対称性に比較するのも特徴です。Dynamic studyでは血流情報（時間分解能）と形態情報（空間分解能）双方を満たすシーケンスが必要です。

1）時間分解能

- 早期相は造影剤注入後 2 分以内に
  遅延相は造影剤注入後 5～7 分で
- TIC 評価には少なくとも造影前，早期相，遅延相の撮像を（次頁参照）
- 1 回の撮像は 1～2 分以内に

すなわち，早期相は造影剤注入後に 2 分以内の撮像を 1 回行うか，1 分の撮像を 2 回繰り返すかの選択になる。空間分解能を十分に満たさない 1 分未満の撮像にはメリットがないと考えられている[6]。

昨今，早期相撮像前に 30 秒程度で画像を取得する超早期相の報告がある。超早期相は，時間とともに増加する正常乳腺の造影効果の影響を受けにくく，正常乳腺の造影効果が強い症例においては有用であると思われる。しかし，1 分に満たない時間分解能では乳癌ピークをとらえられていない可能性があること，TIC 評価には使用できないこと（TIC 評価は全く同じシーケンスでなければ解析に使用することができないため）を念頭におき，参考程度の情報であることに注意が必要である。

2）空間分解能

- ボクセルサイズは 2.5mm 以下
- 特に面内ピクセルサイズは 1mm 以下

ダイナミック撮像では大きさ 5mm の病変の検出が必要である。現在の 3D-GRE では TR の短い高速撮像が可能であり，パラレルイメージングを併用することで時間分解能を保ちながら，両側乳房に対して 1～2mm のスライス厚の撮像が可能である。さらに，ダイナミック早期相と遅延相の間に高分解能 T1 強調画像を撮像することで，スライス厚 1mm 以下の空間分解能を補った形態情報を追加することが可能となる。

3 Time Intensity Curve (TIC) 評価

　Dynamic study では，造影剤投与後の腫瘤の信号強度の変移により，良悪性の鑑別を行う。以下図表に Time Intensity Curve (TIC) 評価を示す。TIC の解析には造影前，早期相，遅延相の少なくとも3回の計測が必要である。ダイナミックカーブは造影剤注入後2分までの早期相 (initial rise) と2分以降あるいはカーブ形状が変更した後の遅延相 (delayed phase) のカーブパターンを評価する。Rapid および Washout については悪性を示唆し，Slow や Persistent については良性を示唆するといわれている。

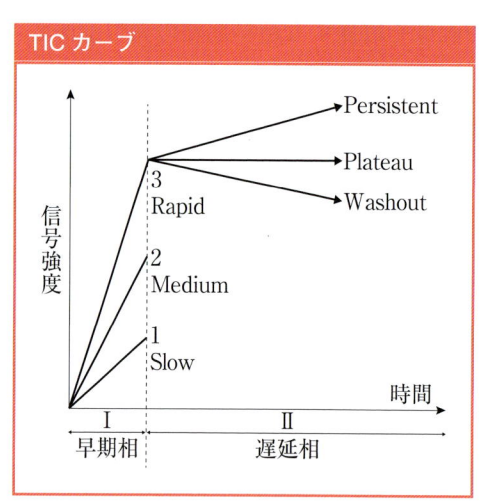

　また，関心領域 (ROI：region of interest) の置き方によってカーブの形状は変化するため，ROI は3ピクセル以上の大きさで判定する。ROI の位置は，病変内部で最も早期に染まる，もしくは washout の傾向が疑われる部位に置き，判定には「もっとも疑わしい」カーブ形状を用いる。

TIC 解析	
早期相（2分以内）	
Rapid	造影前の信号強度に対して100%以上の増加
Medium	造影前の信号強度に対して50%程度の増加
Slow	造影前の信号強度に対して，50%以下の増加
遅延相（2分以降もしくはカーブ形状変更後）	
Persistent	±10%以上の信号強度増加
Plateau	±10%の信号強度変化内
Washout	10%以上の信号強度減少

ここがポイント！

DPS-map（Dynamic phase subtraction map）

早期相，遅延相では，腫瘍はともに enhance されることから，時系列における信号の増減を視覚的に判断することが困難です。また1つの enhance される腫瘍内でも，壊死をきたしている部位や出血，嚢胞化，繊維化を含む場合もあり，ROI 設定の位置選択に苦慮する場合も多くあります。そのため著者らは，下記の手法を考案しました。

DPS-map は Dynamic study の遅延相（5min.）画像から早期相（IV 後 90sec.）画像を pixel by pixel で subtraction を行った map-images です。

DPS-map = Delayed phase images − Early phase images

組織が wash out する場合は，濃度が低信号で黒くなり，continuous（persistent）な場合は，高信号で白く描出されます。したがって，その濃度分布を見ることにより，どの位置が wash out しているかが即座に判別可能となります。1例を**図3**に示します。

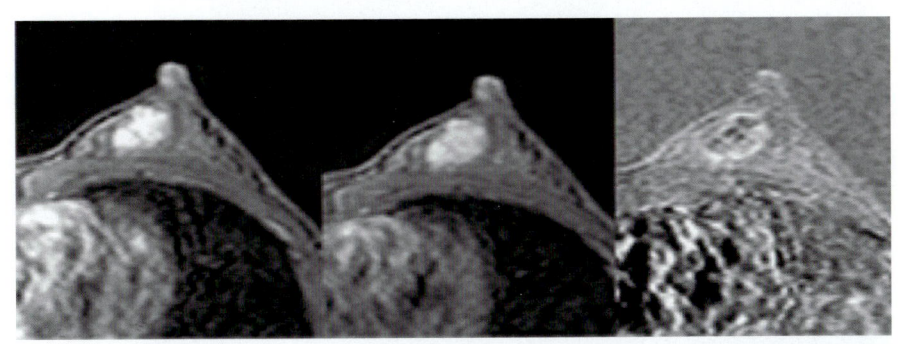

| 90秒 早期相 | 5分 遅延相 | DPSmap |

図3 DPS-map において，低信号の部位が wash out していることを示す。

2008年度改訂の日本乳癌学会乳癌診療ガイドライン[1]において，多発乳癌の検出に関してMRIは推奨グレードB（エビデンスがあり，推奨内容を日常診療で実践するよう推奨する）とされているが，DPS-mapはこの多発乳癌の検出にも，非常に大きな力を発揮する。

　図4左側の画像を見て，どこに腫瘍があるか分かるであろうか？　右乳房によくエンハンスされる腫瘍が見えるが，図4右側のDPS-mapを見れば，左乳房にもwashoutしている腫瘍が判別できる（⇨）。これらは生検の結果，多発乳癌であった。

　また，BI-RADSではwashout patternを示す適切なROI設定をするように推奨しているが，これも結構困難な場合が多い。図5に示すように比較的大きなmassの場合，mass内のどの位置にROI設定するかでTICカーブの形状が変化する。massの中心部にROI設定するとcontinuous（persistent）なTICとなり，適切な位置にROI設定するとwashout patternとなる。DPS-mapを参照しながら，黒くなっている個所にROI設定すると，当然ながら簡単にwashout patternを示す位置が判別できるわけである。

　これらの検討を基に，DPS-mapの有用性に関する論文を発表した[7]。

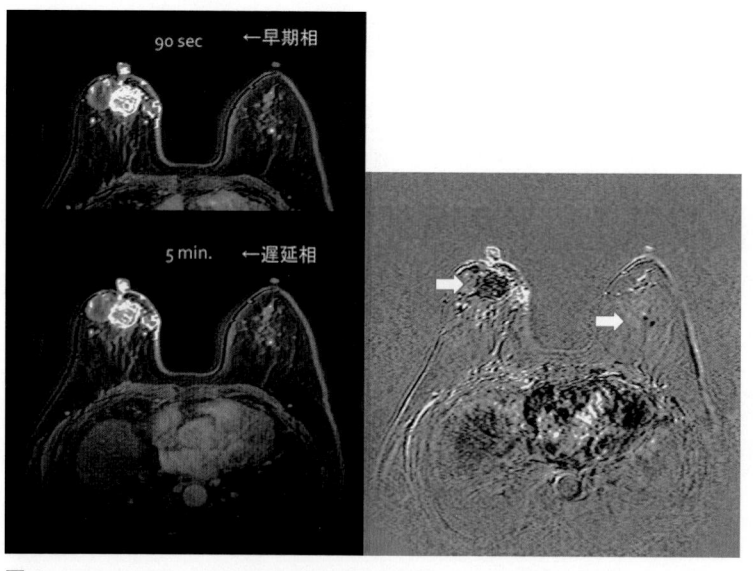

図4
DPS-mapによって，主腫瘍以外の多発乳癌の検出効率も向上する。

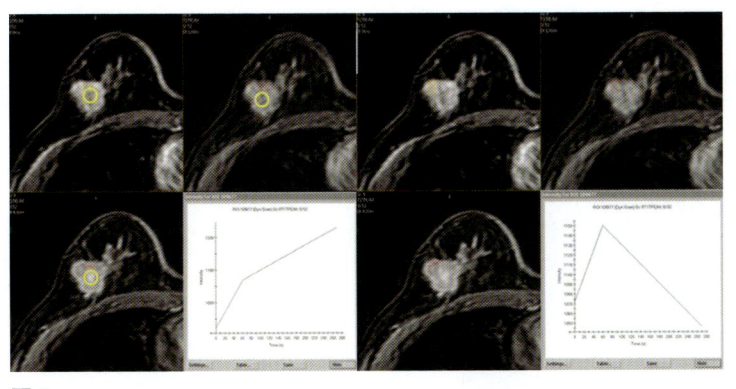

図5
DPS-map を参照しながら，適切な大きさと位置に ROI 設定することにより，適切な TIC カーブを得ることが可能となる。

Question

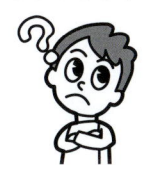

両側撮像でなければダメですか？

Answer

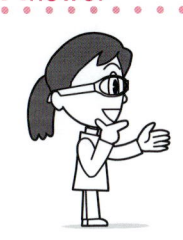

両側撮像は必須です

乳房の性状は個人により大きく異なるため，同人の対側乳房と比較することは乳房の画像検査において最も基本です。そして，微小な乳癌を見落とさないためには，両側とも条件の良い早期相で"同時"に撮像するべきです。図6は正常乳腺が増強効果を示し乳癌との鑑別が困難な症例ですが，これらの増強効果は左右対称性に認められることが多いため，両側同時撮像で左右を比較することで診断の一助となります[6]。また，同時性両側乳癌は 2～3% で報告されていて，対側乳房の観察は必須です[8]。

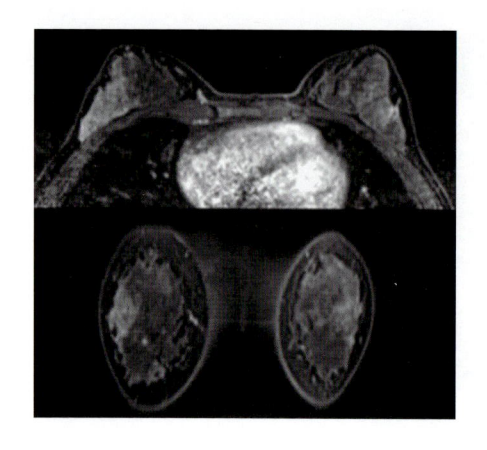

図6 対側との比較
20歳代・女性。乳腺症。
両側乳腺抹消に強い造影効果

Question

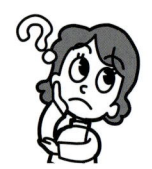

撮像断面はどれがいいですか？

Answer

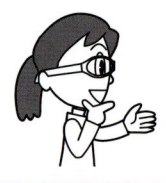

任意です。しかし，Dynamic study では両側撮像を基本とするため，横断または冠状断が最も多く用いられています。各断面の特徴と撮像断面の設定方法を示します。

横断像

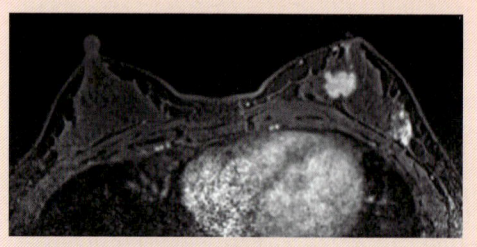

- 乳管に沿う広がりの描出に優れる
- 乳頭との位置関係を把握しやすい
- マンモグラフィの CC に相当
- スライス枚数は最も多い

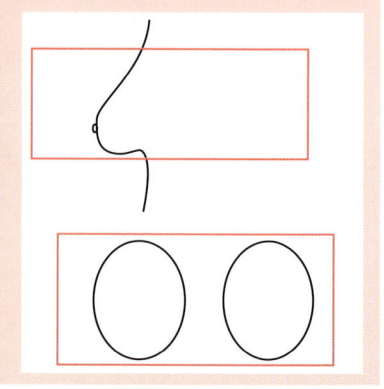

冠状断像

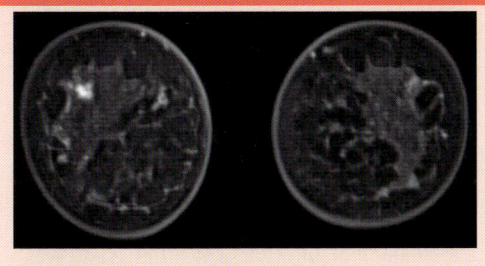

- 横方向の広がりが把握しやすい
- 呼吸運動によるアーチファクト，血管によるフローアーチファクトの影響を受けやすい
- スライス枚数は比較的少ない

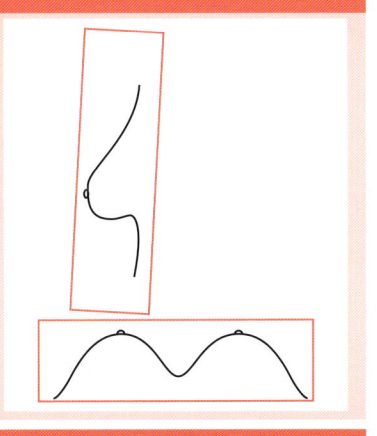

矢状断像

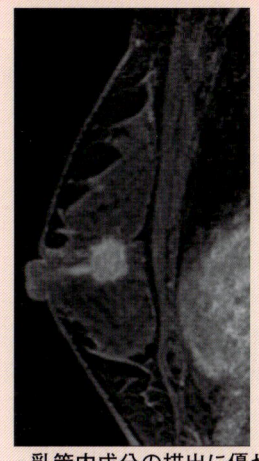

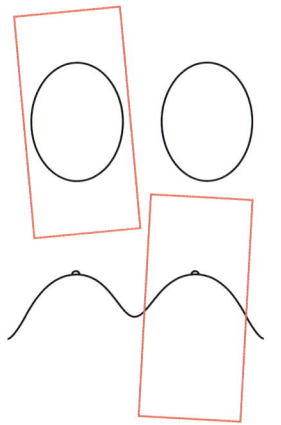

マンモグラフィの MLO に相当する角度で設定する。

乳房全体をカバーできなくてもよいが，乳腺実質が欠けないように注意する。

- 乳管内成分の描出に優れる
- 胸筋との位置関係を把握しやすい
- マンモグラフィの MLO に相当

Question

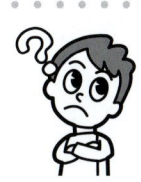

至適撮像時期ってあるの？

Answer

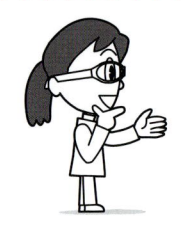

少なくとも月経直前の検査は避けること！

可能であれば，月経開始日より5〜12日での撮像が最も望ましいとされています。

正常乳腺の造影効果は背景乳腺造影効果（Background Parenchymal Enhancement：BPE）として報告されています[9),10)]。BPEは図7に示すように正常乳腺に対する濃染域を視覚的にminimal（＜25% enhanced normal tissue），mild（50〜75%），moderate（50〜75%），marked（＞75%）と分類し，近く改訂されるBI-RADS MRI第2版ではレポートへの記載が促されています。ちょうど，マンモグラフィの乳房構成（脂肪性，高濃度乳腺など）を記載するように，病変が隠れているかもしれない危険度を表し，読影への支障程度を示す。

ガイドラインでは月経開始5〜12日に撮像することを推奨しています[4)]。しかし，MRI検査予約枠の状況や治療のスケジュールから，この期間に限って検査を行うことは容易ではありません。

著者らの検討では，もちろん月経開始5〜12日はBPEが最も低く，乳房MRI検査を施行する最良のタイミングでしたが，同時に月経直前（21〜28日）のBPEが最も高く，読影に支障をきたす程度が高いことを示しました。乳房MRI検査の至適撮像時期で最も重要なことは，少なくとも月経直前の検査を避けるべきであると考えています[11)]。図8は月経周期の違いによる同一被検者の症例です。

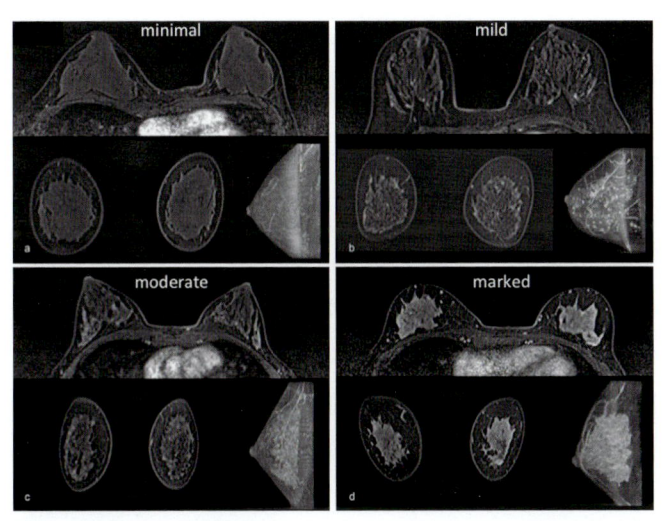

図7 Minimal～marked

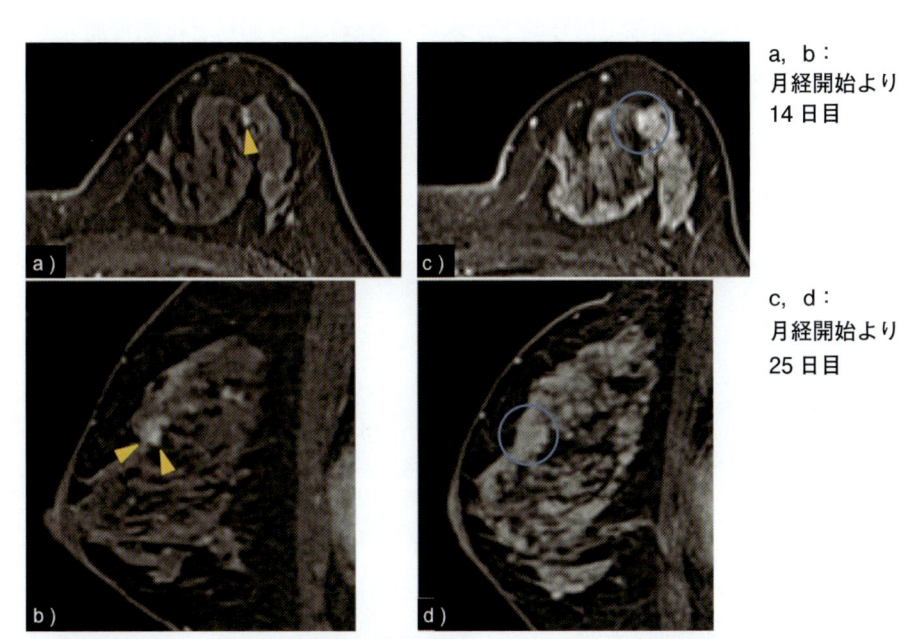

図8 月経周期による背景乳腺造影効果の違い（同一患者 50歳女性，左乳房）
月経開始25日目では背景乳腺の造影効果に埋もれ病変の指摘は困難であるが（c, d），月経開始14日目ではマンモグラフィの石灰化に一致したenhanceが指摘可能であった（a, b）。

a, b： 月経開始より14日目

c, d： 月経開始より25日目

4 Dynamic 造影の前に

1）T1 強調画像（脂肪抑制なし）

　乳房 MRI 検査は全てのシーケンスで脂肪抑制を併用している。脂肪抑制なし T1 強調画像を撮像しておくと，病変内の脂肪を区別することが可能であり有用性を示す場合がある。撮像には短時間で撮像可能な GRE（Gradient echo）法で十分であり，造影前の撮像を推奨する。脂肪抑制なし T1 強調画像で以下のことが分かる。

腫瘤内の脂肪の評価

　脂肪を含む病変は脂肪腫や過誤腫などの良性病変と考えてよい。

乳管の血性乳汁の評価

　T1 強調画像で高信号を示すヘモグロビン変性物質（メトヘモグロビン）が脂肪抑制 T1 強調画像で信号低下がみられるかにより脂肪と区別可能
　代表的な例として，Hamartoma を示す（図9）。

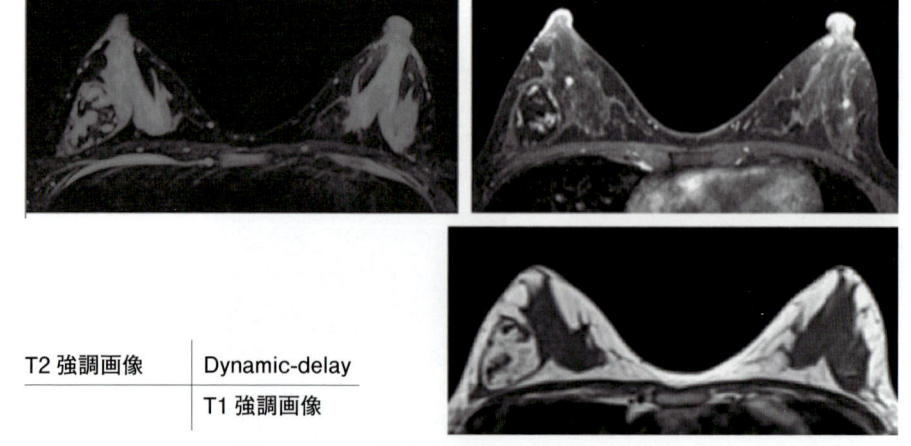

| T2 強調画像 | Dynamic-delay |
| | T1 強調画像 |

図9　Hamartoma（脂肪と腺を含む増殖性病変）
T1 強調画像で脂肪を容易に確認できる。

2）脂肪抑制併用 T2 強調画像

　T2 強調画像は組織型の推定に有用である場合がある。脂肪抑制には CHESS 法，STIR 法でもどちらを使用しても構わない。造影前の撮像を推奨する。

- 高信号・・・浮腫，壊死を反映
- 低信号・・・繊維成分を反映

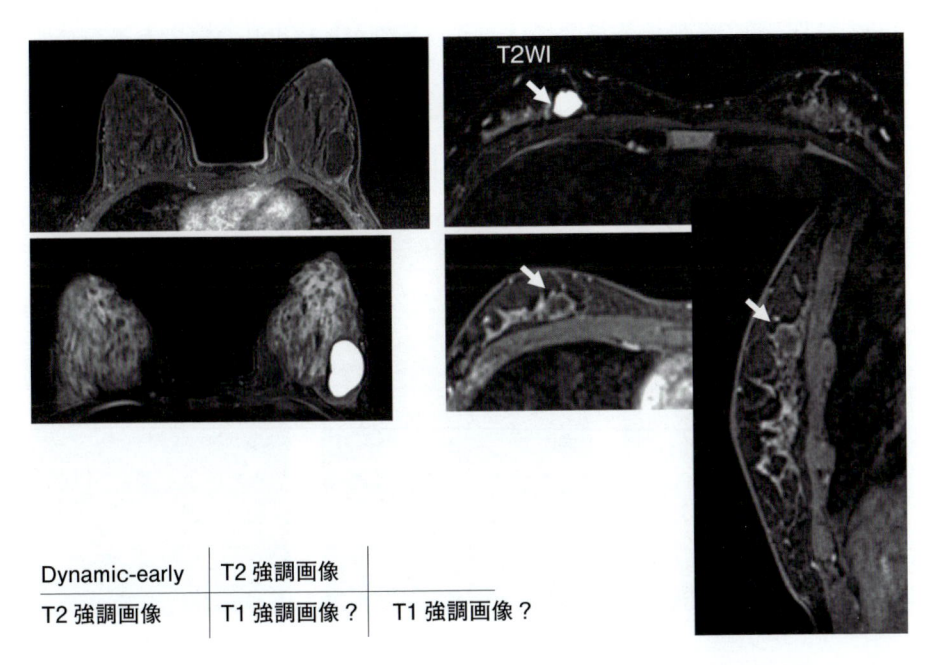

Dynamic-early	T2 強調画像	
T2 強調画像	T1 強調画像？	T1 強調画像？

図 10　Cyst
T2 強調画像で高信号を認め，Symple cyst を確信することができる。

3） 拡散強調画像

　乳腺腫瘍に対する拡散強調画像の有用性を報告した論文は多い。特に，術前化学療法（NAC）の治療効果判定には有用と報告されている。一般的に，乳癌は細胞密度が高く拡散が制限されるため，拡散強調画像で高信号を示し，異常信号の拾い上げには有用である。しかし，拡散強調画像ではT2 shine throughの影響もあり，高信号を呈する良性腫瘍は多く，歪みやアーチファクトも多いことから，拡散強調画像のみ（非造影MRI）での鑑別診断は難しい。

　拡散の状態を数値化した指標であるADC値は乳癌では低値を示す。しかし，ADC値はROI（Region of Interest）の設定方法やb値の選択，その他撮像パラメータによって変化することを認識しておくべきである。現在，推奨されるパラメータとして，TRは3000msec以上，TEは最小，スライス厚とFOVはADCの精度を考慮した場合，静磁場強度にも依存するが，FOVは300mm以上の長方形FOV，スライス厚も4mm以上は確保したい。筆者の施設では，b値は，0，800，1500sec/mm^{2}程度を現在使用している（図11）。ADC値で評価する場合には，どのb値から算出した値であるかを明記すべきであると考えている。

　EPIをベースとした拡散強調画像は，アーチファクトが多いことが特徴である。特に，磁化率，歪，脂肪抑制ムラは，撮像パラメータの設定によって

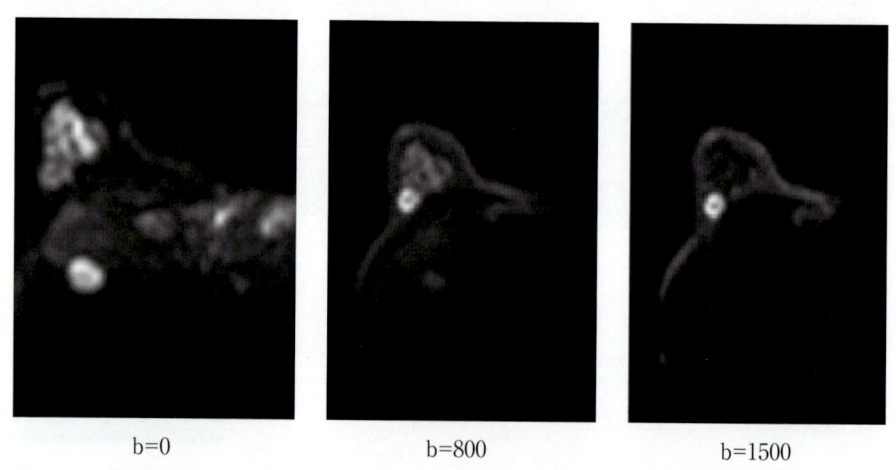

b=0　　　　　　　　b=800　　　　　　　　b=1500

図11　b値が高いほど，T2 shine throughが排除され低拡散領域が強調されるが，全体のSNRも低下する。

大きく左右され，装置の性能にもよるが撮像者の力量にも大きく影響する。歪対策としては，可能な限りパラレルイメージングを使用し，位相エンコード方向に長方形 FOV を設定することである。脂肪抑制に関しては，極力，磁場均一度を低下させるものは除外して，シミングをうまく設定することがポイントである（211 頁参照）。

5 アーチファクト

MRI はアーチファクトが多く出現するモダリティであるが，乳腺 MRI において遭遇するアーチファクトは下記の 3 つである。

- 磁場不均一や磁化率による脂肪抑制のムラ
- 歪アーチファクト（特に拡散強調画像）
- モーションアーチファクトおよびフローアーチファクト

代表的な画像と抑制法を以下に提示する。

磁化率によるアーチファクト

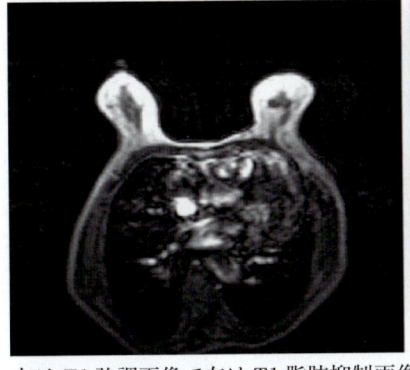

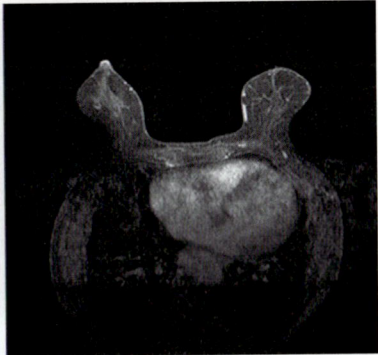

左は T1 強調画像で右は T1 脂肪抑制画像。右乳房壁と空気の磁化率の差により，脂肪抑制ムラおよび信号の損失が見られる。

抑制法 ➡ 適切なシミングとポジショニングの際の乳房の伸展等

磁化率アーチファクト

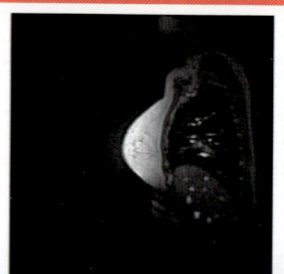

上の T1 強調側面画像でへその位置に下着のメタルの存在が確認できる。
左下，T1 強調軸位像および右下の拡散強調画像で強い磁化率アーチファクトと歪が生じた。

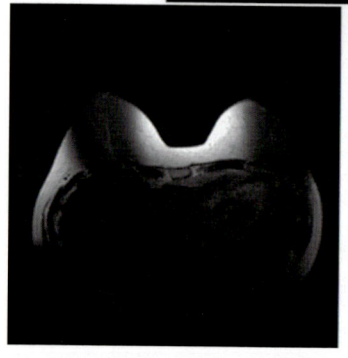

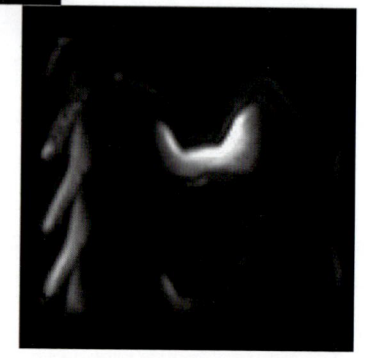

抑制法 ➡ 原因が確認できた際は，アーチファクト発生物を速やかに除去する

アーチファクト

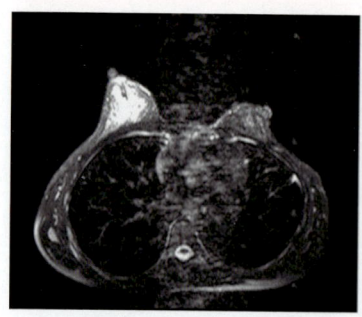

位相エンコード　A-P 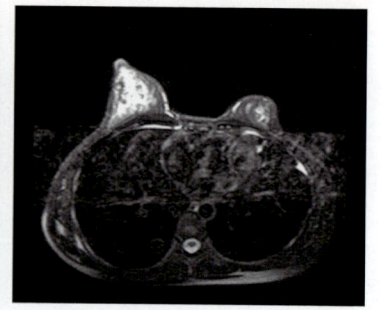　　　　　　位相エンコード　R-L

位相エンコード方向に，心臓の動きによるモーションアーチファクトが見られる。

抑制法 ➡ 目的とする部位にアーチファクトが重なる場合は，位相エンコードと周波数エンコードを変えるのも対策法である

Ⅳ 症例

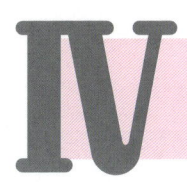

- 症例1　非浸潤性乳管癌（石灰化主体）
- 症例2　非浸潤性乳管癌（腫瘤主体）
- 症例3　非浸潤性乳管癌（囊胞内癌）
- 症例4　浸潤性乳管癌（乳頭腺管癌）
- 症例5　浸潤性乳管癌（充実腺管癌）
- 症例6　浸潤性乳管癌（硬癌）
- 症例7　粘液癌
- 症例8　浸潤性小葉癌
- 症例9　線維腺腫

福井県立病院　外科　　　　大田　浩司
福井県立病院　外科　　　　伊藤　朋子
福井県立病院　臨床病理科　海崎　泰治

症例 1　非浸潤性乳管癌（石灰化主体）

● マンモグラフィ

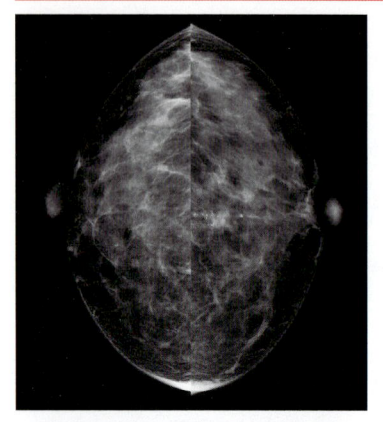

CC

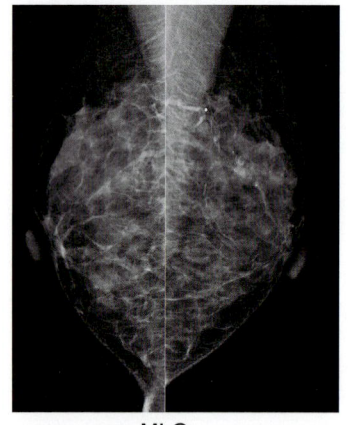

MLO

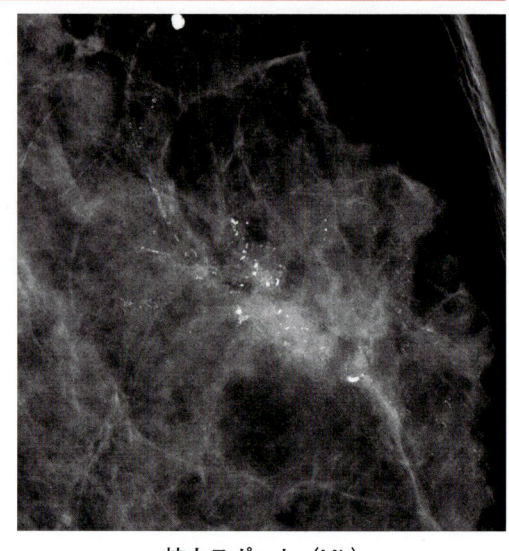

拡大スポット（ML）

所見：左 AC 領域に多形性，区域性の石灰化を認め，背景乳腺濃度は上昇している。カテゴリー 5。

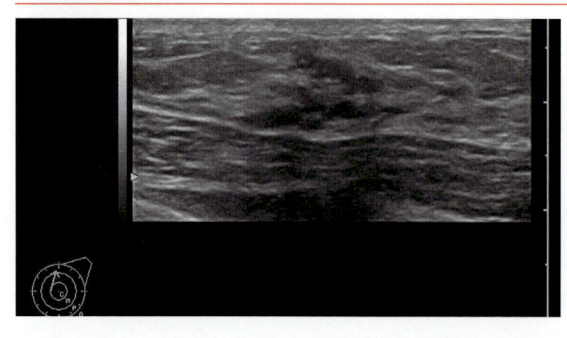

● 乳腺超音波

所見：左 AC 領域に地図状の低エコー域を認める。内部に微細点状高エコースポットを伴う。

臨床所見：55歳，閉経後女性。
　　　　　左胸の疼痛を自覚し受診。

●乳腺 MRI

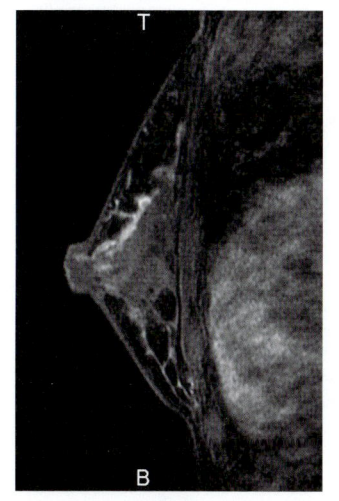

動脈相

所見：ダイナミック MRI にて，左 AC 領域に造影早期より区域性に広がる濃染を認める。

●病理像

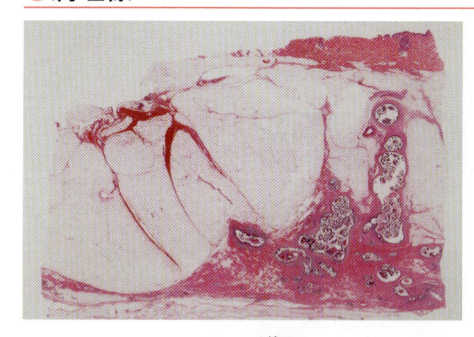

ルーペ像 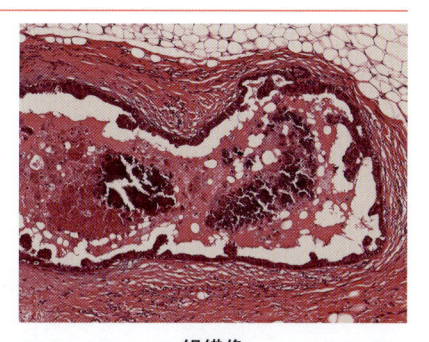　　　　　　　　　組織像

所見：左乳腺 AC 領域に乳管の拡張した領域を認める。組織学的に低乳頭型の非浸潤性乳管癌を認める。一部に comedo 型の壊死も伴う。

病理診断名：Left breast cancer, noninvasive ductal carcinoma
　　　　　　[lt, AC, 6.7×3.0×1.4cm]

症例2　非浸潤性乳管癌（腫瘤主体）

● マンモグラフィ

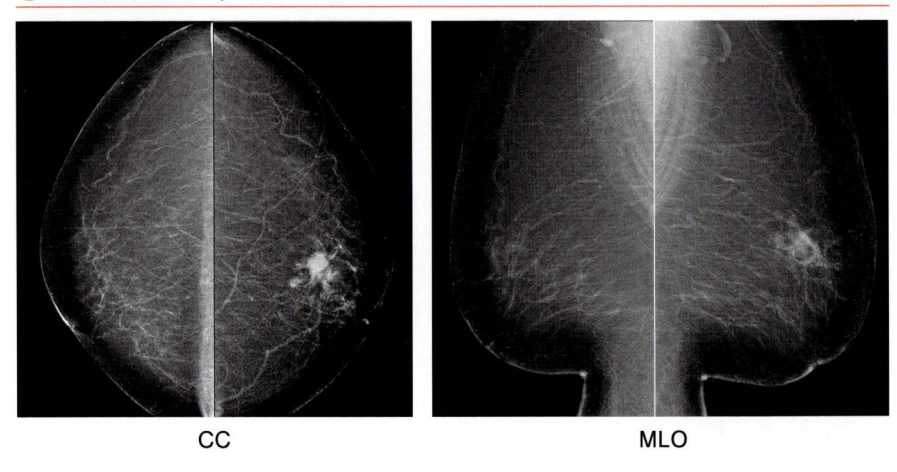

CC　　　　　　　　　　MLO

所見：左 AC 領域に境界が微細分葉状の高濃度腫瘤を認める。カテゴリー4。

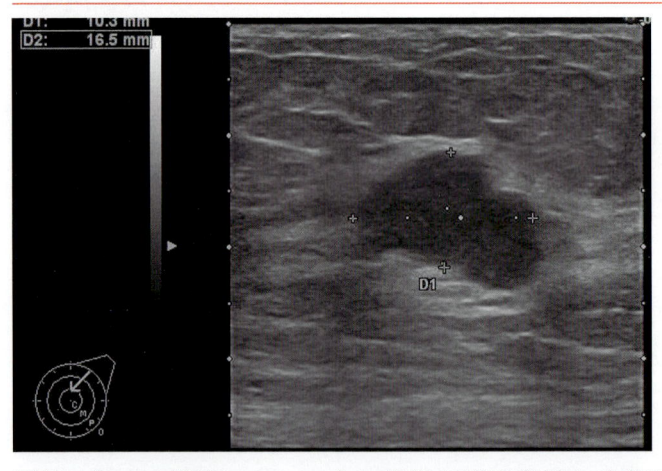

● 乳腺超音波

所見：左 AC 領域に 17mm 大の境界が明瞭粗糙な分葉形の低エコー腫瘤を認める。後方エコーは増強している。前方境界線の断裂は認めない。

臨床所見：61歳，閉経後女性。
乳がん検診のマンモグラフィで要精査となり受診。

● 乳腺 MRI

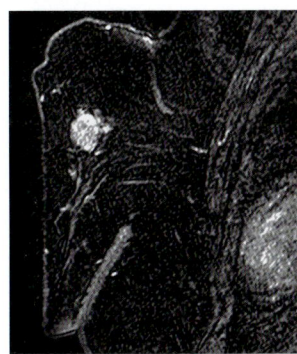

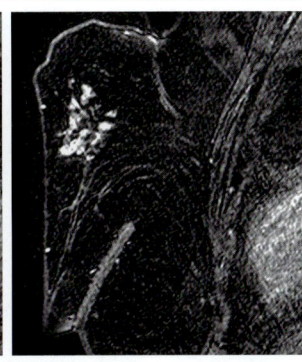

所見：ダイナミックMRIで左AC領域に濃染を示す腫瘤を認める。腫瘤の周囲に点状の濃染を認め，乳管内進展が疑われる。

動脈相

● 病理像

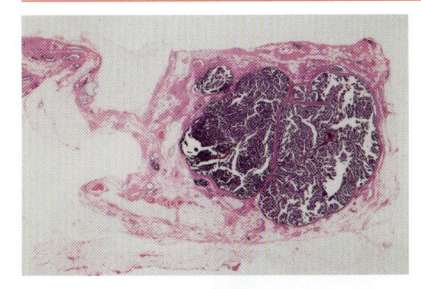

ルーペ像

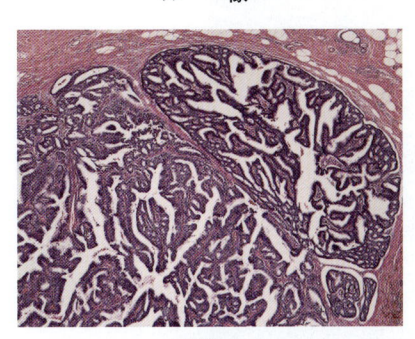

組織像

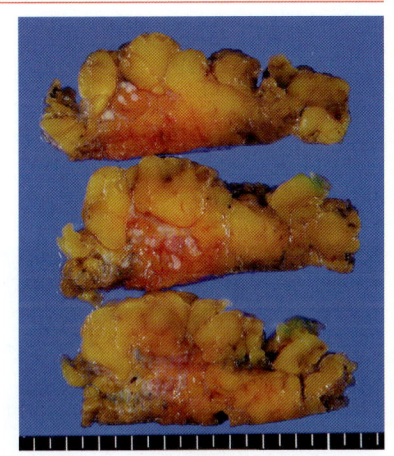

割面像

所見：左乳腺CA領域に白色調小結節が集簇性に認められる。組織学的には乳頭型の非浸潤性乳管癌が認められる。

病理診断名：Left breast cancer, noninvasive ductal carcinoma
　　　　　　[lt, CA, 3.5×3.3×2.0cm]

症例3　非浸潤性乳管癌（嚢胞内癌）

● マンモグラフィ

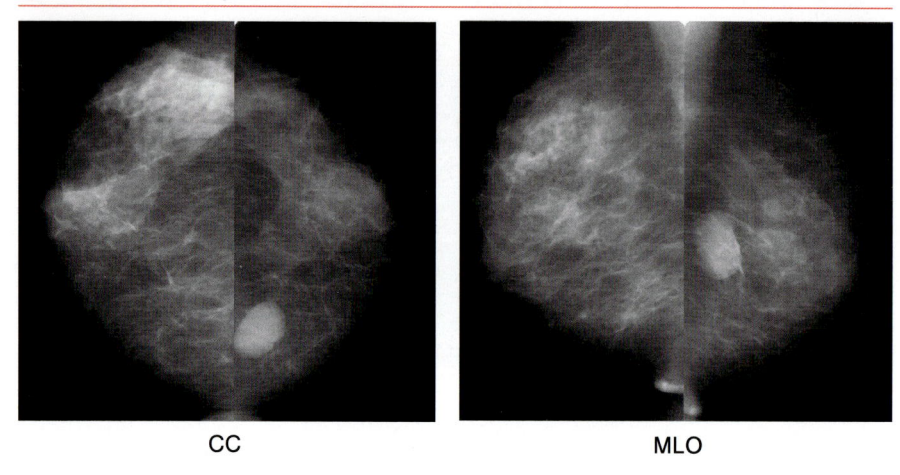

CC　　　　　　　　　　　　MLO

所見：左AB領域に境界が明瞭平滑な高濃度腫瘤を認める。腫瘤の濃度を考慮し，カテゴリー4と診断した。

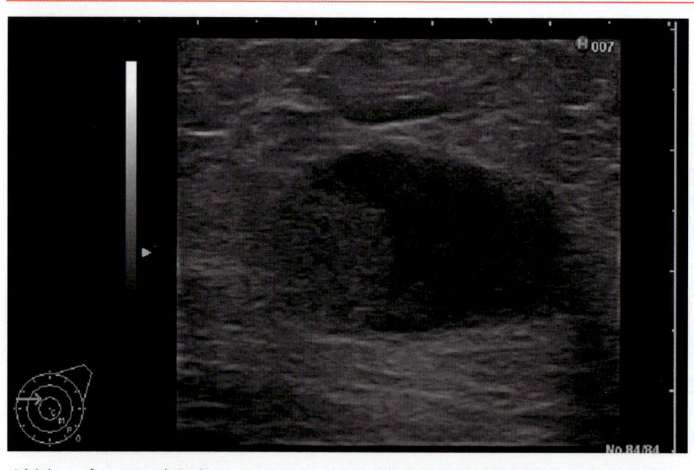

● 乳腺超音波

所見：左AB領域に30mm大の境界が明瞭粗糙な楕円形の混合性腫瘤を認める。充実部は広基性である。

臨床所見：34歳，閉経前女性。
　　　　　左 AB 領域にしこりを自覚し受診。

● 乳腺 MRI

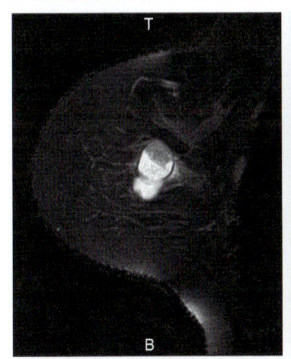

脂肪抑制 T2 強調画像 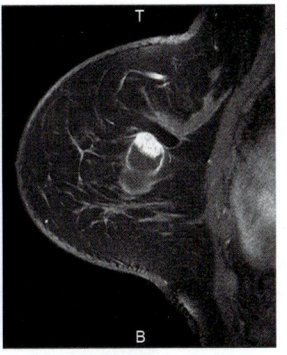　　　動脈相

所見：脂肪抑制 T2 強調画像では著明な高信号で，かつ造影効果を認めないことから，内部に液体が貯留した囊胞性腫瘤である。腫瘍の内部には造影効果のある広基性の充実部を認める。

● 病理像

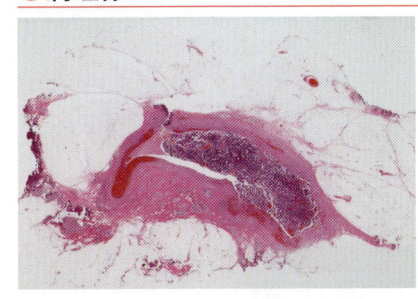

ルーペ像 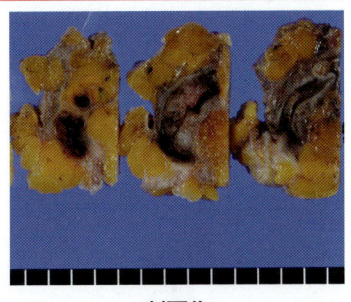　　　割面像

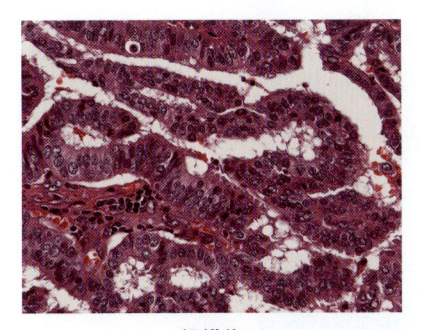

組織像

所見：左乳腺 AB 領域に囊胞性病変があり，内部に 3.5×3.3×2.0cm の小結節が認められる。組織学的には，拡張した乳管内に乳頭型の非浸潤性乳管癌が認められる。

病理診断名：Left breast cancer, noninvasive ductal carcinoma
　　　　　　[lt, AB, 3.5×3.3×2.0cm]

症例4　浸潤性乳管癌（乳頭腺管癌）

● マンモグラフィ

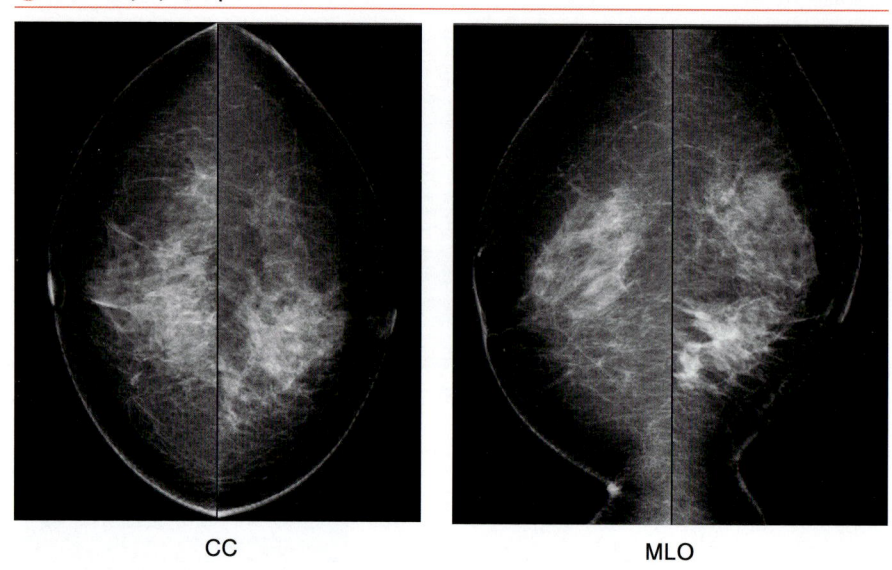

CC　　　　　　　　　　　　MLO

所見：左B領域にFADと構築の乱れを認める。病変は区域性に広がる。カテゴリー4。

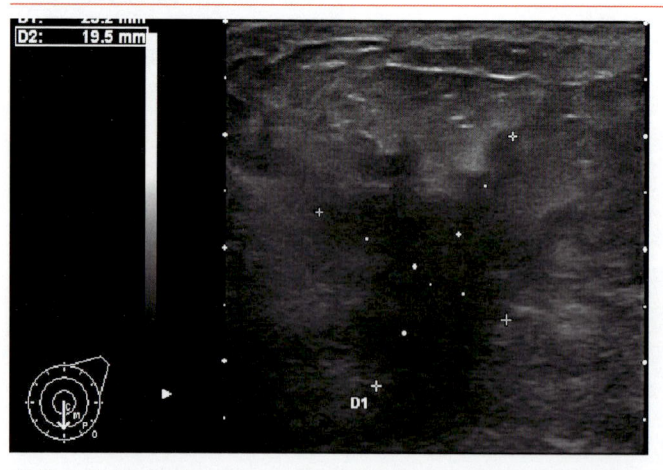

● 乳腺超音波

所見：左B領域に25mm大の境界が不明瞭な不整形の極低エコー腫瘤を認める。前方境界線の断裂や境界部高エコーを伴う。

臨床所見：72歳，女性。
　　　左B領域にしこりを自覚して受診。

●病理像

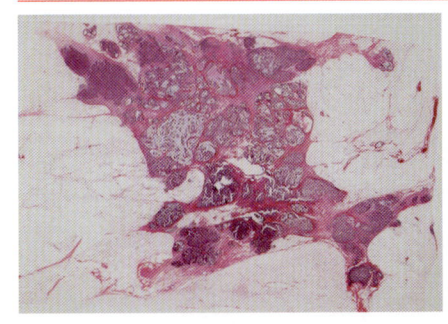

ルーペ像

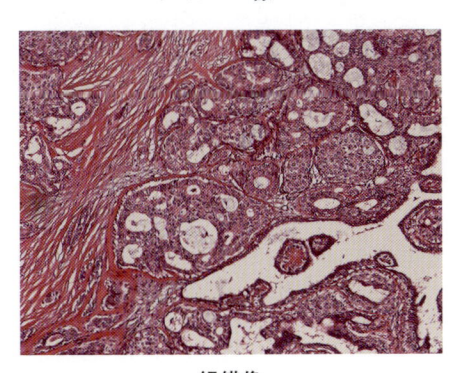

割面像

組織像

所見：左乳腺B領域に不整形充実性腫瘤が認められる。組織学的には，篩状構造をとって増殖する乳頭腺管癌である。

病理診断名：Left breast cancer, invasive ductal carcinoma, papillotubular carcinoma　[lt，B，5.5×3.2×2.3cm]

症例 5　浸潤性乳管癌（充実腺管癌）

● マンモグラフィ

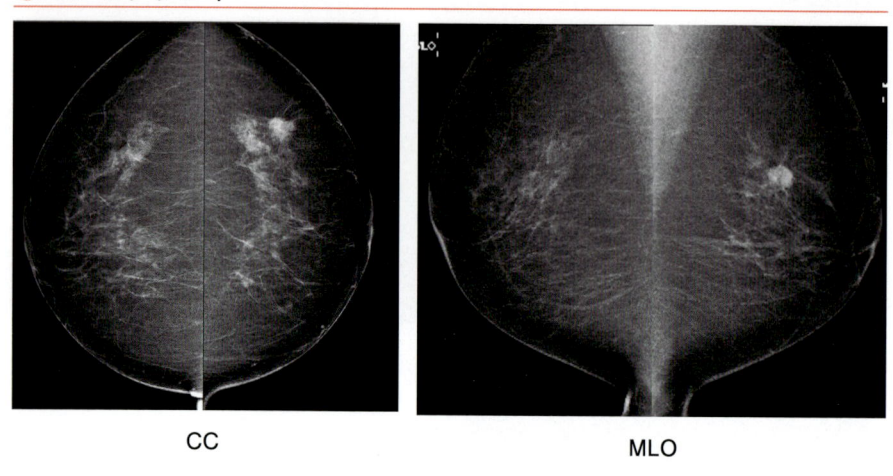

CC　　　　　　　　　　　MLO

所見：左 C 領域に境界が微細分葉状の高濃度腫瘤と構築の乱れを認める。カテゴリー 5。

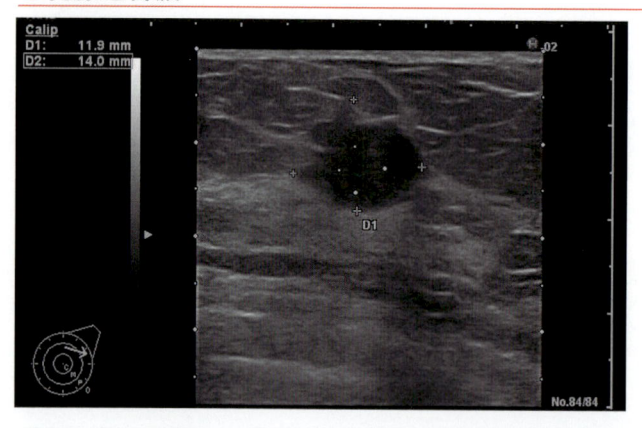

● 乳腺超音波

所見：左 C 領域に 14mm 大の境界が明瞭粗糙な分葉形の低エコー腫瘤を認める。縦横比＞ 0.7。後方エコーは不変である。

臨床所見：69歳，閉経後女性。
乳がん検診のマンモグラフィで要精査となり受診。

●乳腺 MRI

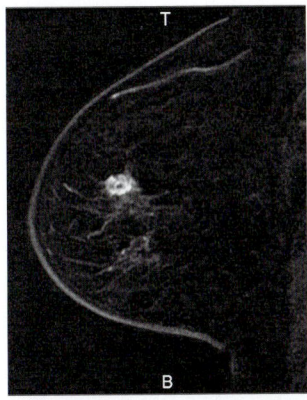

動脈相

所見：左 C 領域に 13mm 大の分葉形の腫瘤を認める。ダイナミック MRI では造影早期に濃染を示している。

●病理像

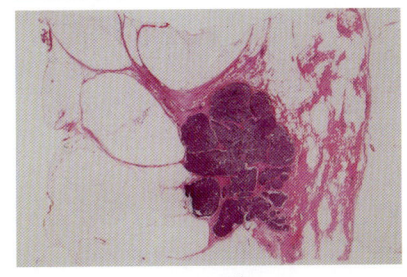

ルーペ像

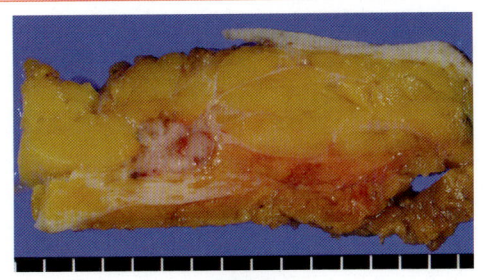

割面像

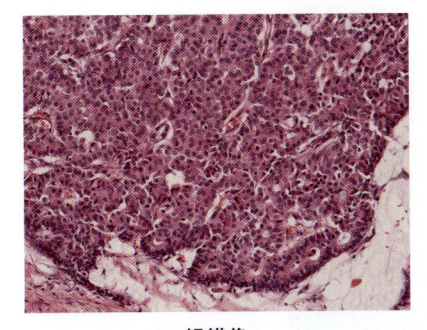

組織像

所見：左乳腺 CD 領域に境界明瞭な充実性腫瘤が認められる。組織学的には，充実型の増殖を示す充実腺管癌である。

病理診断名：Left breast cancer, invasive ductal carcinoma, solid-tublar carcinoma [lt, CD, 1.2×1.0×0.9cm]

症例6　浸潤性乳管癌（硬癌）

● マンモグラフィ

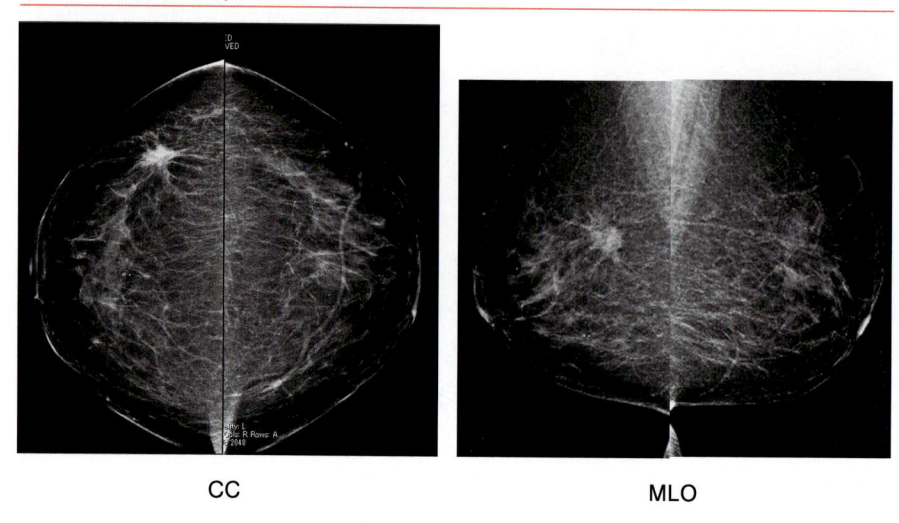

CC　　　　　　　　　　　MLO

所見：右C領域にスピキュラを伴う高濃度腫瘤を認める。カテゴリー5。

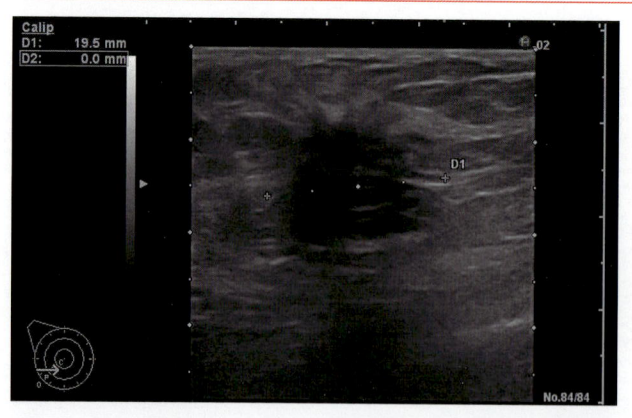

● 乳腺超音波

所見：右C領域に22mm大の境界が不明瞭な不整形の極低エコー腫瘤を認める。後方エコーは減弱し，前方境界線の断裂を伴う。

臨床所見：76歳，閉経後女性。
背部痛の精査で施行したCTで右C領域に腫瘤を認め受診。

● 乳腺MRI

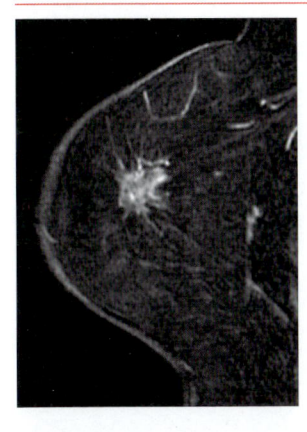

動脈相

所見：右C領域にスピキュラを伴う19mm大の不整形腫瘤を認める。ダイナミックMRIで漸増性の造影効果を示す。

● 病理像

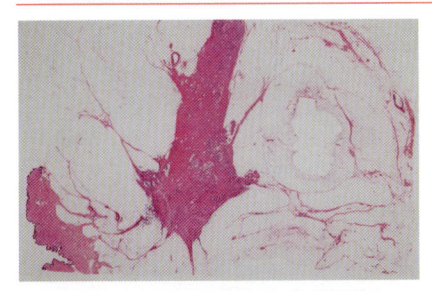

ルーペ像

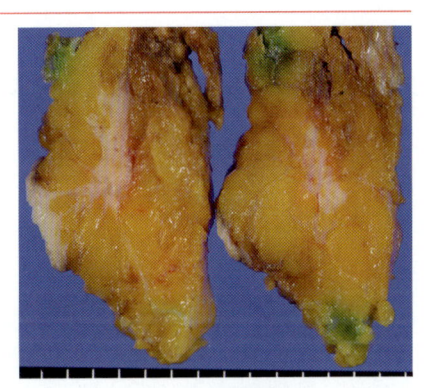

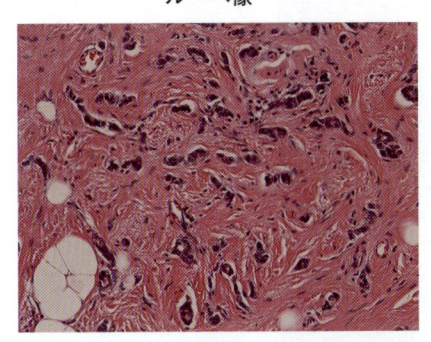

割面像

組織像

所見：右乳腺CD領域に不整形白色腫瘤を認める。組織学的には，豊富な線維性間質を伴って小腺管状，索状に増殖する硬癌が認められる。

病理診断名：Right breast cancer, invasive ductal carcinoma, scirrhous carcinoma [rt, CD, 2.5×1.4×1.4cm]

症例7　粘液癌

● マンモグラフィ

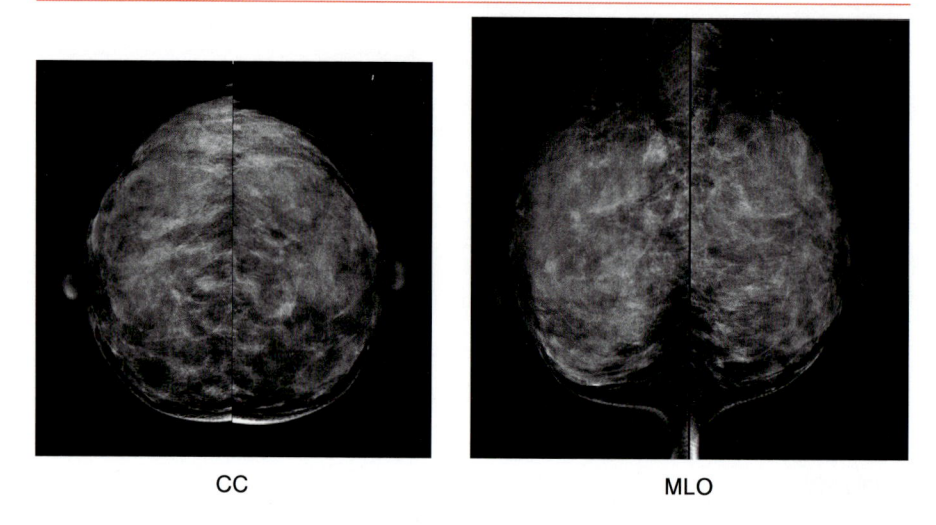

CC　　　　　　　　　　　　MLO

所見：MLOでは右UにFADを認める。CCでは欠像となっている。カテゴリー3。

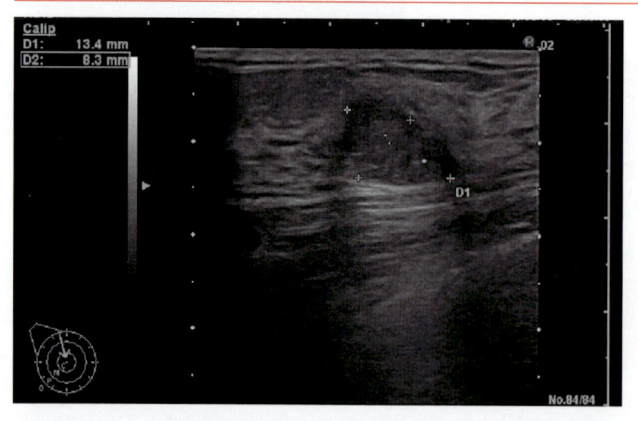

● 乳腺超音波

所見：右AC領域に14mm大の境界が明瞭粗糙な多角形の低エコー腫瘤を認める。後方エコーは増強している。

臨床所見：37歳，閉経前女性。
右AC領域にしこりを自覚し受診。

●乳腺 MR

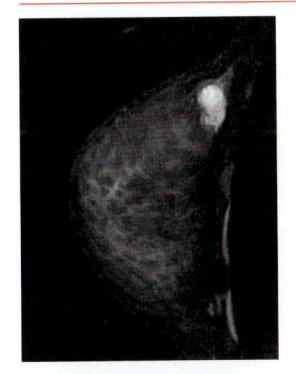

脂肪抑制 T2 強調 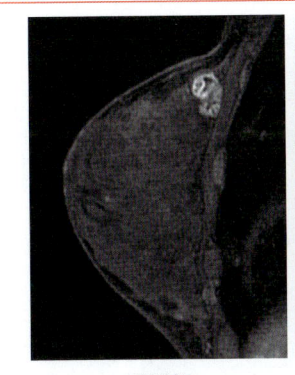　　　　動脈相 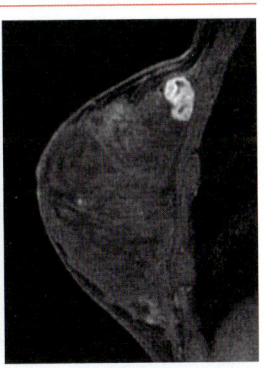　　　　静脈相

所見；脂肪抑制 T2 強調像で著明な高信号を示している。ダイナミック MRI では辺縁から中心に向かって漸増性の濃染（peripheral to central pattern）を示す。

●病理像

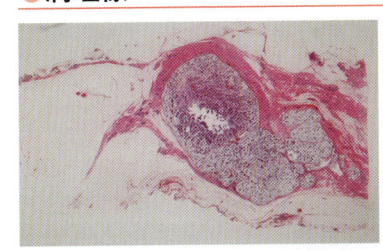

ルーペ像

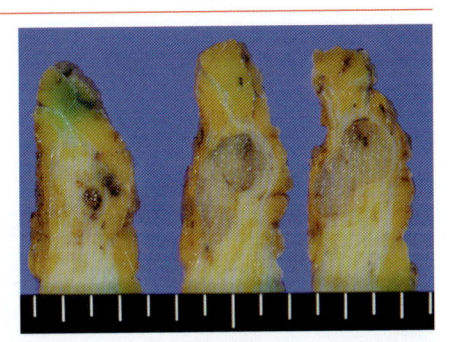

割面像

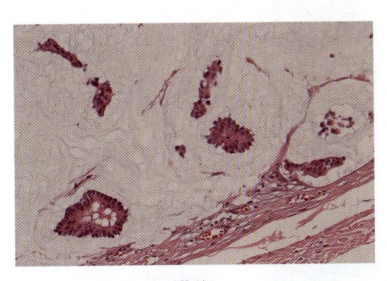

組織像

所見：右乳腺 C 領域に境界明瞭な粘液腫状腫瘤を認める。組織学的には，粘液湖内に小癌腺管の散在のある粘液癌である。

病理診断名：Right breast cancer, mucinous carcinoma
[rt, C, 2.2×1.1×1.0cm]

症例8　浸潤性小葉癌

● マンモグラフィ

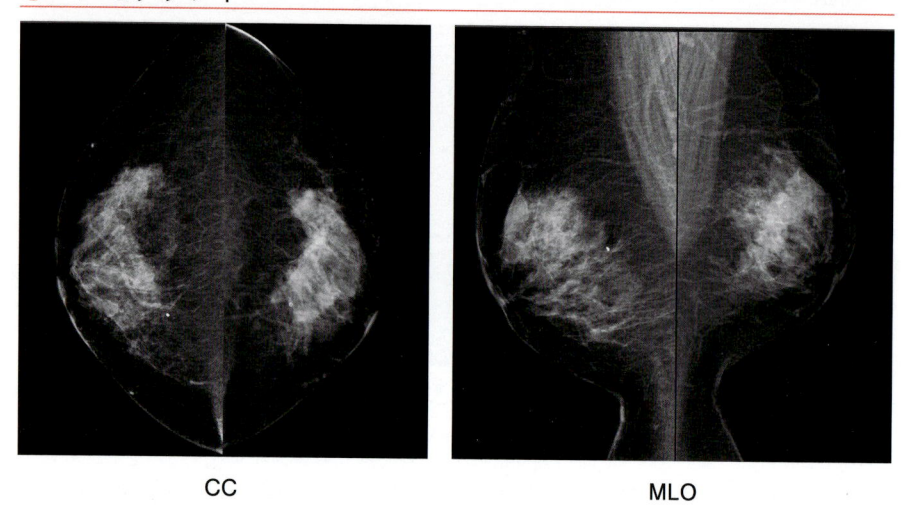

CC　　　　　　　　　MLO

所見：左AC領域に構築の乱れを認める。カテゴリー4。

● 乳腺超音波

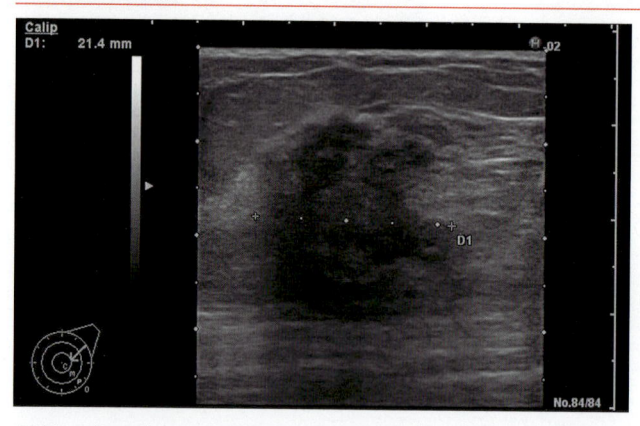

所見：左C領域に38mm大の境界が不明瞭な不整形の低エコー腫瘤を認める。後方エコーは減弱している。

臨床所見：64 歳，閉経後女性。
左 C 領域のしこりを自覚し受診。

●乳腺 MRI

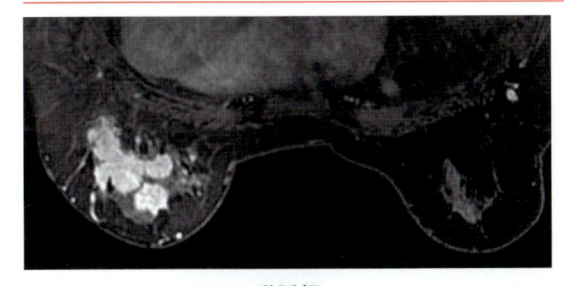

動脈相

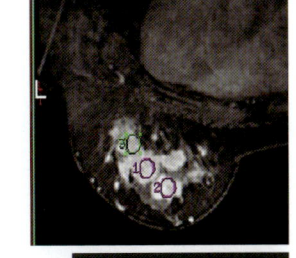

所見：左 AC 領域には多発する大小不同の結節が区域性に配列している。これらはダイナミック MRI で造影早期に濃染，後期に Wash Out を示す。

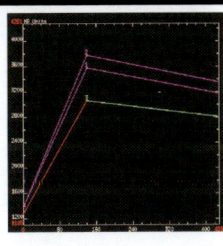

●病理像

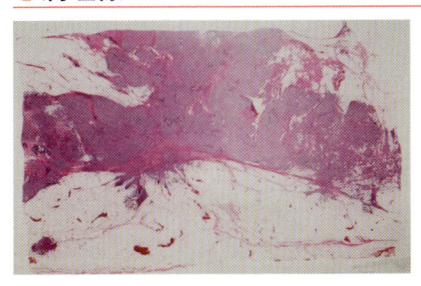

ルーペ像

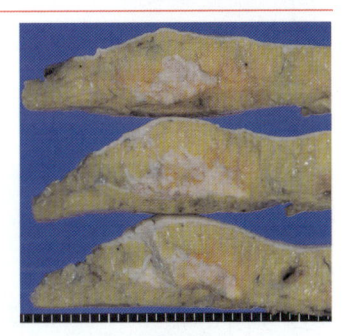

割面像

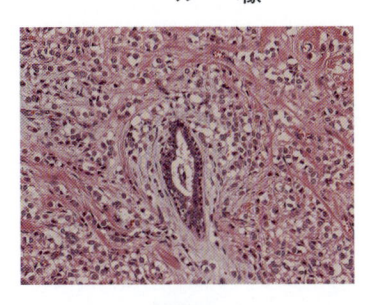

組織像

所見：左乳腺全体が境界不明瞭な白色調腫瘍となっている。組織学的には，類円形核を有する比較的異型の乏しい腫瘍細胞が索状〜小胞巣状，孤在性に広範囲に浸潤する病変で，浸潤性小葉癌である。

病理診断名：Left breast cancer, invasive lobular carcinoma
　　　　　　[lt, CAD, 7.5×7.0×2.2cm]

症例 9　線維腺腫

● 乳腺超音波

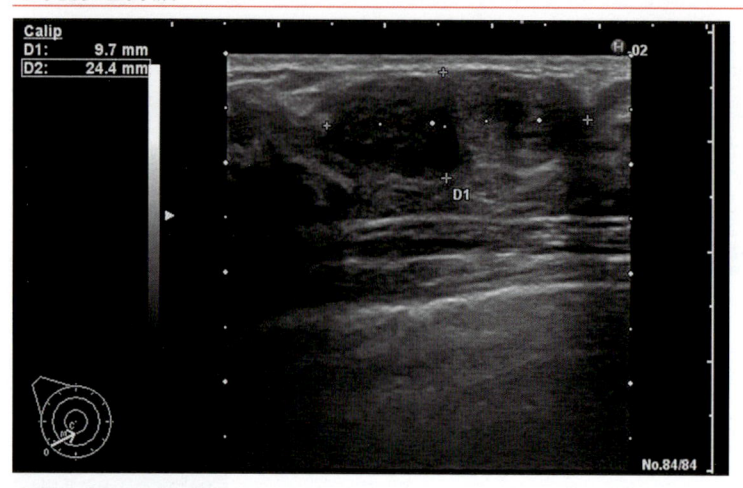

所見：右 D 領域に 31mm 大の境界が明瞭な分葉形の低エコー腫瘤を認める。縦横比は低く，0.7 未満である。

● 乳腺 MRI

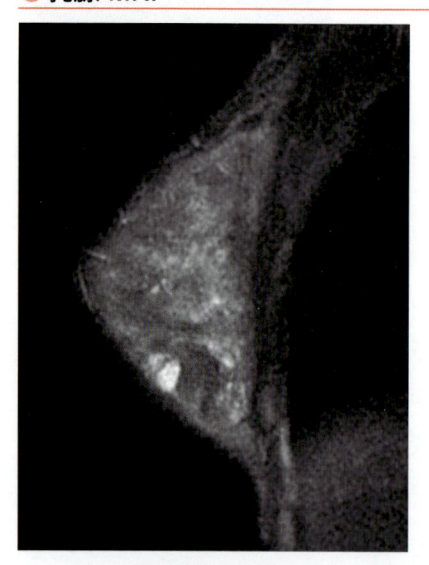

脂肪抑制 T2 強調

臨床所見：19歳，女性。
右D領域のしこりを自覚して受診。

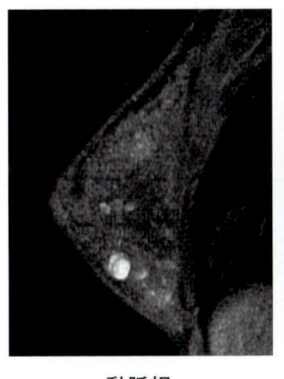

動脈相 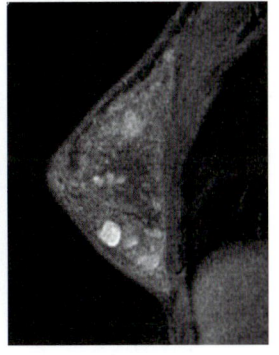　　　　　静脈相

所見：腫瘤は境界明瞭であり，脂肪抑制T2強調像で高信号，ダイナミックMRIでは漸増性の濃染を示す。

Ⅳ 症例

●病理像

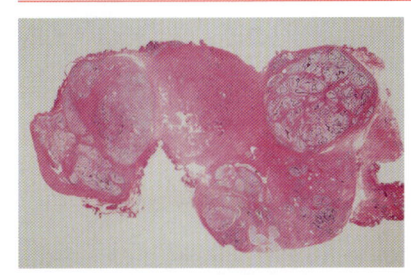

ルーペ像

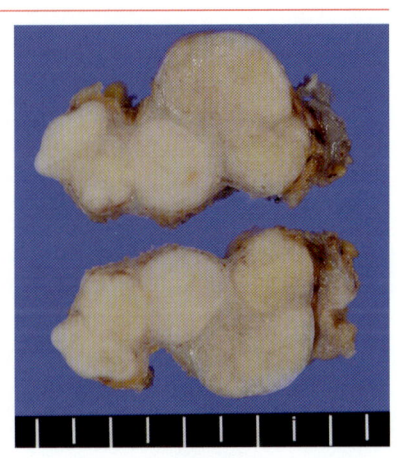

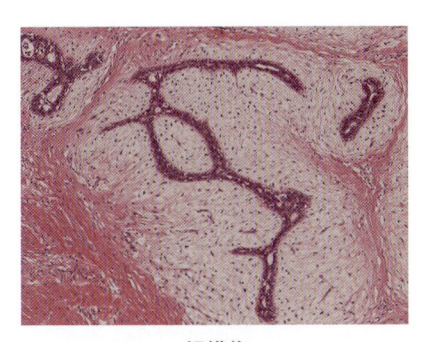

割面像

組織像

所見：4.3×2.5×1.2cm大の境界明瞭な腫瘤。組織学的には，上皮成分および浮腫状間質の両方の増生がある。管内型が主体の線維腺腫。

病理診断名：Fibroadenoma, right breast

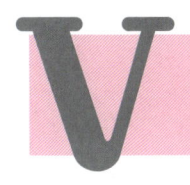

V 乳腺領域の画像診断に関するQ&A

　2012年5月に乳腺をテーマにした第11回シンポジウム「乳腺を診る～進化した乳腺画像診断を"検証"する～」の開催時にいただいた会場からの質問に対してのQ&Aをまとめましたので，誌上に収載いたします．

Q&A集に回答いただいた第11回VERSUSのパネリスト
「マンモグラフィ」　　栞山　真紀　先生（医療法人豊田会　刈谷豊田総合病院）
「超音波」　　　　　　河本　敦夫　先生（東京医科大学病院）
「MRI」　　　　　　　田村　隆行　先生（広島大学病院）
「CT」　　　　　　　　齊藤　ふみ子先生（順天堂大学医学部附属練馬病院）
「核医学」　　　　　　市原　裕紀　先生（千葉県がんセンター）

　お忙しい中，ご返答をいただいた講師の先生方に誌上からではございますが，心からの感謝を申し上げます．

　　　　　　　　　　　　文責：本郷隆治，内田幸司

マンモグラフィ（MMG）

Q.1

デンスブレストでマンモグラフィを撮影しない選択はありますか？

A.1

診療マンモグラフィ（MMG）では基本的にその選択肢はないかと思います。デンスブレストでは描出できない病変があるのも事実です。検診では，今後J-STARTの結果をふまえて有効に超音波検査を取り入れていく体制が整備されればよいと思いますが，石灰化の検出を考えればMMGの重要性はあります。

J-START（ジェイ・スタート）：厚生労働省が立ち上げた国家的プロジェクトです。超音波検査を併用する検診と併用しない検診（マンモグラフィのみ）の比較試験を実施し，超音波検査が有効かどうかを検証します。研究の対象は40歳代の女性で，この比較試験の意義に賛同される方です。

Q.2

MMGが圧迫撮影から圧迫なしの撮影に変化する展望はありますか？

A.2

被ばく低下，モーションアーチファクトの低減，組織の

重なりの排除を目的とするため，今後も圧迫は必要であると思われます。

Q.3

ポジショニングの練習にあたり，良い方法はありますか？

A.3

ポジショニングの練習方法は提案できませんが，講習会，ガイドラインの基本的な撮影ポイントをおさえることは必要かと思います。また，撮影された画像を自己評価することは安定した撮影技術につながるのではないかと感じています。

Q.4

分泌型と壊死型の石灰化の区別がMMGで可能ですか？

A.4

微細円形，淡く不明瞭な石灰化→分泌型線状，分枝状，多形性の石灰化→壊死型と言われています。

混在する場合や増大する段階の石灰化の評価は難しい場合もあります。

Q.5

生命をおびやかさない乳がんとは，どのようなものですか？

A.5

乳がん死に至らない乳がん（非常におとなしい非浸潤癌）があるという考え方があります。現在の乳がん診療では未治療の選択はされないので，明らかなデータとしては存在しないかと思います。

Q.6

検診ではmassも見つけるべきでしょうが，検診後に病院に来られた場合，MMG + USとなるなら石灰化描出に偏ってもいいのでしょうか？

A.6

超音波検査はMMG情報を参考にしている場合が多々あります。MMGに限らず，より多くの情報をそれぞれの検査で提供することが精度の高い検査と言えます。

Q.7

ディジタル MMG は,分解能がアナログより悪いですが,石灰化の形状をより正確に写すために拡大撮影が多くなるならば,60μm より 50μm のほうがメリットがありますか？

A.7

分解能はピクセルの大きさだけでは判断できません。あくまで同じ原理の中での比較にしか使えません。

参考文献：大内憲明・編著．マンモグラフィによる乳癌検診の手引き—精度管理マニュアル—．第 5 版．日本医事新報社；2011．

Q.8

カセッテ（CR）で撮影していますが,装置を変えることなく今後 FPD のカセッテ（MMG 用）は出ないでしょうか？

A.8

メーカでそのような装置を開発しているという話は現在聞いておりません。

Q.9

マンモトームで側方から行う（Lateral Approach）場合のポイントを教えてください。

A.9

当院では腹臥位でのステレオガイド下生検なので経験はないのですが，ずれないように針を刺す側の反対側を抑える，滑り止めになるような接着剤を撮影台に塗布すると聞いています。

トモシンセシス (tomosynthesis)

Q.10

デンスブレストにトモシンセシスはどこまで有用ですか？

A.10

トモシンセシスのスライス画像では，前後の重なりが排除されるのでデンスブレストに効果が期待されます。しかし，X線画像であることから，脂肪がほとんどない均一な乳腺を背景にした腫瘤は線吸収係数に差がない点で描出が難しい場合も考えられます。この場合でも腫瘤が周辺の組織に影響を及ぼせば，まったく同じ線吸収係数とはならず描出が可能です。

Q.11

トモシンセシスの診断ソフトへの対応はありますか？

A.11

2D画像の診断ソフトは運用されています。HOLOGICではトモシンセシスに対応したCADソフトを開発中と聞いています。

Q.12

撮影時間が3秒，4秒なら分かりますが，それ以上の時間をかけてトモシンセシスを使うときに，微少な石灰化はかなり見えにくくなるのではないでしょうか。

そのような遅いトモシンセシスはMMGには向いていないのではないですか？

A.12

世界全体の市場でも，同じ意見が大半のようです。

Q.13

トモシンセシスの適用は，どのようなケースですか？

A.13

初回は全例が対象になる可能性があるかと思います。経過観察での利用は，乳房構成や検査時の自覚症状を考慮したうえでの適宜選択になると考えます。

Q.14

トモシンセシスで広がり診断ができるという話も聞きますが，MRIは今後必要のない症例も出てくると思いますか？

A. 14

MRIとX線では描出しているものが違う（機能と形態）ので，今後も併用されていくと思います。石灰化を伴わない乳管内進展はトモシンセシスでは限界がある（濃度差で表現できない場合がある）と考えられるので，現状では広がり診断としてのMRIの活用はされると思います。

Q. 15

トモシンセシスは精密検査になると思いますが，将来は普通に撮られるようになりますか？

A. 15

検診に適用されて大きな効果をあげていますので，用途は精査に限定されません。

Q. 16

トモシンセシスは，これから普及が広がり，検診MMGの主力がこちらに置き換わる可能性はありますか？

A. 16

組織の重なりを避けることで，2Dの診断から感度と特異度を上げる可能性はありますが，広がり診断においてはMRIやUSなども併用は継続されると思います。

Q.17

トモシンセシスの線量は 2D 撮影より増えますか？

A.17

トモシンセシス撮影と 2D 撮影の被ばく線量はほぼ同等です。2D 撮影で石灰化の評価をした場合，圧縮画像のために腺葉の区別ができない場合がありますが，トモシンセシスはそれを解消する可能性があります。トモシンセシスを加えることで，通常の 2D のみの撮影に比べ 2 倍の被ばく線量になります。

Q.18

トモシンセシスは，メーカごとに再構成の違いから"見える"ものが異なっています。新しい技術で何が新たに得られる情報なのか，検証が必要ではないでしょうか？

A.18

"見えなければいけないもの"が表現できる条件を追求することは必要と思います。同じ被写体を写せば同じものが写るはずです。今後はファントムでの検証も必要になるかと思われます。

Q.19

トモシンセシスは，読影のやり方も変わってくるのでしょうか？

A.19

トモシンセシスのボリューム画像を読影する場合には，通常の2Dの読影に加えてになるので，工夫は必要と考えます。

Q.20

新しい機器が出てきましたが，精度管理のやり方は変わるのでしょうか？

A.20

精度管理は2Dを前提に決められていますので，トモシンセシスの機能を持つ装置でも2Dで精度管理を行うことになります。トモシンセシスに関する管理は，メーカの指定する方法で実施してください。

Q.21

トモシンセシスは，画像データ量が増加すると思いますが，どのくらい増えるのでしょうか？

A.21

データ量は2Dのみの8倍程度（2D + 3D）です。

Q.22

トモシンセシスの被ばく線量と偽陽性の可能性を教えてください。

A.22

AGDで約1.4mGy。（HOLOGIC）
　トモシンセシスを加えることで偽陽性の質が変わります。2D偽陽性は減りますが，乳腺症や線維腺腫など小さな良性病変が検出されるようになったため，差し引き0.9％増えたという報告もあります。

超音波検査（US）

Q.23

カラードプラの有用性はありますか？

A.23

組織型の判定に迷うときに有用です。例えば限局型腫瘤で多血性であれば充実腺管癌成分優位な病変を考えます。ただ流速やフィルタなどカラードプラの至適な設定が必要です。

Q.24

超音波検査では，術者の技量に画像が左右されるとよく言われますが，このようなことは臨床の現場でかなり多く起こっているのでしょうか？

A.24

超音波は術者がすべてです。①解剖，②疾病の病態，③病変の超音波像，④超音波の音響特性，⑤検査技術，いずれも重要です。被ばくもなく簡便さが長所と言われますが，習得は難しいのが現状です。近年，医師の超音波離れの原因はここにあります。かなりのプロフェッショナリズムが必要です。どうぞ自分の検査結果に誇りを持ったソノグラファーを目指してください。

Q.25

客観性があれば，読影は技師でも可能ですか？

A.25

超音波は検査を行う術者が一番情報を得る検査です。検査した術者が報告書を作成するべきです。

Q.26

所見のダブルチェックはどうされていますか？

A.26

超音波検査は術者が一番情報を得るモダリティです。すなわち術前カンファレンスでプレゼンをし，他職種とディスカッションできる限られたスタッフしかプローブを握れません。ダブルチェックは，育成期間中は必要ですが基本自己責任です。結果がすべてです。

Q.27

超音波装置間の違い（周波数やコントラスト，ハーモニック）を超えてどう技術を普及させるか，QCやカテゴリ判定の標準化は困難なのでしょうか？

A.27

日本，海外を問わず難しい問題です。今のところ中心周波数での括りになっています（少なくとも中心周波数10MHz 以上の探触子の使用）。

参考文献：日本乳腺甲状腺診断会議・編．乳房超音波診断ガイドライン．南江堂；2012．

Q.28

超音波検査では，造影剤は何を使用してどういったやり方で行うのですか？

A.28

現在，保険適応となっているのはソナゾイドのみです。経静脈性です。肘正中皮静脈あたりでラインを確保のうえ，ワンショットで注入です。

参考文献：金澤真作・他．Sonazoid による乳腺造影超音波所見の検討．Jpn J Med Ultrasonics 2012; 39 (3)：297-303．

Q.29

造影超音波検査の対象患者はどのような方ですか？

A.29

造影超音波が有用な対象は検討段階と考えられます。

参考文献：DeMartini WB, et al. Utility of targeted sonography for breast lesions that were suspicious on MRI. AJR 2009; 192: 1128-34. Abe H, et al. MR-directed (second-look) ultrasound examination for breast lesions detected initially on MRI: MRI and sonographic findings. AJR 2010; 194; 370-7.

Q.30

造影超音波検査（ソナゾイド）について，主な用途（どのような症例に有用か？ 広がり診断や治療効果測定等は？）をどうするべきか，ご見解があればお伺いしたいです。

A.30

昨年8月に保険認可が下り，ようやく1年が経とうとしております。現状の乳がん診療に造影超音波が入り込む余地はありません。今後の報告の蓄積に期待しております。

Q.31

造影はパターン認識ですが，血管床を写す造影剤であるなら良悪性の判定はMRIと同様ですか。そうであるならば，判断が限られるエコーは不十分ではないのでしょうか？

A. 31

　超音波はBモードでの性状判定が良悪の鑑別のほとんどを占めます。造影超音波が有用かどうかは，今後の結果次第です。

Q. 32

　Elastographyがうまくできないのですが，練習するにはどうしたらよいのでしょうか。また，ポイントを教えてください。

A. 32

　良い指導者のもとで，数をやることです。押すより抜くほうが大切です。日本超音波医学会よりガイドラインがアナウンスされておりますので文献をご覧ください。

参考文献：日本超音波医学会・編．乳腺超音波エラストグラフィガイドライン（案）．（http://www.jsum.or.jp/committee/diagnostic/pdf/elast_nyusen_ja.pdf）

Q. 33

　Elastgraphyは，手で押すほうが良いのですか？　パルスが良いのですか？

A.33

まだ答えは出ておりません。用手的圧迫で行う Strain Elastgraphy とプッシュパルスを利用した Shear Wave Elastography に分けられます。前者は相対値，後者は定量化できるのが特徴です。

参考文献：園尾博司・監. これからの乳癌診療 2012-2013. 金原出版；2012.

Q.34

超音波検査では，化学療法の効果判定は（どのモダリティでも確立されたものはありませんが）volume での評価が一般的だと思いますが，MRI と比較してどれくらいの一致率ですか？

A.34

超音波は大きめ，MRI は小さめの傾向があります。超音波は形態的変化を主体に瘢痕や壊死した部分も含めて計測せざるを得ません。一方，MRI は閉経前の方は化療後，卵巣抑制が起こり，背景乳腺の造影効果が低下します。

Q.35

効果判定や皮下腫瘤は，超音波と MRI でどちらが優位ですか？

A. 35

効果判定はともかく，皮下腫瘤は圧倒的に超音波優位と考えます。

Q. 36

薬効確認時の観察対象部位，位置の再現性は確保できるのでしょうか。また，具体的にどの程度の位置誤差なら許容できますか？

A. 36

最大径，進展角，乳頭腫瘍間距離を指標に判定しています。従来は T3 以上の大きな腫瘍が対象でしたが，最近小さくても術前薬物療法（primary systemic therapy: PST）対象となり，手術前の治療で触診上腫瘤が触れなくなり画像検査でも腫瘍が消失したと診断される臨床的完全奏効（clinical complete response: cCR）の場合はかなり難しいのが現状です。

参考文献：固形がんの治療効果判定のための新ガイドライン（RECIST）．日本語訳 JCOG 版．1999.（http://plaza.umin.ac.jp/thymus/JART01/RECISTjapaneseJCOG.pdf）

Q. 37

セカンドルック US 時に MRI 画像との Fusion 画像を作成し，病変を確認することが日常診療として使われているのですか？

A.37

　セカンドルック US は，精査時に行われる検査です。日常のルーチン検査では行いません。MRI については，当院では Real time Virtual Sonography（RVS）が日常診療で行われる環境にあります。

参考文献：Nakano S, et al. Impact of real-time virtual sonography, a coordinated sonography and MRI system that uses an image fusion technique, on the sonographic evaluation of MRI-detected lesions of the breast in second-look sonography. Breast cancer. 2012; 134: 1179-88.

Q.38

　セカンドルック US での検出率はどのくらいですか？

A.38

　セカンドルック US の検出率は 46 ～ 56％との報告があります。

Q.39

　QA，QC をどうするのか？　今後の学会ベースでの活動を期待しています。

A. 39

　QA/QC は各国でガイドラインが作成されつつあります。中心周波数で区別することが多いようです。

参考文献：ACR Practice guideline for the performance of a breast ultrasound examination（http://www.acr.org/~/media/52D58307E93E45898B09D4C4D407DD76.pdf）.

Q. 40

　自分で的確な Hz（周波数）調整ができるようになるまでに時間（件数）がかかるのでしょうか。撮像のトレーニングにも時間はかかりますか？

A. 40

　良い指導者のもとで経験を積むことです。件数が多いだけではなく，1 例 1 例の振り返りの積み重ねです。

MRI 検査

Q.41

1.5Tと3Tの画質の違いと，お勧めの磁場強度を教えてください。

A.41

最新の3T装置は，これまで3Tのデメリットとされていた点をかなり高いレベルでクリアしています。余裕があるなら3Tをお勧めします。

Q.42

乳腺MRIでの1.5Tと3Tの違い，それぞれのメリット・デメリットを教えてください。

A.42

3Tのメリットとしては高SNR，デメリットとしてはペネトレーションの影響，高SAR，磁性体牽引などがあげられると思います。しかし，最新の3T装置ではマルチトランスミットによりペネトレーションの影響はほとんどなくなり，また，乳腺MRIではSARの高いシーケンスはFSE-T2WIなどが考えられますが，Refocusing flip angleのコントロールにより問題ないレベルまで下げることが可能であると思います。よって残された問題として，体内埋め込み金属の牽引の危険はありますが，この点を除けば

3Tのアドバンテージは大きいと思います。

参考文献：小野英雄・他．乳房MRIの撮像法－3.0Tを中心に－．戸﨑光宏・企画．Breast Imaging Mook．産業開発機構；2010．p.53-57．

Q.43

病変の描出に磁場強度が影響するのでしょうか？

A.43

腫瘍の描出は，造影の撮像タイミングに大きく左右されると思います。腫瘍が背景に対して十分染まっていれば，磁場強度に関係なく描出されると思います。高磁場でないと見えない所見はないと考えますが，高磁場の利点を利用することにより，より詳細な画像は得られるのではないかと考えます。

参考文献：Mann RM, et al. Breast MRI: guidelines from the European Society of Breast Imaging.　Eur Radiol 2008; 18:1307-18.
小野英雄・他．乳房MRIの撮像法－3.0Tを中心に－．戸﨑光宏・企画．Breast Imaging Mook．産業開発機構；2010．p.53-57．

Q.44

手術体位での撮像要望があった場合はどのように撮りますか？

A.44

われわれは全例で，腹臥位ルーチン検査後に仰臥位撮像（手術体位）にて息止め 3D 撮像を行っています。

Q.45

腹臥位撮像後に仰臥位で撮像し，手術体位を考慮した画像作成が行われていますが，検査時間の延長や有用性についてどうお考えですか？

A.45

検査時間の延長に関してはコイル交換の時間を合わせても約 5 分です。有用性に関しては，われわれの検討では，腹臥位のルーチン撮影後の仰臥位撮像でも，約 8 割の症例で広がり診断が可能でした。

参考文献：田村隆行・他．乳腺 MRI 腹臥位ルーチン撮像後，背臥位遅延造影相での腫瘍描出能の検討．日磁医誌 2010; 30: 208.

Q.46

MRI は腹臥位で撮像するため，手術をするときはどうしても病変の位置ズレを起こします。これを解消するための工夫はありますか？

A.46

われわれは全症例で，腹臥位撮像後に仰臥位（Nipple top）にて息止めで腫瘍位置の確認の撮像をしています。

また，この3DデータをReal time Virtual Sonography（RVS）で利用しています。

Q. 47

ポジショニング時，両腕を下ろしたほうが良いのでしょうか？

A. 47

両手は下げたほうが描出範囲が広いと言われていますが，われわれの施設では，造影ルートの問題で挙上位で行っています。

参考文献：日本乳癌検診学会乳癌MRI健診検討委員会．乳がんハイリスクグループに対する乳房MRIスクリーニングに関するガイドライン，2010．

Q. 48

患側だけでなく，両方のAxialをとるのが主流ですか？

A. 48

乳腺MRIでは基本，横断面もしくは冠状断面で両側を撮像してください。

参考文献：日本乳癌検診学会乳癌MRI健診検討委員会．乳がんハイリスクグループに対する乳房MRIスクリーニングに関するガイドライン．2010．

Q.49

MRI の撮影画像のルーチン表示の規定はありますか？下垂なので，CT のように直して表示したほうが見やすいのでは？

A.49

　メーカによっては，乳房が下を向いたり，上を向いたり，表示法が定まっていないのが現状ですが…。
　読影医からの意見では，CT 同様，乳房が上を向いているほうが見やすいそうです（私もそう思います）。

Q.50

Focus/Foci での染まりの病変は具体的な治療はどうしていますか？

A.50

　MRI ガイド下生検ができればよいのですが，われわれの施設では種々の理由によりできておりません。そのため，仰臥位のデータを用いて RVS で対応しています。

　参考文献：Ogawa T, et al. New preoperative MRI marking technique for a patient with ductal carcinoma in situ. Breast Cancer. 2008; 15 (4)：309-14.

Q.51

広がり診断の結果を切除範囲の結果にどう反映させるのですか？

A.51

一般的には，MRIで診断された腫瘍の広がりは，セカンドルックUSにて再確認され，術前マーキングなどが行われます。

Q.52

呼吸アーチファクトを抑制する工夫があれば教えてください。

A.52

アーチファクトを防ぐため，冠状断で胸壁を削ぐように片側撮像しています。また最初から仰臥位で撮像する方法も報告があります。

Q.53

ダイナミックMRIにおいて超早期相の撮像はされませんか？

A. 53

　ダイナミックの早期相は，現在2相撮るのが主流のようです。最近では造影後30秒後程度の超早期相が有用であるとの報告もあります。

参考文献：Ogawa T, et al. New preoperative MRI marking technique for a patient with ductal carcinoma in situ. Breast Cancer. 2008; 15(4): 309-14.

Q. 54

　撮像し始めて比較的早い時間のコントラストが造影第1相にあたるとのことですが，病変の染まり，また背景乳腺の染まりの程度についてご教授ください。

A. 54

　乳がんの染まりは，造影剤注入後1～2分後にピークを示すため早期相はこの間になくてはなりません。また時間分解能を担保するために1分以下のシーケンスを使用するべきとされています。この2つの条件を担保すれば，どのようなシーケンスを使用するかはその施設の自由です。また，背景乳腺は，特に乳腺症の強い場合かなり早期から染まることが知られており，なるべく早いタイミングで早期相を撮ってしまいたいという意見もあります。

参考文献：Kuhl CK, et al. Dynamic breast MR imaging : are signal intensity time coures data useful for differential diagnosis of enhancing lesions? Radiology 1999; 211: 101-10.

Q. 55

ダイナミック収集中にハイレゾリューション（高空間分解能）画像を撮影する意義は？

A. 55

本来ならダイナミックのすべての相がハイレゾリューションになるのが理想と考えております。しかし，時間の都合上不可能です。ダイナミック遅延相後ではなく，なるべく背景乳腺の染まっていない早い時間にハイレゾリューションを撮りたいという意見と，造影中間相の有用性が低いという事実から，中間相は省いてそこにハイレゾリューションを入れるというアイデアが生まれました。

Q. 56

そもそも検診で造影はどうなのでしょうか（ちまたでは，若年・高リスク等の方は MRI が良いというような話が聞かれます）？

A. 56

乳房 MRI スクリーニングは，あくまでハイリスクグループもしくは造影のリスクを許容できる方が対象ですから，「若い方全例に」とか「対策型検診に」という意味合いではありません。

Q.57

ダイナミック収集の間にどのようにしてシーケンスを組み込むのでしょうか？

A.57

設定に関しては，装置メーカやバージョンの違いによりできない装置もあります。各メーカのアプリケーションに尋ねてみてください。

Q.58

Kスペースの真ん中を早く埋めるシーケンス作りは難しいですか？　また，各装置で違いがありますか？

A.58

Kスペースの中心を早く埋めるシーケンス作りは，使用する装置のメーカによります。パラメータの自由度の高い装置では問題ないのですが。

参考文献：Orel SG et al. Staging of suspected breast cancer: effect of MR imaging and MR guided biopsy. Radiology 1995; 196: 115-22.

Q.59

DWIにおいて，歪みを抑制する工夫（条件やプランなど）あれば教えてください。

A. 59

歪みに関しては参考文献を参照してください。

参考文献：高橋光幸・他．拡散強調画像における歪みの検討．日放技学誌 2009; 65, 1494-501.

Q. 60

ガイドラインで"C"評価のDWIを検査に組み入れている大きな理由をご教授ください。

A. 60

ダイナミック撮像でも診断に迷う症例は多々あります。その時，DWIの情報を加味すると特異度が上がるという報告もあります。

参考文献：Ochi M, et.al. Diffusion-weighted imaging (b value=1500s/mm^2) is useful to decrease false-positive breast cancer cases due to fibrocystic changes. Breast Cancer; 2013; 20 (2): 137-44.

Q. 61

b-value はどう設定したらよいのでしょうか？

A. 61

DWIには，病変検出とADCによる良悪性鑑別の補助という2つの目的があります。ADCに関してはb = 700〜

800s/mm² を用いたものが良いという報告があります。検出に関してはわれわれの検討によると症例により最適なb値は異なりますが，b ＝ 1500s/mm² 辺りが良いものが多かったです。

参考文献：Pereira F, et.al. Assessment of breast lesions with diffusion-weighted MRI: Comparing the use of different bvalues. AJR 2009; 193: 1030-5.

田村隆行・他．Diffusion 信号減衰からみた 1.5T 乳腺拡散強調画像の最適 b 値の検討．日磁医誌 2012; 32: 322.

高長雅子・他．3.0Tesla 乳腺 MRI における拡散強調画像の b 値によるコントラストおよび ADC への影響．日放技学誌 2012; 68: 201-8.

Q. 62

つい最近，脂肪性乳腺に対して周波数が合ってないため，脂肪抑制がうまくかかりませんでした。

A. 62

水の信号が捕まえられていないのが原因と思います。撮像範囲内のじゃまにならないところに，生食アンプルを置いてみてはいかがでしょうか？

Q.63

至適スライス厚，Time intensity curve（TIC）を作成するときのROIの大きさ，位置に工夫していることはありますか？

A.63

至適スライス厚は薄ければ薄いほど良いと思います（MMG同様，高空間分解能が有効です）。ダイナミックのROIの位置や大きさですが，とりあえず，wash outを探すように設定しています。

Q.64

装置，コイルの差で画質が大きく変わってしまう（仕方がないのですが…）ので，健診等での経年変化を追う場合，どうするのでしょうか(サイズも分解能で誤差が出そうです)？

A.64

確かに，過去の画像と変わると比較は難しいですが，新しい装置やコイルに変わるとそれだけ精度も高くなるのでそれはそれで許容できるのではないでしょうか。

CT 検査

Q.65

CT においてもダイナミック撮影は必要ですか(被ばくの点も含めて)?

A.65

現在,当院では単純で肝臓を,造影 70sec で胸部から肝臓までの 1 相撮影で検査しています。

Q.66

CT で単純のみの確認は不可能ですか?

A.66

限局している孤立性病変は単純でも確認は可能ですが,造影剤を使用することでさらに診断に有用であると思います。

Q.67

CT の造影検査について,遠隔転移の検索目的であれば 1 相のみで良いのではないかと思いますが,いかがでしょうか?

A. 67

現在当院では手術前の検査としてVR画像も作成しているため，70秒の1相撮影にてVR画像と遠隔転移を見る撮影を行っています。

Q. 68

造影剤の濃度は300mgI/mL，350mgI/mL，それ以外ですか？

A. 68

造影剤は高濃度造影剤を使用しています。

Q. 69

CTでは，被ばくの軽減への対応は？

A. 69

CT-AEC機構を使用しています。

Q.70

位相X線CTとは何ですか？

A.70

現在結晶型X線干渉計を用いた位相X線CTが日本で開発されており，ホルマリン固定した乳がんの標本撮影を行ったとの報告があります。

参考文献：武田徹．単色X線の特徴（放射光の特徴）と臨床での可能性．日獨医報 2012: 57(2): 37-48.

Tohoru Takeda. Phase-contrast X-ray CT image of breast tumor. J. Synchrotron Rad. 1998; 5: 1133-5.

Q.71

Vascularity（血管分布）を表現しているCTは，invasive ca.の指摘は容易であると考えますが，intraductal spreadはMRIと比較してどうでしょうか？

MRIの広がり診断は過大評価も問題と言われていますが，CTで過小評価でないならCTの広がり診断の有用性が言えるかと思い，興味があります。

A.71

文献が少し前のものになってしまいますが，MRIの報告と同等以上の結果という論文があります。ただし症例数がまだ少なく優劣は決定できないとの記載もあります。

参考文献：戸崎光宏・他．Dynamic Multidetector-row CTによる乳癌の拡がり診断．日本医学放射線学会雑誌 2000; 60 (11): 560-7.

核医学検査（RI）

Q.72

核医学検査における放射性医薬品の集積機序を教えてください。

A.72

乳がんに対する核医学検査には，主にFDGを用いた腫瘍PET検査と骨シンチ検査が行われます。FDGに関しては，グルコースのOH基にF-18を化学的に結合させ，腫瘍の糖代謝を利用して取り込みをしています。骨シンチ製剤に関しては，ハイドロキシアパタイト中のリン酸基の類似性により化学吸着すると考えられています。

Q.73

乳腺や乳がんに集まる放射性医薬品は作れないのですか？

A.73

現時点で，乳がんに特異的に集積する放射性医薬品はありませんが，^{201}Tlや^{99m}Tc-MIBIなどの放射性医薬品は乳がんに集まります。しかし，ガンマカメラの空間分解能の限界があるため，微小ないものは検出できないので，より高い特異性をもった薬剤が開発され，高コントラストな画像が得られることが期待されています。

Q.74

HER2 イメージング（HER2 陽性乳がんの原発巣，転移巣の分子イメージング）について教えてください。

A.74

HER2 イメージングとして 64Cu-DOTA-trastuzumab が研究されています。また，乳がんに関わるイメージング製剤として，エストロゲン受容体イメージングの FES-PET 製剤や Ki-67 に関する FLT-PET 製剤といった新たな薬剤の研究も行われています。

参考文献：原田浩．がんの再発機構が示す PET イメージングの方向性．Isotope News 2012; 703: 2-12.

Q.75

乳がんの脳転移に対する核医学検査の有用性はあるのでしょうか。

A.75

乳がんの脳転移を発見することに関して，核医学検査の積極的な適用はありません。あるとすれば，Positron emission tomography（PET）/CT は全身像を一度に評価できるので偶然に脳転移が見つかることくらいでしょうか。ただし ^{18}F-fluorodeoxy glucose（FDG）は脳に生理的集積があるので微少サイズの転移だと発見できないと思います。

Q.76

センチネルリンパ節シンチ検査の検査目的と適切な投与量を教えてください。

A.76

センチネルリンパ節シンチの目的は，センチネルリンパの術中検索を行う外科医に対し，リンパ節の見逃しがないように，おおよその位置と個数の情報を術前に提供することです。投与量は手術当日検査であれば18.5MBq/0.3cc，前日検査であれば半減期を考慮して40MBq程度でいいと思います。

参 考 文 献：Tsushima H, et al. Usefulness of medium-energy collimator for sentinel node lymphoscintigraphy imaging in breast cancer patients. J Nucl Med Technol. 2006; 34(3): 153-9.

Tsushima H, et al. Advantages of upright position imaging with medium-energy collimator for sentinel node lymphoscintigraphy in breast cancer patients. Ann Nucl Med. 2007; 21(2): 123-8.

市原裕紀．センチネルリンパ節シンチグラフィの撮像を始めてみよう．日放技学誌 2010; 66(6): 678-85.

對間博之．基礎講座—乳腺の診断から治療まで— 8．乳腺検査(7)：センチネルリンパ節．日放技学誌 2012; 68(10): 1401-12.

Q.77

センチネルリンパ節シンチで腋窩リンパ節を検出するときの放射性医薬品の集積は何に対してですか？

A. 77

薬剤には ^{99m}Tc で標識したスズコロイドとフィチン酸の2種類があり，どちらもコロイド（粒）状の薬剤です。コロイド状なので，リンパ節の貪食作用（濾過フィルタのような作用）に捕捉されます。よって，集積というよりは，リンパ節の濾過フィルタに薬剤が捕まるという感じになります。

参考文献：市原裕紀．センチネルリンパ節シンチグラフィの撮像を始めてみよう．日放技学誌 2010; 66(6): 678-85.
對間博之．基礎講座—乳腺の診断から治療まで— 8．乳腺検査(7)：センチネルリンパ節．日放技学誌 2012; 68(10): 1401-12.

Q. 78

センチネルリンパ節シンチ検査で投与後，どのくらいの撮像開始時間が適切でしょうか？

A. 78

撮像のタイミングは放射性医薬品によって若干異なります。使用薬剤のうち，スズコロイドはフィチン酸に比べわずかに粒子径が大きいため，リンパ管を流れにくいがリンパ節に留まりやすい性質があります。逆にフィチン酸は流れやすいがリンパ節に留まりにくい場合があります。したがって，スズコロイドの場合は，手術前日に腫瘍周囲に投与し，手術当日に撮像します（可能であれば投与当日の撮影も行うほうが望ましい）。

一方，フィチン酸の場合は，手術当日に腫瘍周囲に投与

するとともに，直後から撮像します。その後に手術が望ましいです。ただし，撮像のタイミングについては手術の予定時間と検査可能な時間により，施設ごとのタイミングの差が大きいため，外科医とも相談して決定する必要があります。

参考文献：市原裕紀．センチネルリンパ節シンチグラフィの撮像を始めてみよう．日放技学誌 2010; 66(6): 678-85.

對間博之．基礎講座—乳腺の診断から治療まで— 8．乳腺検査(7)：センチネルリンパ節．日放技学誌 2012; 68(10): 1401-12.

Q.79

PETは偽陽性が多いと聞いています。実際はどれくらいでしょうか？

A.79

正常例でも生理的な集積はあります。しかし，PET/CTの場合は同時に撮るCT画像を見ればPETの集積が炎症による集積か生理的な集積かは判断できます。それでも判断できない場合は後期像の追加撮像を行い判断します。後期像まで考えると偽陽性はそれほど高くはないと考えます。

Q.80

PETにおいて低悪性度の腫瘍に対する感度は低いとのことですが，浸潤癌であれば，どれくらいの感度が得られますか？

A.80

　乳がんにおいては，浸潤性のほうがSUVの値が高いとの報告があります。Positron emission mammography（PEM）ですと感度90％特異度93％正診率92％，非浸潤癌の91％を検出したとの報告があります。

参考文献：藤井博史・他. 最近の核医学検査・PETと核医学治療：FDG-PET診断のコツと治療への応用. 画像診断 2010; 30: 1146-59.

MacDonald L, et al. Clinical imaging characteristics of the positron emission mammography camera: PEM Flex Solo II. J Nucl Med. 2009; 50(10): 1666-75.

Kathy Schilling, et al. The role of positron emission mammography in breast cancer imaging and management. Applied Radiology 2008; 37(4): 26-36.

Q.81

　Positron emission mammography（PEM）で圧迫するのは固定の目的ですか？

A.81

　MMGと同じように圧迫は固定の意味もありますが，乳房を平らにすることで，乳腺組織の縦方向の重なりを除外することが主な目的です。また，厚さを少なくすることで，より近接での撮像が可能となり，病変部の空間分解能を向上させることもできます。

参考文献：Kathy Schilling, et al. The role of positron emission mammography in breast cancer imaging and management. Applied Radiology 2008; 37(4): 26-36.

マルチモダリティ（VERSUS）

Q.82

　各モダリティ Image のフュージョンについて可能性と有用性について教えてください。

A.82

MMG：現時点では MMG と他モダリティのフュージョンはありませんが，今後可能性はあると思います。実際，シーメンスのトモシンセシスのボリュームデータを取り込める超音波装置があります。

超音波：超音波は MRI と CT のボリュームデータを使用したフュージョンが臨床応用されています。可能性と有用性はさらなる検討が必要と考えます。

MRI：超音波との Fusion の有用性は報告があります。

> **参考文献**：Nakano S, et al. Impact of real-time virtual sonography, a coordinated sonography and MRI system that uses an image fusion technique, on the sonographic evaluation of MRI-detected lesions of the breast in second-look sonography. Breast cancer 2012; 134: 1179-88.

CT：PET/CT で実現されています。

核医学：核医学は機能画像なので形態画像である CT や MRI とのフュージョンは非常に有用です。代表的な装置に PET 装置と CT 装置を一体化した PET/CT があります。他にも SPECT/CT や PET/MRI の装置も開発されており，核医学画像には形態画像とのフュージョンは欠かせないアイテムとなっています。

Q.83

術後のフォローアップに関して各モダリティでの期間・頻度等を教えてください。

A.83

MMG：局所再発の発見のために，MMGは年1回のFollow upが多いと思います。実際，当院でも術後10年でMMGにて局所再発をピックアップできた症例があります。1997年ASCOガイドラインでは，対側マンモグラフィについてはエビデンスレベルIで，最も推奨グレードが高いのですが，それ以外はエビデンスレベルがIII以下であまり信頼性が高くはありません。それに加え，定期検査によって早期に遠隔転移を発見し，治療を開始してもその後，経過に大きな差はないと言われていますので，過度の検査は無駄だという考え方もあります。日本でもこれに従ってあまり検査を行わない医師もいます。しかし，検査によって何もないことを確認し，安心を得るのも患者によっては大変意味のあることです。また，骨転移などの発祥部位によっては，早期発見により，骨折等を防ぎ，QOLを高めるという利点もあります。

超音波：術後フォローアップに画像検査を用いることによる生存率改善のデータはありません。したがって術後に画像検査を行うことは限りある医療資源の浪費に相当します。戒めなければなりません。合意が得られているのは年1回のMMGぐらいでしょうか。画像を用い早期に見つけても，顕在化した病巣が出現してから治療を開始しても，生存率は同じということです。逆に早く見つけ，ご本人の悩病期間が長くなってしまうことが問題です。最近ASCO

（米国臨床腫瘍学会）はやってはいけないリストをアナウンスしています。術後の症状のない人にPET，CT，骨シンチ，腫瘍マーカーはすべきではないというスタイルです。

参考文献：Schnipper LE, et al. American Society of Clinical Oncology identifies five key opportunities to improve care and reduce costs: the top five list for oncology. J Clin Oncol. 2012; 30(14): 1715-24.

CT：当院では術後3年までは6か月に1回，それ以降は1年に1回CT検査を行っています。患者さんによっては造影も行っています。

核医学：核医学における術後フォローアップはファーストチョイスにはなりません。理由は検査が高額なのと被ばくの問題があるためです。PET検査は，他検査で再発や転移が強く疑われるが確定できない場合に行う位置づけになっています。フォローではないですが，治療効果判定にも使われます。骨シンチに関してはハイリスクな患者では1〜2年ごとに行っていますが，それ以外では，痛みが出たなどの症状が出てから行っています。

Q.84

各モダリティのDICOMでの画像容量は？

A.84

MMG：18cm×24cmまたはそれに近い面積（17cm×23cmなど）の2D撮影において，FPDのピクセルサイズにより1画像あたり8〜32MBと，システムにより異なり

ます。
超音波：Bモード1〜2MB，カラードプラ2〜3MBです。
MRI：当施設のデータは1件約500MB程度です。
CT：1枚0.5MBで1件あたり300〜400枚程度です。
核医学：骨シンチでの全身像は1MB程度です。PETのみの画像は1スライスあたり60KB程度です。頭部から鼠径部までの撮像で280スライスほどあるので16MB程度になります。PET/CTですとこれにCT画像も入ります。

Q.85

乳腺外来に来られた患者さんのfirst検査はマンモグラフィがどの施設でも行われていると思いますが，超音波を行っていない施設がどれくらいありますか？

A.85

MMG：専門外来での診療という観点からはMMGとUSのスクリーニングは必須ではないかと思います。経過観察・治療中であれば，観察時期，病態に応じてMMGの省略やUSでも所見が認められる部位の確認はありかもしれません。

超音波：乳腺外来を名乗る施設で超音波を行わない施設はありません。その様な施設は乳腺外来とは呼びません。学会より精査機関に関わる基準がアナウンスされています。

参考文献：日本乳癌学会．日本乳癌検診学会編．乳がん検診の精密検査実施期間基準（http://www.jabcs.jp/images/seimitukikan.pdf）．

Q. 86

すべてのモダリティを含めた乳腺に対しての専門書はありますか？ 今回の話のようにコラボした本が見たいです。

A. 86

1：診療放射線技師は乳がん診療に関わる検査に対応することが可能です。臨床力という観点ではカンファなどを利用し，病理画像を含め，各画像を比較すると非常に力がつくと感じています。

    岡隆宏・他編. 見て診てわかる乳癌──診療のコツと留意点. 人体百科；2008.

2：比較的新しい本を紹介します。3つ目の本（『科学的根拠に基づく乳癌診療ガイドライン』）はクリニカルクエスチョン形式です。

    福富隆志・編. 乳癌診療実践マニュアル. メジカルビュー社；2010.
    先端医療振興財団臨床研究情報センター・監修. 患者・家族と医療者のための乳癌診療マニュアル. 日経メディカル開発；2011.
    日本乳癌学会・編. 科学的根拠に基づく乳癌診療ガイドライン 2. 疫学・診断編 2013 年版. 第 2 版. 金原出版；2013.

3：最後はこれです。

    戸﨑光宏・企画. Breast Imaging Mook. 産業開発機構；2010.

参考文献

乳房の解剖と乳腺疾患

1) 堀井理絵ほか．病理医のための組織学的基礎—乳腺．病理と臨床 21．文光堂；2003．
2) 長村義之ほか．NEW エッセンシャル病理学．第 6 版．医歯薬出版；2009．
3) 日本乳癌学会・編．臨床・病理 乳癌取扱い規約．第 17 版．金原出版；2012．
4) 秋山　太ほか．外科病理学Ⅱ．第 4 版．乳腺．文光堂；2006．
5) 秋山　太ほか．乳癌Ⅰ　乳腺病理診断の実際　組織型分類の解説—日本乳癌学会．病理と臨床 26．文光堂；2008．
6) Lakhani SR, et al. eds. WHO clasification of Tumors of the Breast. 4th ed. IARC Press; 2012.
7) 市原　周ほか．乳腺腫瘍 up to date　WHO 分類改定の要点Ⅰ．病理と臨床 31．文光堂；2013．
8) 日本医学放射線学会・日本放射線技術学会．マンモグラフィガイドライン　第 3 版．医学書院；2010．

マンモグラフィ

1) 日本放射線技術学会．放射線医療技術学叢書（14-4）　乳房撮影精度管理マニュアル．日本放射線技術学会出版委員会；2012．
2) 日本医学放射線学会・日本放射線技術学会．マンモグラフィガイドライン　第 3 版．医学書院；2010．
3) 精度管理マニュアル作成に関する委員会・監，大内憲明・編．マンモグラフィによる乳がん検診の手引き—精度管理マニュアル．第 5 版．日本医事新報社；2011．
4) マンモグラフィ検診精度管理中央委員会・編．デジタルマンモグラフィ品質管理マニュアル．医学書院；2009．
5) 遠藤登喜子・編．見て視て診る　マンモグラフィ画像読影ハンドブック－乳がん検診における読影技術の向上を目指して－．改訂第 2 版．永井書店；2008．

6）大内憲明・編．実践　デジタルマンモグラフィ（基礎から診断まで）．中山書店；2006.
7）東野英利子ほか．マンモグラフィ診断の進め方とポイント（第4版）．金原出版；2013.
8）日本乳癌学会・編．科学的根拠に基づく乳癌診療ガイドライン　②疫学・診断編．2013年版．金原出版；2013.
9）船橋正夫・監，関西地区CR研究会・編．FCR超基礎講座．医療科学社；2013.
10）がん研究振興財団．がんの統計'13．www.fpcr.or.jp/publication/pdf/gantoukei13.pdf
11）マンモグラフィ検診精度管理中央委員会．NPO法人マンモグラフィ検診精度管理中央委員会報告書．第9版．平成24年度の活動報告．マンモグラフィ検診精度管理中央委員；2013.
12）日本画像医療システム工業会．医用画像表示用モニタの品質管理に関するガイドライン．http://www.jira-net.or.jp/commission/system/04_information/files/JESRAX-0093-2010.pdf
13）遠藤登喜子．デジタルマンモグラフィの現状とモニタ診断のあり方．INNERVISION 2011; 26(8): 2-7.
14）鯉淵幸生．「乳がんの画像診断と治療に至るプロセス」トモシンセシスを用いた乳がん画像診断．医用画像情報学会雑誌 2012; 29(4): 82-4.
15）五味志穂ほか．乳腺検査(4)：トモシンセシス．日本放射線技術学会雑誌 2012; 68(6): 757-66.
16）楠木哲郎ほか．3Dマンモグラフィシステムの基礎技術と臨床使用．INNERVISION 2011; 26(8): 28-9.
17）楠木哲郎．3Dデジタルマンモグラフィシステムの基本技術と臨床応用．映像情報Medical 2010; 42(12): 1097-9.
18）水谷三浩ほか．造影マンモグラフィが乳房画像診断にもたらすブレイクスルー：臨床の現場からよせる期待．映像情報Medical 43(3): 212-8, 2011.
19）新井教郎ほか．新機能"SenoBright"を支える製品技術．INNERVISION, 2011; 26(8): 26-7.
20）森下あゆ美．乳腺検査(5)：フォトンカウンティング．日本放射線技術学会雑誌 2012; 68(7): 911-5.

乳腺超音波

1) 日本放射線技術学会・編. 臨床放射線技術実験ハンドブック（下）. 通商産業研究社；1996.
2) 辻本文雄・編. 乳腺超音波診断アトラス. 改訂版. ベクトル・コア；1997.
3) 伊藤紘一. 超音波医学 TEXT　基礎超音波医学, 医歯薬出版；1998.
4) 日本放射線技師会. 編. 放射線安全管理の手引き. 医療科学社；2002.
5) 熊谷孝三・編著. 医療安全学. 医療科学社；2005.
6) 日本乳腺甲状腺超音波医学会・編. 乳房超音波診断ガイドライン. 改訂第2版. 南江堂；2008.
7) 日本放射線技師会, 放射線機器管理士部会・編. 超音波画像診断装置・核医学検査. 日本放射線技師会出版；2008.
8) 石栗一男・編著. マンモグラフィ技術編. 改訂増補版. 医療科学社；2009.
9) 天内廣・編. 診療放射線業務の医療安全テキスト. 文光堂；2009.
10) 日本乳癌学会・編. 臨床・病理　乳癌取り扱い規約. 第17版. 金原出版；2012.
11) 甲子乃人. コンパクト超音波シリーズ　超音波の基礎と装置. 四訂版. ベクトル・コア；2013.

乳腺 MRI

1) 日本乳癌学会・編. 科学的根拠に基づく乳癌診療ガイドライン4　検診・診療. 金原出版；2008.
2) 日本乳癌検診学会, 乳房 MRI 検診検討委員会. 乳癌発症ハイリスクグループに対する乳房 MRI スクリーニングに関するガイドライン. ver 1.0. 2012.
3) American college of Radiology: Breast imaging reporting and data system (BI-RADS). 4th ed. Reston: American college of Radiology; 2003.
4) Mann RM, et al. Breast MRI: guidelines from the European Society of Breast Imaging. Eur Radiol 2008; 18: 1307-18.
5) Knopp MV, et al. Gadobenate dimeglumine-enhanced MRI of the breast: analysis of dose response and comparison with gadopentetate dimeglumine.

AJR Am J Roentgenol 2003; 181 (3) : 663-76.
6) Kuhl C. The current status of breast MR imaging. Part I. Choice of technique, image interpretation, diagnostic accuracy, and transfer to clinical practice. Radiology 2007; 244 (2) : 356-78.
7) Ogura A, et al. Use of Dynamic Phase Subtraction (DPS) MAP in dynamic contrast-enhanced MRI of the breast. J Compt Assist Tomogr 2011; 35: 749-52.
8) Heron DE, Et al. Bilateral breast carcinoma: risk factors and outcomes for patients with synchronous and metachronous disease. Cancer 2000; 88 (12) : 2739-50.
9) Morris EA. Diagnostic breast MR imaging current status and future directions. Radiol Clin North Am 2007; 45 (5) : 863-80.
10) Mollen V, et al. The BI-RADS breast magnetic resonance imaging lexicon. Magn Recon Imaging Clin N Am 2010; 18 (2) : 171-85.
11) Kajihara M, et al. Effect of the Menstrual Cycle on Background Parenchymal Enhanacement in Breast MR Imaging. Magn Reson Med Sci 2012; 12 (1) : 30-45.

その他（CT，核医学，センチネル）

1) FDG PET，PET/CT 診療ガイドライン 2012．日本核医学会；2012．
2) 森脇昭介．骨転移の原理，骨転移 - 病態・診断・治療．金芳堂；1995．
3) Ohta M, et al. Whole body PET for the evaluation of bone metastases in patients with breast cancer:Comparison with 99mTc-MDP bone scintigraphy.. Nucl Med Commun 2001; 22: 875-9.
4) Gallowitsch HJ, et al. F-18 fluorodeoxyglucoase positron-emission tomography in the diagnosis of tumor recurrence and metastases in the follow-up of patients breast carcinoma. Invest Radiol 2003; 38: 250-6.
5) Lonneux M, et al. The place of whole-body FDG-PET for the diagnosis of distant recurrence of breast cancer. Clin Positron Imaging 2000; 3: 45-9.
6) 乳房専用 PET 診療ガイドライン平成 25 年 7 月．日本核医学会．

7) VERSUS 研究会・監. 超実践マニュアル CT. 医療科学社；2006.
8) VERSUS 研究会・監. 超実践マニュアル RI. 医療科学社；2006.
9) 勝木健文ほか. 当科における色素法単独による乳癌センチネルリンパ節生検 feasibility study の成績. 日外科系連会誌 2009; 34 (4): 549-55.
10) 核医学診断ガイドライン 2008. 日本核医学会；2008.
11) 市原裕紀ほか. 乳がんセンチネルリンパ節シンチグラフィにおける撮像体位 (Modified Oblique View of the Axilla: MOVA 法) の検討. 日本放射線技術学会雑誌 2003; 59 (6): 765-70.
12) 久保田一徳ほか. 乳癌の PET の意義と実際について. 臨床放射線 2009; 54 (11): 1426-34.
13) 山下浩二. 乳腺内視鏡手術と 3D-CT 乳腺リンパ管造影 (その 2) 3D-CT 乳腺リンパ管造影によるセンチネルリンパ節生検. 日医大医会誌 2010; 6 (3): 111-7.
14) 林光弘ほか. 次世代 PET 装置の開発動向 1) 乳腺領域における新しい潮流：PEM. INNERVISION 2010; 25 (12): 40-3.

索引

欧文

A
AGDの測定 …………………… 47

B
breast imaging reporting and
data system (BIRADS) ………… 83
Bモード …………………………… 133

C
CC撮影 ……………………………… 112
CESM ……………………………… 56
CFM ………………………………… 184
CNRの測定 ……………………… 49
COV法 ……………………………… 91
CRシステム ……………………… 38

D
DF …………………………………… 184
DPS-map ………………………… 215
DRシステム ……………………… 38

E
eGFR ……………………………… 205
European Society of Breast
Imaging (EUSOBI) ガイドライン … 83

F
FAD ………………………………… 125
FDG-PET ………………………… 93
fluid-fluid level ………………… 157

F
FPD ………………………………… 38
FR …………………………………… 184

J
JIRA TG18-QC テストパターン … 51

M
MDCT ……………………………… 87
MLO撮影 ………………………… 108
MOVA法 ………………………… 91
MTI ………………………………… 184

N
NSF ………………………………… 205

P
Paget病 …………………………… 12
PFD ………………………………… 184
PI (palsatility index) …… 183, 184
PRF ………………………………… 185
PW ………………………………… 185

R
RI (resistance index) …… 183, 185
RI法 ………………………………… 90
ROI ………………………………… 175, 185

S
SAR ………………………………… 85
STC ………………………………… 185
SV …………………………………… 179, 185

T

TDLU ………………………………… 4
Time Intensity Curve(TIC)評価
……………………………………… 214

X

X線管装置 ……………………… 34

数字

3Dマンモグラフィ ……………… 56

和 文

あ

アーチファクト(MRI) ………… 225
アーチファクト(US) …………… 72
圧迫 ……………………………… 106
アナログシステム ………………… 36

い

異物挿入 ………………………… 117
医用モニタ ………………………… 50

え

液面形成 ………………………… 157
エコーパターン ………………… 160
エコーレベル …………………… 156
エラストグラフィ ………… 168, 169
エラストスコア ………………… 171

お

音響陰影 ………………………… 74
音響インピーダンス ……………… 63
音響レンズ ………………………… 69
音速 ………………………………… 66
音場 ………………………………… 67

か

回転走査 ………………………… 142
外側陰影 ………………………… 158
拡散強調画像 …………………… 224
画像処理 …………………………… 40
画像の表示方法 ………………… 120
画像評価用乳房ファントム ……… 44
カテゴリー分類 ………………… 124
カラードプラ ………… 134, 167, 172
観察環境 ………………………… 120
管状構造物 ……………………… 159

き

境界部 …………………………… 154
境界不明瞭な低エコー域 ……… 163
均質(均一)性 …………………… 156

く

クーパー靭帯の肥厚 …………… 160

け

血管構築パターン ……………… 192
結合織性および上皮性混合腫瘍 … 12
ゲル ……………………………… 197

検査前の注意点（US）………………	194
検査後の注意点（US）………………	195
検査中の注意点（US）………………	194
検査の流れ……………………………	20
減衰………………………………………	67

こ

高エコースポット……………………	157
合格基準………………………………	114
硬癌………………………………… 10,	238
構築の乱れ………………………… 128,	163
後方エコー……………………………	158
後方エコー増強………………………	74
骨シンチ………………………………	96
骨転移検索……………………………	98
固定組織………………………………	105
混合性パターン………………………	160

さ

サイドローブ…………………………	72
細胞診…………………………………	21
撮影条件………………………………	106
撮影台…………………………………	34
撮影法…………………………………	107
撮影を始める前に……………………	103

し

色素法…………………………………	90
始業点検（US）………………………	77
死亡数…………………………………	19
脂肪抑制………………………………	210
就業点検（US）………………………	78
充実性パターン………………………	160
充実腺管癌………………………… 10,	236

周波数…………………………………	66
手術体位………………………………	88
術後撮影………………………………	117
腫瘍径…………………………………	152
腫瘍様病変……………………………	14
腫瘤……………………………………	124
腫瘤像形成性病変の超音波所見…	153
腫瘤の記録……………………………	143
腫瘤の形状……………………………	153
腫瘤の走査……………………………	142
条件つき MRI 対応インプラント	85
上皮性腫瘍……………………………	6
小葉構造………………………………	5
触診……………………………………	135
浸潤性小葉癌……………………… 12,	242
浸潤性乳管癌…………………………	8

す

スクリーン／フィルムシステム…	36
ステレオガイド下生検………………	130
スペクトル……………………………	35
スライス幅……………………………	73
スライド走査…………………………	139

せ

精中機構………………………………	30
精度管理（US）………………………	75
石灰化…………………………………	126
石灰化の描出…………………………	195
線維腺腫…………………………… 12,	244
扇状走査………………………………	142
センチネルリンパ節検索……………	89
前方・後方境界線……………………	159

腺葉……………………………………… 4

そ
組織診……………………………………… 21
組織弾性イメージング…… 168, 169
ソナゾイド®………………………… 187
その他の所見……………………… 128

た
ターゲット／フィルタ…………… 35
ダイナミックシーケンス………… 209
ダイナミックテスト……… 161, 165
多重反射…………………………………… 73
縦横比…………………………… 152, 161
多発小嚢胞像…………………………… 163

ち
地図状低エコー域………………… 162
超音波ガイド下生検……………… 200
超音波画像での輝度（エコー
　レベル）の表現………………… 135
超音波の物理特性…………………… 62

つ
追加撮影…………………………………… 116

て
定期的な管理…………………………… 47
ディジタルシステム……………… 36
電子フォーカス………………………… 69
伝搬………………………………………… 66

と
読影………………………………………… 122
読影所見の記載方法……………… 123
ドプラモード……………… 133, 172
トモシンセシス……………………… 54

な
内部エコー……………………………… 156

に
二相性……………………………………… 5
日常管理…………………………………… 44
乳がん検診システム……………… 29
乳がん検診受診率…………………… 29
乳癌診療ガイドライン…………… 24
乳がん専用PET装置PEM……… 95
乳管の拡張…………………………… 162
乳腺症……………………………………… 14
乳腺造影超音波検査……… 167, 187
乳腺超音波検査の基本走査…… 147
乳腺超音波検査の特殊性………… 196
乳腺超音波断層像の表示方法…… 134
乳腺の超音波解剖………………… 149
乳頭腫瘍間距離…………………… 151
乳頭腺管癌………………………… 9, 234
乳房スクリーニングガイドライン
　………………………………………… 83
乳房の解剖………………………………… 3
乳房の構成…………………………… 119
乳房の部位……………………………… 16

ね
粘液癌…………………………… 11, 240

の
濃染パターン………………………… 190
囊胞性パターン……………………… 160

は
背景乳腺造影効果………………… 220
パルスドプラ………… 173, 179, 185

パワードプラ……………………… 134, 172	プローブの握り方…………………… 137
反射……………………………………… 67	分解能…………………………………… 70
斑状低エコー域……………………… 162	**ほ**
ひ	放射状走査…………………………… 141
ビームの入射………………………… 138	ポジショニング（MMG）…………… 105
ピクセルピッチ……………………… 38	ポジショニング（US）……………… 136
非上皮性腫瘍………………………… 13	保守管理（US）……………………… 79
非浸潤性乳管癌… 7, 228, 230, 232	**ま**
皮膚の所見…………………………… 128	マニュアルシミング………………… 211
皮膚の肥厚…………………………… 159	マンモグラフィシステム…………… 32
標準撮影法…………………………… 107	マンモグラフィ装置………………… 32
病変の存在部位表示………………… 150	マンモグラフィ装置の仕様基準… 33
標本撮影……………………………… 130	マンモステップファントム……… 44
品質管理（MMG）…………………… 42	**も**
ふ	モニタ画面の清掃…………………… 50
ファントム画像評価………………… 44	モニタの管理………………………… 50
フィルムの取扱い…………………… 119	モニタの種類………………………… 121
フェザータッチ……………………… 138	モニタの調整………………………… 136
フォトンカウンティング…………… 58	**り**
フュージョン………………………… 92	罹患数………………………………… 19
ブラインドエリア…………………… 115	臨床画像評価………………………… 118
プローブ………………………… 68, 69	リンパ節の所見……………………… 129
プローブ走査法……………………… 139	リンパ節の走査……………………… 145
プローブの接触………………… 138, 197	

超実践マニュアル　乳腺検査

価格はカバーに
表示してあります

2014年4月11日　第一版 第1刷 発行

監　修	VERSUS 研究会
編　集	西出　裕子・松原　馨・小倉　明夫・船橋　正夫　ⓒ
発行人	古屋敷　信一
発行所	株式会社 医療科学社

〒113-0033　東京都文京区本郷3-11-9
TEL 03(3818)9821　　FAX 03(3818)9371
ホームページ　http://www.iryokagaku.co.jp
郵便振替　00170-7-656570

ISBN978-4-86003-447-4　　　　（乱丁・落丁はお取り替えいたします）

本書の複製権・翻訳権・上映権・譲渡権・公衆送信権（送信可能化権を含む）
は（株）医療科学社が保有します。

JCOPY ＜(社)出版者著作権管理機構 委託出版物＞

本書の無断複写は著作権法上での例外を除く，禁じられています。
複写される場合は，そのつど事前に（社）出版者著作権管理機構
（電話 03-3513-6969，FAX 03-3513-6979，e-mail: info@jcopy.or.jp）の
許諾を得てください。

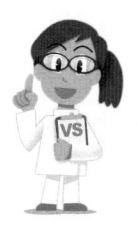

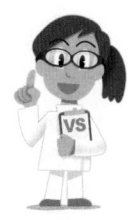

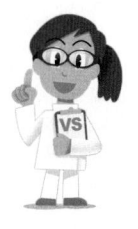